KB069477

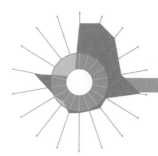

Experimental Phonetics
for Speech-Language
Pathologists

언어치료사를 위한

음성언어의
측정, 분석 및 평가

대표저자 **고도흥**

김현기 · 김형순 · 양병곤 · 정　훈 · 유재연 · 황영진
허승덕 · 안종복 · 이옥분 · 하승희 · 이현정 · 한지연
전희정 · 박희준 · 박소형 · 장효령 · 심희정 · 신희백

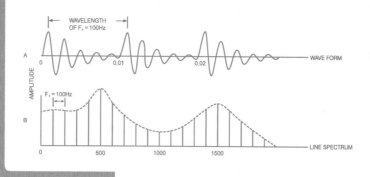

학지사

머/리/말

　이 책은 다음과 같은 몇 가지 목표를 가지고 집필되었다. 첫째는 새로운 음성언어 분석기기의 등장과 기존 실험기기의 기능 향상(upgrading)으로 사용자 입장에서 새로운 매뉴얼이 필요했기 때문이며, 둘째는 실제 언어치료사(SLP)가 환자를 대상으로 한 임상현장에서 활용능력을 키울 수 있도록 하는 데 염두를 두었다. 끝으로, 연구를 하는 대학원생들의 학술연구에 도움을 주기 위해서이다. 즉, 말소리와 음성장애에 대한 연구를 위해서는 단순한 기자재의 사용방법은 물론이고, 데이터를 분석하고 평가할 수 있는 능력도 필요하기 때문이다.

　이 책의 구성은 2부로 나뉘어 있다. 제1부에서는 음성언어 기기의 분석 및 활용법에 주안점을 두었는데, 이는 일반적인 매뉴얼을 훨씬 뛰어넘도록 많은 정보와 응용능력을 포함하고 있다. 제2부에서는 실험설계, 평가 및 해석으로 모음공간의 명료도 측정, 전체 말속도 및 조음속도의 측정, 음성장애 환자의 삶의 질, 그리고 비디오투시조영검사, 청력측정기기의 평가, 해석 또는 판독법을 다루고 있다. 마지막으로 부록에서는 앞에서 필자들이 기술한 전문용어를 중심으로 가나다 순서대로 해설을 달았다.

　편집의도에 따라 성실히 집필하여 주시고, 편집과정에서 수정·보완 요구에 친절히 응해주신 필자 선생님들께 깊은 감사를 드린다. 특히 일찍 원고를 기한 내에 마무리하여 보내주신 필자님들께는 송구스러움을 감출 수 없다. 편집방향의 수정으로 예정된 기일을 넘기게 된 점, 이 지면을 빌려 양해의 말씀을 드린다.

　이 책이 나오기까지 많은 사람들의 크고 작은 도움이 있었다. 무엇보다도 책의 출판을 흔쾌히 허락해 주신 학지사 김진환 사장님께 감사드린다. 그리고 수도 없이 그림을 바꿔가며 까다로운 편집을 위해 정성을 다해 주신 편집부 백소현 과장님과 그래픽디자인을 맡아주신 선생님께 고마움을 표한다. 책의 내용 중 잘못된 부분은 편저자의 탓이지만, 책이 예쁘게 단장된 것은 전적으로 두 분 선생님들의 덕택이다.

　끝으로 언제든 필요할 때 달려와 편집회의는 물론 수차례 교정을 위해 애쓴 한림대학교 대학원 언어병리학전공 박사과정 장효령 양, 심희정 양, 황진경 양, 그리고 신희백 군에게 고마움을 표한다. 모쪼록 이 책이 실험음성학 또는 말과학의 교재뿐만 아니라 임상현장에서 SLP들에게 유용하게 쓰일 수 있기를 바란다.

2015. 2. 대표저자 고도홍 識

차/례

제1부 분석 및 활용법

제2부 **실험설계, 평가 및 해석**

제**1**부

분석 및 활용법

01
Computerized Speech Lab(CSL)의 사용법 및 응용

고도흥 · 신희백

한림대학교 언어청각학부

한림대학교 대학원 언어병리청각학과

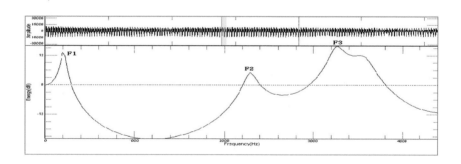

1. CSL의 개요

Sonagraph는 주파수 스펙트럼의 시간적 변동을 기록하는 장치로 원래 1940년대 후반 수중소음탐색 (underwater noise detection)이라는 군사목적으로 개발되었다. 지금도 계속 업그레이드되면서 구축함 과 대잠초계기 등에 활용되고 있으며 응용되어 어군탐지용으로도 쓰이고 있다.

1951년에 KAY사(Kay Electrics co.)에서 "Sona-Graph"라는 음성분석기로 상용화되었다. 1990년대 부터 컴퓨터공학의 발달로 아날로그에서 디지털로 바뀌면서 하드웨어의 소용화와 대용량화가 이루어 지면서 실시간(real-time)으로 대용량 데이터 처리가 가능하게 되었다.

그 동안 여러 가지 음성분석기들이 출시되었으나 CSL(Computerized Speech Lab)은 실험적인 연구뿐 만 아니라 언어치료임상현장에서 평가도구로서 가장 널리 이용되고 있다. CSL은 음성신호를 보다 다양 하고 간편하게 분석할 수 있도록 고안된 하드웨어와 소프트웨어로 구성되어 있다.

1) CSL을 위한 컴퓨터 사양 및 시스템 구성 요소

CSL을 사용하기 위한 컴퓨터에는 ① 그래픽 카드, 오디오 카드 설치, ② Windows XP / Vista에서 설치 가능, ③ 펜티엄 4 이상, CPU는 2GHz 이상, 1GB 이상의 램, ④ PCI 슬롯 등이 있다.

CSL의 구성 요소는 ① CSL 본체, ② 오디오 카드를 이용하여 음성 녹음이 가능한 마이크로폰, ③ 소 프트웨어를 사용할 수 있는 보안키(USB 형태)가 있다.

프로그램에 들어가기 위해서, ① 컴퓨터를 시작하고, ② CSL main program 아이콘을 더블 클릭하 면, ③ Computerized Speech Lab 프로그램에는 다양한 프로그램들이 설치될 수 있으며 원하는 프로 그램을 시작하면 된다.

2) CSL의 메뉴

프로그램의 메인 메뉴는 File, Edit, View, Speak, Analysis, Tags IPA, Macros Log, Options, Window, Help로 나뉘며 음성 분석을 위해 사용자가 필요한 목록을 클릭하여 사용하거나 명령어를 입 력하여 사용할 수 있다. 하지만 명령어 입력 시 복잡한 기호들을 입력해야 하므로 프로그램에서 사용되 는 12가지의 메뉴에 대한 정보를 제공하고자 한다(⟨표 1-1⟩, ⟨표 1-2⟩).

표 1-1 CSL에 주로 사용되는 단축키

단축키	기능	설명
F1	도움말	도움말 문서를 연다.
F2	활성창 내용 제거	활성창의 내용을 제거한다.
F3	활성창의 모든 데이터 듣기	활성창에 임시적으로 저장되어 있는 모든 음성 데이터를 들을 수 있다.
F4	활성창의 선택된 데이터 듣기	활성창에 선택된 데이터를 들을 수 있다.
F9	활성창에 대한 정보	윈도우의 내용에 대한 정보 박스를 확인할 수 있다.
F12	활성창에 녹음	활성창에 있는 내용을 제거한 후 새로운 음성을 녹음할 수 있다.
Ctrl+A	모든 데이터 선택	활성창에 모든 데이터를 선택하고 활성창과 연결시킨다.
Ctrl+C	음성 신호 복사	활성창에 모든 신호 데이터를 복사한다.
Ctrl+N	새로운 활성창 열기	현재 활성창의 위에 새로운 창을 생성한다.
Ctrl+O	파일 열기	활성창의 내용을 제거한 후, 활성창에 불러올 파일을 선택할 수 있는 대화 상자가 열린다.
Ctrl+P	풀스크린 이미지 프린트	선택된 프린터기로 전체 스크린의 그래픽 이미지를 보내기 위한 대화 상자에 연결한다.
Ctrl+S	저장하기	활성창에 음성 신호를 저장할 수 있는 대화 상자를 불러낸다.
Ctrl+V	붙여넣기	이전에 저장한 신호데이터를 불러낸다.
Ctrl+Z	활성창에 마지막 수정 취소	활성창에서 마지막 데이터를 수정한 것을 취소한다.
Alt+F4	프로그램 종료	프로그램을 종료한다.
Alt+A	모든 데이터 보기	활성창과 관련된 모든 그래픽 데이터를 볼 수 있다.
Alt+R	수량 결과 보기	활성창에서 마지막 분석의 수량적 결과를 보여 준다.
Alt+S	통계적 결과 계산	활성창에서 마지막 분석의 통계적 결과를 보여 준다.
Alt+V	선택된 데이터 보기	활성창의 선택된 영역의 그래픽 데이터를 보여 준다.
Alt+W	활성창에서 소스를 선택.	활성창에서 이후 분석 또는 수정에 대한 신호 소스를 만든다.

표 1-2 CSL의 도구모음 사용법

	새 창: 현재 활성창(active window)을 기반으로 새 창을 열 수 있다. 이후 새로운 창이 활성창이 되며 이전 활성창은 상단의 작업 영역에 위치한다.
	열기: 활성창을 제거하고 활성창에 로드할 새로운 파형 데이터 파일을 선택할 수 있도록 하는 대화 상자가 열린다.
	저장: 파일에서 활성창에 있는 파형 신호를 저장할 수 있는 대화 상자가 열린다.
	전체 스크린 이미지 프린트: 스크린의 그래픽 이미지를 프린트할 수 있는 대화 상자가 열린다.
	활성창 이미지 프린트 : 활성창에서 고해상도 그래픽 이미지를 프린트할 수 있는 대화 상자가 열린다.
	활성창 이미지 저장: bitmap, JPEG, GIF 또는 PNG 파일 형태로 활성창의 고해상도 그래픽 이미지를 저장하도록 하는 대화 상자가 열린다.
	신호 저장: 활성창에 있는 신호 데이터를 복사한다.
	신호 붙이기: 활성창을 깨끗하게 하고, 그 이후에 클립보드에 있는 이미 저장된 신호 데이터를 불러들인다.
	마지막 편집 취소: 활성창의 신호 데이터에서 마지막 작업을 취소한다.
	이전 창 활성화: 알파벳 순서에 따라 이전 창이 활성화되도록 한다.
	다음 창 활성화: 알파벳 순서에 따라 다음 창이 활성화되도록 한다.
	모든 데이터 보기: 활성창과 관련된 모든 그래픽 데이터를 표시한다.
	선택한 데이터 보기: 활성창에 선택한 부분의 그래픽 데이터를 표시한다.
	사이클 분석 그래프: 활성창에 여러 분석 결과를 포함하는 경우, 상부 그래프는 분석 결과 리스트의 뒤쪽에 배치되고 이전 그래프 앞으로 가져온다.
	맨 위 그래프 삭제: 만약 활성창에 다양한 분석 결과를 포함하는 경우, 맨 위 그래프는 삭제되고 이전 그래프는 앞으로 오게 된다.
	활성창 내용 삭제: 활성창의 내용을 삭제하고 관련된 데이터를 삭제한다.
	커서에 마크 : 활성창에서 현재 커서가 놓인 위치에 데이터 마크를 이동시킨다.
	활성창 연결 : 기본 창과 활성창을 연결시킨다. 연결된 창에서 커서 움직임, 데이터 마크 움직임, 선택된 영역 정의와 조작을 복사한다.

⊟	활성창 비연결 : 다른 창으로부터 활성창의 연결을 비활성화하며 연결되기 이전으로 돌린다.
Ⓢ	활성>소스 : 활성창에 연속적인 분석 또는 편집을 위한 신호 소스를 만든다.
⚓	정보 : 활성창의 내용에 대한 정보 상자를 보여준다.
▦	수치 결과 : 활성창에서 가장 높은 분석에 대한 숫자에 관련된 결과를 계산하고 보여 준다.
▤	통계적 처리 : 활성창에서 분석 데이터에 대한 통계적 결과를 계산하고 보여 준다.
●	신호 녹음 : 음성 녹음을 시작한다.
▷	전체 듣기 : 활성창에서 모든 음성 신호를 들을 수 있다.
|▷|	선택 구간 듣기 : 활성창에서 선택된 부분의 음성 신호를 들을 수 있다.
⤋	마우스 클릭부터 듣기 : 마우스 왼쪽 클릭을 한 구간부터 클릭을 멈출 때까지의 음성 신호를 들을 수 있다.
◉	도움말 : 도움말을 실행할 수 있다.

3) CSL의 시작

CSL main program은 보안키(사용하는 컴퓨터 본체의 USB 포트에 연결시키는 HASP Lock Key)가 필요하다. 보안키가 연결되어 있지 않은 경우, 프로그램 구동이 되지 않으며 '보안키 오류' 상태창이 나타난다. 프로그램의 위쪽에는 메인 메뉴와 툴바가 위치한다. 초기 시작 시 두 개의 창이 열려 있으며 'A'와 'B' 로 표시되어 있고, 'A' 는 활성창이며 'B' 는 비활성창으로 존재한다.

(1) CSL의 설정

음성 녹음을 실시하기 전 [그림 1-1]의 Option - Capture Setup을 통해 녹음을 위한 표본채취율(sampling rate)과 채널의 종류 등을 결정할 수 있다.

CSL은 Multi-Channel로 음성 신호를 입력, 저장, 불러오기 기능을 수행할 수 있으며 그중 Channel 1은 CSL 본체와 연결되어 있는 마이크로 녹음할 경우 사용되는 채널이다. 반면 Channel 2를 선택하면 외부 단자를 이용하여 마이크 이외의 다른 음성 신호를 입력하거나 불러올 수 있다. 즉, mp3나 녹음기 등을 이용한 음성 신호 분석을 위해 사용된다.

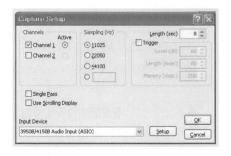

그림 1-1　capture setup

이 중 sampling(Hz)는 표본채취율(sampling rate)을 나타내는데 CSL에는 11025, 22050 그리고 44100의 표본채취율이 있다. 표본채취율은 1초의 단위 시간을 각각 11025, 22050, 44100으로 나눈 1/11025, 1/22050, 1/44100초마다 소리의 크기를 컴퓨터에 파일로 저장하게 하는 것이다. 즉, 고품질의 표본을 채취하고자 한다면 44100Hz의 표본채취율을 선택하여 1초에 한 채널당 44100 샘플을 저장한다는 의미이다.

(2) CSL의 녹음

CSL의 메인 프로그램 시작 화면에서 File의 New(record)이나 F12 또는 툴바의 ● 버튼을 누르게 되면 마이크를 통한 녹음이 시작된다. 녹음이 시작되면 선택된 활성창에 파형이 기록되며 활성창 하단의 Stop 또는 Space bar, Enter를 누르면 녹음이 중지된다. 입력된 음성 신호의 파형은 활성창에 표시된다.

CSL은 음성을 녹음하여 분석하거나 저장되어 있는 신호 데이터를 불러내어 분석할 수 있는 프로그램이다. CSL의 음성 녹음을 실시한 경우 [그림 1-2]와 같은 화면을 볼 수 있다. 녹음한 신호 데이터에 대한 정보를 확인하려면 메인 메뉴의 Window를 클릭한 후 Information on Active Window를 클릭하거나 F9를 누르면 활성창의 정보를 확인할 수 있다.

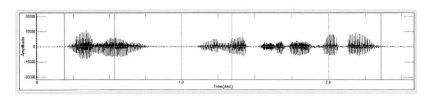

그림 1-2　음성 녹음 시 파형(waveform)

표 1-3　파형에서 사용되는 커서

빨간색 커서	빨간색 커서는 파형의 마우스 왼쪽을 클릭할 경우 나타나는 커서로 그 위치에 대해 x축은 시간을 나타내고 y축은 진폭을 나타낸다.
초록색 커서	파형 왼쪽에 위치한 초록색 커서는 데이터의 시작으로부터 멀리 이동시키면, x축 상자 값 옆에 R로 표시된 데이터 마크의 위치에 대한 커서의 위치를 보고한다.
파란색 커서	수직의 파란색 커서는 영역을 선택한다. 즉, 커서 안쪽의 데이터가 선택되며 커서 밖의 영역은 선택되지 않는다. 파란색 커서는 양쪽에서 마우스로 이동시키거나 Shift+마우스 왼쪽 드래그로 데이터의 영역을 선택할 수 있다.

CSL은 소리 신호를 파형으로 나타내는데 파형이란 시간에 따른 진폭의 정도를 보여 주는 것을 말한다. 파형은 단순파(simple wave)와 복합파(complex wave)로 나뉘며 순음(pure tone)은 하나의 주파수만을 가지고 단순배음운동을 하는 단순파이지만 대부분의 언어음은 복합파로 존재하며 하나 이상의 주파수를 가진다.

복합파는 주기파와 비주기파로 구분할 수 있다. 주기파에는 주기적 진동을 보이는 공명음(sonorants)이 포함되는데 이는 성도에서 기류의 방해를 거의 받지 않고 나오게 되며 모든 모음과 반모음, 비음 그리고 설측음을 말한다. 반면 비주기적 진동을 보이는 장해음(obstruents)은 비주기파에 포함되는데 이는 파열음, 파찰음, 마찰음이 포함된다.

2. CSL의 사용법

CSL은 음성의 음향학적 분석이 가능하여 메뉴의 Analysis에서 사용자가 원하는 분석을 선택할 수 있다. 따라서 기본적인 분석을 통해 CSL을 연습하고 숙지하여 활용할 수 있도록 하는 것이 바람직하다.

1) 지속시간의 측정

언어음마다 본질적인 지속시간(duration)이 다양하다. 일반적으로 이중모음과 본래 이중모음적인 긴장모음은 '장음'으로 기술된다. 반대로, 이완모음은 본질적인 '단음'으로 기술된다. 그러므로 지속시간은 음절 혹은 단어의 강세 정도에 따라 변화한다. 그러나 음소는 음소가 조음되는 방식 때문에 내재된 길이에 따라 변화한다. 파열음은 아주 짧은 지속시간을 가지는 반면 마찰음은 더 길다. 연결구어에서의 음절이나 단어 길이는 구나 문장과 같은 의미 단위와 연관되어 있다. 또한 소리의 지속시간은 문맥 효과(context effect)로 인해 변할 수 있다. 이러한 지속시간의 측정은 CSL을 통해 구할 수 있으며

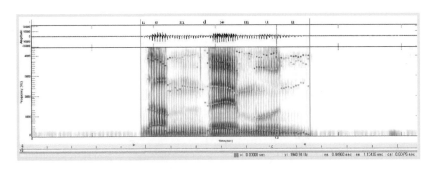

그림 1-3 남대문 /namdɛmun/

① 고립 환경에서의 측정과 ② 문맥 속에서의 측정으로 구분될 수 있다. 지속시간의 측정은 장·단음의 형태를 분석하고자 할 때도 사용될 수 있다. 예를 들어 신체 부위의 '눈'과 하늘에서 내리는 '눈'의 장·단음의 특징을 분석할 수 있다. 이러한 장·단음이 고립 환경과 문맥 속에서 측정될 수 있는 것이다.

　고립 환경에서의 지속시간 측정은 음성 파형을 녹음한 후 측정할 수 있고, 문맥 속에서의 지속시간 측정은 문장틀(sentence frame)을 이용하여 측정할 수 있다. 예를 들어, "나는 이것을 '눈'이라 했다"와 같이 사용하여 측정할 수 있다. 또한 지속시간은 음소, 음절, 단어, 문장의 길이를 측정할 수 있다(예: /남대문/의 지속시간).

　① 파형을 마이크를 통해 녹음한다.
　② 활성창에 녹음된 파형 중 지속시간을 확인하고자 하는 부분을 Shift+마우스 왼쪽 드래그 또는 좌, 우측에 있는 파란선을 드래그하여 선택하도록 한다.
　③ 지속시간은 화면 오른쪽 아래의 ds(durations)를 통해 확인할 수 있으며 이 책에서 /남대문/의 /n/와 /a/의 지속시간은 각각 0.02087sec와 0.08349sec이다. 하지만 음향음성학에서는 milliseconds를 사용하기 때문에 20.87msec와 83.49msec로 표시한다.
　④ 음절 /nam/의 지속시간은 244.34msec이고, 단어 /namdɛmun/의 지속시간은 685.15msec임을 알 수 있다.

2) 음성파형과 스펙트로그램

　CSL에서는 음성파형을 스펙트로그램(spectrogram)으로 분석할 수 있다. 스펙트로그램이란 시간에 따른 주파수와 진폭의 변화를 보여 주는 3차원적인 그림이라고 할 수 있다. 스펙트로그램의 x축은 시간, y축은 주파수, z축은 진폭을 나타내며 3차원의 그래프를 2차원의 평면에 나타내기 위해 z축인 진폭은 진하기(명암)로 표현한다.

  문장 수준에서 스펙트로그램과 포먼트 히스토리를 이용하여 음소로 분절이 가능하다. 즉, 스펙트로그램에서 시간에 따른 주파수의 강도와 포먼트 히스토리를 통한 1, 2, 3 포먼트를 확인하여 자음과 모음, 주기음과 비주기음, 장해음과 공명음 등의 특징을 확인할 수 있다.

  스펙트로그램에서 대역폭(bandwidth)은 광대역(narrowband)과 협대역(narrowband)으로 나눌 수 있다. 대역폭은 [그림 1-4]와 같이 주파수의 범위를 지칭하는 것으로, 일반적으로 Hz로 표시된다. 광대역 스펙트로그램은 일반적으로 300Hz 이상의 대역폭을 이용하여 분석하며 개별음의 주파수 및 강도의 특성을 분석할 수 있으며, 협대역 스펙트로그램은 배음구조(harmonic structure)로 이루어져 있으며 45Hz 이하의 좁은 주파수 대역을 이용하여 어조(tone)이나 억양(intonation) 운율의 특징을 분석할 수 있다

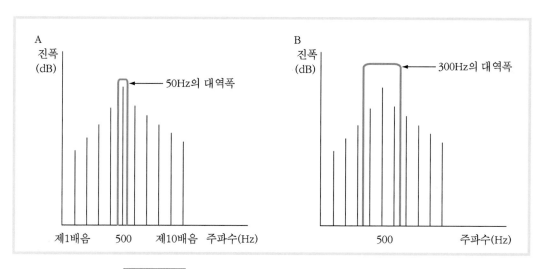

그림 1-4 협대역 스펙트로그램(A)와 광대역 스펙트로그램(B)

  광대역과 협대역 스펙트로그램으로 분석하기 위해서는 Option-Analysis-Spectrogram에서 변경할 수 있다. 스펙트로그램의 옵션에서 Analysis Size가 50 points(323.00 Hz)일 경우 광대역으로 변경할 수 있으며 1024 points(15.77 Hz)일 경우 협대역으로 변경할 수 있다. 즉, 위의 그림과 같이 300Hz의 대역폭을 사용할 경우 광대역, 50Hz의 대역폭을 사용할 경우 협대역으로 설정할 수 있다.

3) 선형예측상관계수

일반적인 음성검사실에서 시행하는 음성신호 분석은 정확성과 신뢰성이 높은 디지털 신호 분석방법

을 이용하는데, 스펙트럼 분석에 있어 디지털 신호에서 시간 함수를 주파수 함수로 변환하는 방법은 푸리에 변환과 z변환이 있다. 그중 z변환을 이용하여 얻어지는 스펙트럼은 LPC(linear predictive coding) 스펙트럼이고, LPC 스펙트럼에서는 포먼트에 대한 정보를 보기가 유용하다. 모음 /i/의 LPC 스펙트럼을 구하는 방법은 다음과 같다.

① 모음 /i/를 마이크를 통해 녹음한다.

② Window-Open preset Windows-For frequency response etc.를 통해 적절한 윈도우 창을 선택한다.

③ 녹음된 파형 중 분석하고자 하는 부분을 Shift+마우스 왼쪽 드래그 또는 좌, 우측에 있는 파란선을 드래그하여 선택하도록 한다.

④ 메뉴의 Edit-Trim Waveform Data에서 불필요한 부분을 제거하도록 한다. 이 방법에서는 선택한 파형 이외의 부분을 제거해야 하므로 Remove Data outside Selections를 선택한다.

⑤ 원하는 부분으로 잘라 낸 후 Analysis-Spectrogram으로 들어가 원하는 부분의 파형을 스펙트로그램으로 분석하도록 한다. 이 방법에서는 잘라 낸 후 전체 파형을 스펙트로그램으로 분석하기 때문에 All Data를 선택하였다.

⑥ 파형 중 분석하고자 하는 부분을 클릭하여 빨간색 커서가 나타나게 한 후, Analysis-LPC Frequency Response-LPC Fequency Response at Cursor를 클릭하면 분석이 된다.

⑦ 분석에 필요한 옵션 수정은 Option-Analysis-LPC Frequency Response에서 가능하다. [그림 1-5]는 모음 /i/에 대한 LPC를 나타내고 있다.

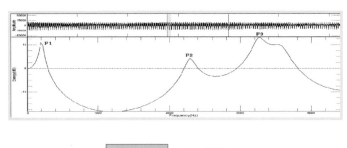

그림 1-5 LPC /i/의 예

4) FFT Power Spectrum과 켑스트럼

FFT Power Spectrum은 x축이 시간, y축이 진폭인 파형을 고속 푸리에 변환(Fast Fourier

Transform)을 이용하여 주파수에 따른 강도의 변화를 확인할 수 있는 스펙트럼으로 변환시켜 준다. 따라서 켑스트럼(Cepstrum)을 구하기 위해서는 푸리에 변환을 통해 파형을 스펙트럼으로 바꾼 후, 다시 켑스트럼을 산출하도록 해야 한다.

켑스트럼은 최근 CSL의 ADSV(Analysis of Dysphonia in Speech and Voice) 프로그램을 이용하여 분석할 수 있다. CSL을 통한 켑스트럼은 Cepstrum Mean Vale(CMV)로 계산되며 이 경우 음성 신호의 스펙트럼으로부터 직접적인 캡스트럴 그래프를 만들고 캡스트럴 피크의 값을 나타내지만 Hillenbrand가 만든 알고리즘과는 다르게 선형회귀선 분석은 이루어지지 않는다. 켑스트럼에 대한 자세한 기술은 9장을 참조하기 바란다.

켑스트럼에 대한 실행 절차는 다음과 같이 진행된다(예: /a/ 연장 발성).

① 켑스트럼을 구하기 위해선 최소한 3개의 활성창이 준비되어야 한다.

② 'A' 창에 /a/ 모음 연장 발성을 녹음하도록 한다.

③ 활성창에 녹음된 파형 중 분석하고자 하는 부분을 Shift+마우스 왼쪽 드래그 또는 좌, 우측에 있는 파란선을 드래그하여 파형 중간의 안정구간인 2초 이상을 설정하도록 한다.

④ 메뉴의 Edit-Trim Waveform Data에서 불필요한 부분을 제거하도록 한다. 이 방법에서는 선택한 파형 이외의 부분을 제거해야 하므로 Remove Data Outside Selections를 선택한다.

⑤ 메뉴의 Option-Analysis-FFT Power Spectrum에서 사용자가 원하는 환경을 설정한다. FFT Size가 클수록 소스창의 분석 범위가 커진다.

⑥ 설정을 마친 후 'A' 창의 파형 중 분석하고자 하는 위치에 빨간색 커서를 두고 메뉴의 Analysis-FFT Power Spectrum-FFT Power Spectrum at Cursor를 실행하면 'B' 창에 FFT Power Spectrum이 생성되며 소스 창에는 빨간색 커서부터 설정한 FFT Size만큼의 하늘색의 영역이 설정된다. 만약 안정 구간을 설정한 후 전 영역에 대한 Power Spectrum을 구하고 싶을 경우 LTA Power Spectrum으로 구할 수도 있다.

⑦ 그 후 Analysis-Cepstrum Analysis-Cepstrum of FFT in Window B를 실행하여 켑스트럼을 실행하도록 한다.

⑧ [그림 1-6]에서 확인할 수 있듯이 'A' 창에는 녹음한 음성 파형이 존재하게 되며, 'B' 창에는 FFT Power Spectrum이 생성된다. 마지막으로 'C' 창에는 CSL을 이용한 켑스트럼이 나타나게 된다.

⑨ 앞서 언급한 것과 같이, CSL을 이용한 켑스트럼은 선형회귀선을 통해 CPP를 구하는 Hillenbrand의 알고리즘과 달리 음성파형에 따른 직접적인 켑스트럼을 계산하도록 도와준다. 또한 CSL의 켑스트럼 값을 켑스트럼 평균값(Cepstrum Mean Value, CMV)으로 하여 구할 수 있다. 통계적 결과를 확인하고 싶은 경우 툴바의 🔲 또는 Alt+S를 누르면 쉽게 확인할 수 있다. 또한 메뉴의

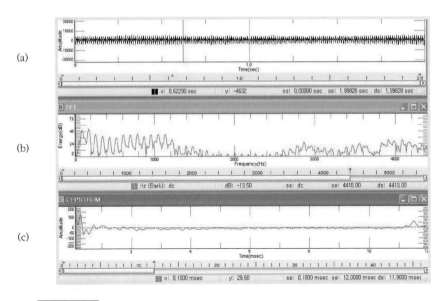

그림 1-6 각 창의 분석 모습. (a) 파형, (b) FFT 파워스펙트럼, (c) 켑스트럼

Analysis에서도 확인이 가능하다.

5) IPA 전사

단어 혹은 문장 수준의 음성 파형을 여러 가지 분석을 이용하여 음소 수준으로 분절할 수 있다. CSL
에서는 국제음성기호(International Phonetic Alphabet: IPA)를 이용하여 음성전사를 할 수 있으나 스펙
트로그램 같은 다른 분석에서는 사용되지 못하며 반드시 파형이 녹음된 창에서만 가능하다. 아래 순서
에 따라 음운전사(phonemic transcription) 또는 음성전사(phonetic transcription)를 해보자(예: 음운전사
– '국민은행'/kukmininhƐŋ / vs. 음성전사 – '국민은행'[ku ŋ mininƐŋ]).

① 먼저 녹음한 '국민은행'을 파란색 선으로 영역을 선택한 후 트림(trim)하도록 한다.
② 그 후 메뉴의 IPA 기호를 입력하려 하면 The IPA transcription line is not available(IPA 전사를
위한 공간을 구할 수 없다)는 오류 메시지가 나타난다. 따라서 먼저 옵션을 통해 IPA 기호 전사를
위한 공간을 설정하도록 한다.
③ IPA 기호 전사를 위한 공간을 설정하기 위해서는 메뉴의 Option-Waveform을 선택한 후, Upper
Transcription Line 또는 Lower Transcription Line을 선택한 후 저장하게 되면 파형 위에 공간이
생성된다.

④ IPA 기호 전사를 위한 공간이 형성되었다면 메뉴의 IPA-Display IPA Symbol Table을 클릭하면 IPA 기호들이 나타난다.

⑤ 그 후 파형을 클릭하여 데이터 커서인 빨간색 커서를 나타나게 한 후, 필요한 IPA 기호를 클릭하고 Insert를 클릭하면 입력이 된다. [그림 1-7]은 위의 순서에 따른 IPA 기호를 전사한 모습이다.

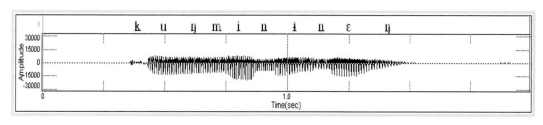

그림 1-7   IPA 전사(예: '국민은행' [kuŋmini nɛŋ])

6) 매크로(Macro) 사용

연구의 목적으로 CSL을 사용할 때는 대상자의 수가 대단히 많을 수 있다. 대상자의 수가 많을수록 분석해야 하는 시간도 늘어나게 된다. 또한 연구에 필요한 분석이 많을 때도 그 시간은 늘어난다. 예를 들어, 성인 남성과 여성 각각 50명씩의 모음 /a, i, o, u/에 대한 켑스트럼과 포먼트 주파수, 피치(pitch)와 에너지(energy)를 구해야 하는 연구라면 4개의 모음샘플에 대한 모든 분석을 일일이 실행해야 하는 일이 생기게 된다.

따라서 CSL에는 매크로를 실행하여 불필요한 시간을 줄이고, 더욱 간단하게 분석을 실시할 수 있다. 즉, Macro는 반복적인 작업이나 자주 사용하는 명령을 기록하여 간단한 키 조작으로 편리하게 사용할 수 있는 명령어를 말한다.

① 사용자는 Macro를 실행하기 위한 작업 환경으로 Ctrl+N 또는 메뉴의 Window-Open New Window 또는 Open Preset Windows에서 원하는 창을 필요한 만큼 생성할 수 있다.

② 원하는 만큼의 창을 생성한 후 Macro를 위한 구성을 저장해야 한다. 즉 Macro를 위한 현재의 구성을 저장해야 향후 분석을 위한 구성을 새롭게 만들지 않더라도 불러올 수 있다. 메뉴의 Macros-Configuration-Save Current Configuration for Macro...로 들어가서 저장하고자 하는 이름을 기입한 후 저장할 수 있다. Reset to Saved Macro Configuration...으로 저장한 구성을 불러올 수 있다.

③ 구성을 저장한 후 'A' 창에 녹음을 실시하거나 이전에 저장했던 음성 신호를 불러올 수도 있다.

그 이후 분석하고자 하는 파형의 영역을 선택하기 위해 Shift+마우스 왼쪽 드래그 또는 좌, 우측에 있는 파란선을 드래그하여 파형 중간의 안정구간인 2초 이상을 설정하도록 한다.

④ 'A' 창의 안정구간 설정 후 Macro-Record를 통해 명령어를 입력하도록 한다. 명령어 입력은 Record 창이 나타난 후 마우스 왼쪽 클릭을 통해 분석하고자 하는 명령어 입력이 가능하다. 예를 들어, USE B는 'B' 창을 클릭했을 때 나타나는 명령어이며 LTA!0*는 Analysis-LTA Power Spectrum-All Data를 실행했을 때, USE C는 C창을 클릭했을 때 나타나고 CEPSTRUM B는 Analysis-Cepstrum Analysis-Cepstrum of FFT in Window B를 실행했을 때 나타난다. 즉, Macro의 Record를 통해 대화 상자를 열고 원하는 모든 분석을 1회 실시한 후 Save로 명령어 녹음을 저장한다.

⑤ ①~④까지의 과정을 실시하였을 때 [그림 1-8]과 같은 화면을 확인할 수 있으며 Save로 저장하도록 한다. 그 후 녹음한 파형 및 분석창의 통계적 결과를 확인하고 싶은 경우 툴바의 ▦ 또는 Alt+S를 누르면 쉽게 확인할 수 있다. 또한 메뉴의 Analysis에서도 확인이 가능하다.

⑥ 다른 음성 신호에 대한 위와 같은 분석을 실시하고자 할 때, 예를 들어 모음 /a/에 대한 분석이 끝난 후에 모음 /i/에 대한 분석을 실시하고자 할 때 /i/를 'A' 창에 녹음하여 Trim한 후, Macros-Run...을 이용하여 앞서 저장한 Macro 명령어로 분석하도록 한다.

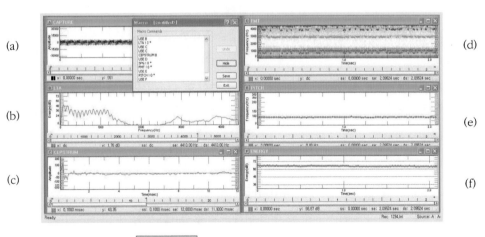

(a)
(b)
(c)
(d)
(e)
(f)

그림 1-8 Macro를 통한 모음 /a/의 분석

(a) 파형, (b) FFT 파워스펙트럼, (c) 켑스트럼, (d) 스펙트로그램, (e) pitch contour, (f) energy contour

7) 음향 분석의 실제

앞서 언급한 것처럼, 스펙트로그램은 소리의 주파수, 진폭, 지속시간을 알 수 있는 방법으로서, x축은 시간, y축은 주파수, z축은 진폭으로 나타내며 이것은 명암으로 표시된다. 따라서 스펙트로그램은 소리의 음향적인 특징을 관찰하기 쉽게 시각적으로 표현되며 어떻게 변화하는지 확인할 수 있다.

빠른 음성을 시각화하여 분석할 수 있는 CSL의 스펙트로그램을 통해 자음과 모음에 대한 음향적 특징에 대하여 소개하도록 하겠다.

(1) 포먼트 주파수란?

포먼트란 성도의 공명을 말하며 가장 민감하게 반응하는 주파수를 포먼트 주파수(formant frequency)라 한다. 포먼트 주파수는 모음의 스펙트럼 중에서 최대 에너지, 진폭의 최고점 또는 공명의 최고점을 가리킨다. 모음은 주기적인 신호와 공명주파수, 포먼트 주파수에 의해 특징지어지는 데 반하여 주로 자음은 비주기적인 신호로 특징지어진다. 포먼트 주파수는 한쪽 끝이 닫혀 있고 한쪽 끝이 열린 관에서의 공명의 파장은 관 길이의 4배이고 기본주파수의 홀수 배에서만 공명한다. 따라서 소리의 속도(velocity)가 초당 340m이고 성도의 길이가 17cm인 성인남성인 경우, 포먼트 주파수는 다음과 같이 구할 수 있다.

$$Formant = \frac{(1,\ 3,\ 5,\ 7\cdots harmonics) \times velocity}{4 \times tube\ length}$$

모음의 차이를 구별짓는 것은 제1포먼트(F1)와 제2포먼트(F2)이다. 포먼트 주파수는 ① 구강과 인두강의 면적, ② 입의 개방 정도(개구도), ③ 구강의 길이 등과 깊은 관계를 보인다. 다시 말해서, 각 모음을 발음할 때 혀의 높이와 혀의 전·후방 위치, 입술 모양으로 분류되는 것이다. F1은 턱을 내려서 구강을 넓히면 높아지고 구강이 좁아지면 F1이 낮아진다. F2는 혀의 전·후 위치와 관련되며 혀가 전방에 위치할 경우 F2가 높아지고 후방에 위치할 경우 F2가 낮아진다. F3는 입술을 둥글게 하여 성도의 길이가 늘어날 경우 낮아진다.

(2) /i/ 포먼트 주파수의 측정 예

① 포먼트 주파수의 측정은 몇 가지 방법이 있겠으나 가장 간단한 방식으로는 'A' 창에 /i/ 모음 연장 발성을 녹음하도록 한다.

② 포먼트 주파수를 더 정확하게 구하기 위해서는 활성창에 녹음된 파형 중 분석하고자 하는 부분을

Shift+마우스 왼쪽 드래그 또는 좌, 우측에 있는 파란선을 드래그하여 파형 중간의 안정구간인 2초 이상을 설정하도록 한다.

③ 메뉴의 Edit-Trim Waveform Data에서 불필요한 부분을 제거하도록 한다. 이 방법에서는 선택한 파형 이외의 부분을 제거해야 하므로 Remove Data outside Selections를 선택한다.

④ Analysis-Formant history-All Data로 모음 /i/에 대한 포먼트 궤적을 확인할 수 있다.

⑤ 그 후 통계적 결과를 확인하고 싶은 경우 툴바의 ▦ 또는 Alt+S를 누르면 쉽게 확인할 수 있으며 next를 눌러 F1, F2, F3의 평균값을 확인할 수 있다.

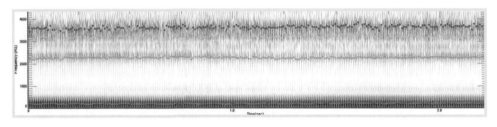

그림 1-9 ｜ 포먼트 주파수의 측정(예: 모음 /i/)

[그림 1-10]에서 보듯이, /i/는 전설고모음으로써 개구도가 감소하기 때문에 F1이 매우 낮고 혀가 전방에 위치하기 때문에 F2는 매우 높이 실현된다. 반면 /a/의 경우 후설저모음으로 턱의 하강으로 개구도가 커지기 때문에 전반적으로 F1이 상대적으로 높아지고 F2는 감소한다. 또한 /u/의 경우 후설고모음으로써 턱의 상승으로 개구도가 낮아져 F1이 낮아지고 혀가 후방에 위치하기 때문에 F2가 감소한다. 포먼트 주파수와 조음기관은 서로 상관적으로 작용하게 된다. 〈표 1-4〉와 같이 포먼트 주파수는

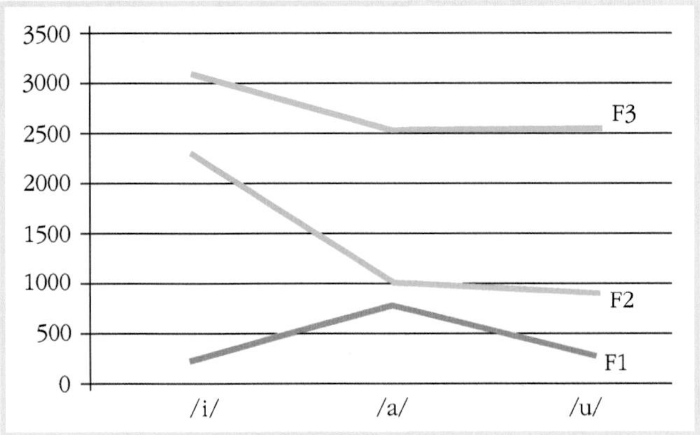

(단위: Hz)

	i	a	u
F1	250	800	300
F2	2300	1000	900
F3	3000	2500	2500

그림 1-10 ｜ /i/, /a/, /u/의 포먼트 주파수값 비교

표 1-4   포먼트 주파수의 일반 규칙

F1 증가	턱이 내려가 구강이 넓어질 경우 (예: 저모음)
F1 감소	턱이 올라가 구강이 좁아질 경우 (예: 고모음)
F2 증가	혀가 전방에 위치할 경우 (예: 전설모음)
F2 감소	혀가 후방에 위치할 경우 (예: 후설모음)
모든 포먼트 주파수 하강	원순성에 의해 모든 포먼트 주파수가 하강

아래와 같은 의미를 가진다.

(3) 이중모음

이중모음은 산출하는 동안 공명 특성이 변화하게 되는데, 이는 모음과 마찬가지로 포먼트 주파수가 나타나는 주기적인 공명음이다. 이중모음은 두 개의 모음이 하나의 단위로 발성되어 산출되며 우리말에는 3개의 활음인 /j/, /w/, /ɨ/가 존재한다. 따라서 총 11개의 이중모음이 존재하며 j계는 총 6개의 이중모음, w계는 총 4개의 이중모음, 마지막 ɨ계는 1개의 이중모음이 존재한다.

표 1-5   이중모음

	-	에	애	으	어	우	오	아
j	*	예	얘	*	여	유	요	야
w	위	웨	*	*	워	*	*	와
ɨ	의	*	*	*	*	*	*	*

이러한 이중모음은 혀의 위치와 구강 넓이가 변경되기 때문에 음향적인 결과가 변형되며 따라서 포먼트 주파수가 이동하게 된다. 주파수의 이러한 이동을 포먼트 전이(formant transition)라고 한다. 모음 /ju/의 경우 모음 /j/와 /u/의 이중모음으로서 /i/ 모음의 전형적인 포먼트 주파수 형태를 보이다가 턱과 혀의 움직임을 통해 모음 /u/의 전형적인 포먼트 주파수 형태로 변형되는 것을 볼 수 있다. 이것을 전이 구간이라고 부르며 이중모음의 가장 큰 특징으로 볼 수 있다. [그림 1-11]에서 모음 /wi/와 /wa/의 전이 구간도 확인할 수 있다.

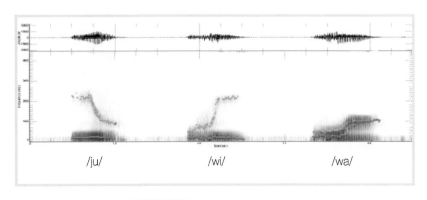

그림 1-11   이중모음의 포먼트 전이

(4) 파열음의 VOT 측정

파열음은 폐에서 성대를 지난 기류가 성도의 어느 지점에서 완전히 막혔다가 터지면서 나오는 소리를 말한다. 우리나라의 파열음에는 양순파열음/ㅂ, ㅃ, ㅍ/, 치조파열음/ㄷ, ㄸ, ㅌ/, 연구개 파열음/ㄱ, ㄲ, ㅋ/로 각각 3개씩 총 9개의 파열음이 존재한다. 파열음의 이러한 조음방식으로 인해 폐쇄구간(closure duration), 파열(burst), 기식(aspiration), 발성개시시간(voice onset time: VOT)이 나타나게 된다. 폐쇄에서 방출 사이의 구간으로서 성대 떨림이 시작하기 전까지의 구간을 발성개시시간(VOT)이라고 하며 파열과 기식을 가리킨다.

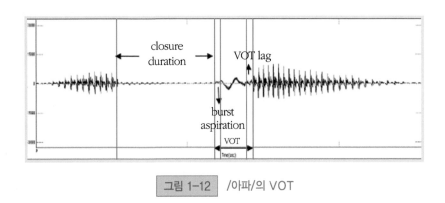

그림 1-12   /아파/의 VOT

조음 위치(양순, 치조, 연구개)에 따른 파열음의 VOT는 조음 위치가 구강에서 뒤로 갈수록 길어진다. 일반적으로 양순파열음의 VOT가 가장 짧고, 치조파열음이 그 다음이며, 연구개파열음이 가장 긴 VOT를 가진다.

또한 VOT는 기식성에 따라서도 구간의 차이를 보인다. 즉, 영어의 유·무성의 따른 VOT의 차이가 존재하는 것처럼 한국어에서는 평음, 경음, 격음에 따른 VOT 길이의 차이가 존재하게 되는 것이다. 기식성에 대한 VOT의 정보는 〈표 1-6〉에서 확인할 수 있다.

기식성에 따른 VOT의 길이는 경음이 가장 짧으며 그다음으로는 평음, 상대적으로 가장 긴 VOT는 격음에서 나타난다. 파열음의 폐쇄구간(closure duration) 또한 기식성에 대한 차이를 보이며 경음의 폐쇄구간이 가장 길고 그 다음 격음의 폐쇄구간이 길며 평음의 폐쇄구간이 가장 짧은 것을 확인할 수 있다.

표 1-6 **파열음의 음향 특징**

스펙트로그램	기식성에 대한 정보	비고
VOT	경음＞평음＞격음	짧은 순서
폐쇄구간(closure duration)	경음＞격음＞평음	긴 순서

VOT는 파열음의 유무성을 구분하는 데 중요한 신호로 기능한다. [파열음 + 모음]의 음절에서 성대 진동은 파열음이 파열되기 이전, 파열과 동시, 혹은 파열된 이후에 시작할 수 있으며, 각각 VOT가 음 값, 영 값, 양 값을 갖는다고 볼 수 있다. 파열음은 유형적으로 음 값의 VOT를 가지는 lead(pre-voiced) 파열음, 영 값을 가지는 short-lag 파열음, 큰 양 값을 가지는 long-lag 파열음의 세 가지 범주에 속하는 것으로 알려져 있다.

VOT는 [그림 1-13]에서 3개의 파열음에 대한 그림이다. 가장 위에는 입술 닫힘을 보여 주고 그 아래 각각의 3개의 다른 선들은 파열음에 대한 서로 다른 모습을 보이는데, /Pʰ/는 영어[pie], /P/는 스페인어의 [pie], /b/는 영어의 [buy]로 입술의 열림에 각각 다른 성대 진동이 시작될 때 나타난다. 즉, 입술 열림 이후 큰 양의 값이 나타나는 long-lag 파열음과 입술과 거의 동시에 나타나는 short-lag 파열음, 그리고 음의 값을 나타내는 lead 파열음으로 분류할 수 있다. 하지만 한국어는 다른 언어들과는 다르게 VOT 값이 작은 순에서 큰 순으로 경음, 평음, 기식음이 음소적으로 모두 무성 파열음으로 조음된다.

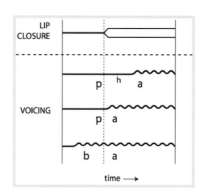

그림 1-13 VOT의 종류

VOT는 여러 요인에 따라 체계적으로 변화하며 음성 환경과 발화속도 등에 따라 영향을 받는다.

(5) 반공명의 특징

비음(m, n, ŋ)의 음향학적 특징으로는 반공명(antiresonance)이 나타난다는 것이다. 이러한 반공명은 스펙트로그램에서 아주 약한 강도의 포먼트로 보이는데 이는 비강의 부드러움이나 수분 등에 의해 소리를 흡수하게 되고 따라서 음향 에너지의 주파수가 감폭되어 나타나는 것이 특징이다. 연구개를 개방하며 발생되는 성도의 연장은 "동일한 압력 아래에서 면적이 커지면 압력이 떨어진다"는 보일의 법칙에 따라 공명이 감소되어 생기는 현상으로 볼 수 있다.

　[그림 1-14]에서 볼 수 있듯이, 스펙트로그램에서 비음(반공명)의 주파수는 조음 위치에 따라 다양하며 모음 /i/와 비교하였을 때 F1에서는 모음과 같이 강도가 강하지만 F2 이상에서는 상대적으로 에너지가 크게 감폭된 것을 확인할 수 있다.

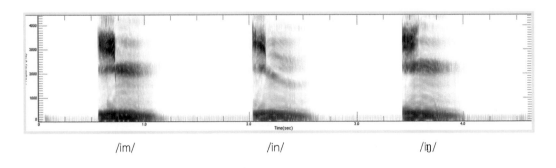

/im/　　　　　　/in/　　　　　/iŋ/

그림 1-14　비음의 스펙트로그램

(6) 분절

　모든 단어와 문장은 분절음의 연속으로 나누어져 있다. 그들의 경계는 음향 특징들에 의하여 나눌 수 있다. 이러한 일련의 과정을 분절(segmentation)이라 한다. 자음과 모음의 음향학적 특징을 이해할 수 있을 때 비로소 분절음의 경계를 나눌 수 있기 때문에 음향음성학에서 추구하는 마지막 과제라고도 할 수 있다.

　[그림 1-15]의 문장을 녹음한 후에 지금까지 배운 자음과 모음을 특징을 종합적으로 분석한 시작점과 끝점의 경계를 나누고 각각의 분절음의 특징을 토론하여 보자.

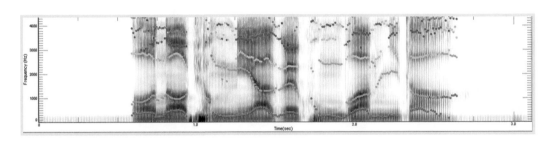

그림 1-15　문장의 분절(예: '언어병리학을 공부합니다' [ənəbyəŋniagil koŋbuhamnida]

3. 맺음말

CSL은 실험음성학 분야에서 현재까지 나온 음성분석기로서 가장 탁월한 성능을 인정받고 있을 뿐만 아니라 현재 음성의학 분야에도 광범위하게 응용되고 있다. 성대 폴립, 성대마비, 성대 부종 등의 음성 장애 환자들에게는 CSL을 이용하여 피치, 진폭, 포먼트 주파수뿐만 아니라 MDVP와 연결하여 지터, 쉼 머, NHR 등을 측정할 수 있고, 신경손상이나 뇌손상으로 인한 언어장애 환자들에게는 포먼트, Nasal 포먼트, VOT, Duration 등을 측정할 수 있다. 뿐만 아니라, 구개파열이나 비인강 폐쇄부전으로 인한 언어장애를 동반한 환자들에게도 포먼트와 Nasal 포먼트 등을 분석할 수 있어 다용도로 쓰이는 기기로 서 더욱 간편하게 이용할 수 있다. 끝으로, 음성분석 시에 CSL 매크로 사용을 잘 활용하여 대용량 데이 터를 신속하게 분석할 수 있도록 손에 익히길 바란다.

참고문헌

고도흥(2009). 언어기관의 해부와 생리. 서울: 도서출판 소화.

고도흥, 구희산, 김기호, 양병곤(1995). 음성언어의 이해. 서울: 한신출판사.

김기호, 양병곤, 고도흥, 구희산(2000). 음성과학. 서울: 한국문화사.

오은진(2009). 발화 속도에 따른 한국어 폐쇄음의 VOT 값 변화. 말소리와 음성과학, 1(3), 39-48.

한지연, 최양규(2007). 언어임상을 위한 음성과학. 서울: 시그마프레스.

대한후두음성언어의학회(2012). 발성의 이해와 음성치료. 후두음성언어의학 I. 서울: 일조각.

Borden, G., Harris, K., & Raphael, L. (1994). *Speech Science Primer*. Baltimore: Williams & Wikins

Ladefoged, P., & Johnson, K. (2011). *A Course in Phonetics*. Nelson: Cengage learning.

Pickett, J. M. (1999). *The Acoustics of Speech Communication: Fundamentals, Speech Perception Theory, and Technology*. Allyn and Bacon.

02
Multi-dimensional Voice Program(MDVP)의 실제와 활용

유재연

호남대학교 언어치료학과

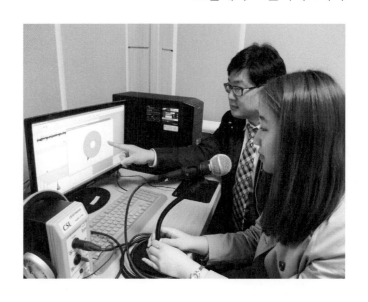

1. 서론

Multi-Dimensional Voice Program(MDVP)은 최근 들어 임상현장에서 음성의 분석과 치료에서 가장 많이 활용되고 가장 많이 인용되는 음성 분석기구 중의 하나이다. 이 장비는 음성의 음향학적 평가를 위한 소프트웨어 기기로, 단일 발성에 대해 8개 군(group)의 34개 변수를 분석하고 결과를 수치화 및 도식화하여 객관적인 데이터를 제공해 준다. 이름에서도 알 수 있듯이, 음성을 다양한 측면에서 분석하는 것이 이 장비의 특징이다. 정상 음성과 병리적 음성을 광범위하게 분석하는 것에 기초하여 여러 가지 다양한 음성을 정밀하게 평가할 수 있으며, 빠르고 쉽게 음성의 특질을 파악할 수 있게 해 준다. 또한 원 모양의 다이어그램을 통해 음성의 병리 정도를 시각화하여 환자에게 피드백을 제공할 수 있다. 이 장에서는 MDVP의 사용방법과 임상현장에서의 실제적인 적용사례를 알아보고자 한다.

2. 사용방법

1) 들어가기

① 컴퓨터를 켠다.

② 프로그램이 설치된 폴더에 있는 MDVP 아이콘(일반적으로 CSL 또는 Multi-Speech)을 마우스를 사용하여 선택한다.

> MDVP는 MDVP와 MDVP Advanced의 두 가지 버전을 포함하고 있다. MDVP Advanced는 MDVP 사용법을 충분히 습득한 뒤에 사용해야 한다. 사용자는 MDVP를 실행했는지 MDVP Advanced를 실행했는지를 확인해야 한다.

③ 시작 표시줄 아래에 있는 프로그램으로 들어갈 수도 있다.

[그림 2-1]은 사용자의 Multi-Speech 폴더에 MDVP가 어떻게 나타나는지를 보여 준다. 개개인의 시스템의 외형은 윈도우 설정에 따라 달라지며 이름(즉, Multi-Speech)도 설치 중에 선택할 수 있다. 메인 프로그램과 기타 옵션 프로그램의 파일 폴더에 있는 'MDVP'를 참고하면 된다. CSL이 설치된 경우에는 폴더 및 응용 프로그램의 이름이 있지만 CSL의 기본값으로 설정된다. 이것은 사용자가 변경할 수 있다.

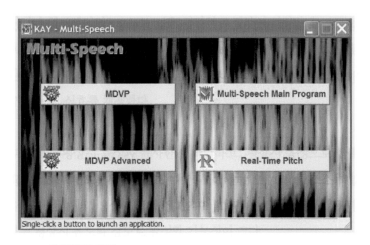

그림 2-1   윈도우 XP 기반의 MDVP 시작 초기 화면

④ The MDVP Application Window

사용자가 MDVP 프로그램을 실행시키면 [그림 2-2]와 비슷한 화면이 나타난다. MDVP Advanced 프로그램은 표시된 도구 모음과 주 메뉴에서 더 많은 항목을 포함하고 있다.

응용 프로그램의 창 상단의 제목 표시줄은 프로그램의 이름과 아이콘의 이름을 나타낸다. 최소화 및 최대화하고 프로그램을 닫을 때 사용하는 표준 윈도우 버튼은 제목 표시줄 오른쪽에 있다.

아래 제목 표시줄은 메인 메뉴와 도구 모음이다. 다음은 작업 영역(work area)으로 열려 있는 모든

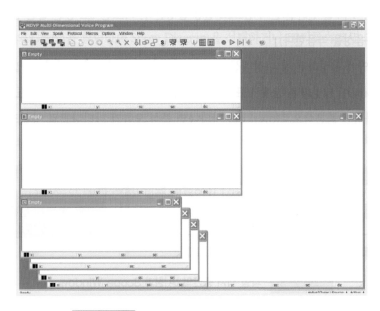

그림 2-2   MDVP Application Window 시작

3. 결과의 해석

[그림 2-4]에서 보는 바와 같이 7개의 창이 나타나면서 1차적 분석 결과를 보여 준다. A창은 분석 대상이 된 음성 신호를, B창은 기본주파수의 시간에 따른 변화를, C창은 음성 강도의 시간에 따른 변화를 보여 준다. 여기서 B창의 결과는 지터(jitter)와, C창은 쉼머(shimmer)와 관련이 있다. 즉, B창에서 볼 수 있는 선이 일직선에 가까울수록 지터가 정상적이며 안정적이지 않을 때는 피험자 음성의 지터 수치가 높을 것이라는 예측을 할 수 있다. MDVP가 다른 음성 분석 프로그램에 비해 내세우는 가장 큰 장점 중의 하나는 음성의 진전(tremor)에 대한 분석이 가능하다는 것이다. 이러한 측면의 결과는 D창과 E창에서 볼 수 있다. D창은 기본주파수의 진전 요소를, E창은 음성 강도의 진전 요소를 분석한다. F창은 선형 스펙트럼 분석 결과에 대해 보여 주고 있는데 X축을 주파수로, Y축을 음성 강도로 하여 각 주파수별 음성 강도를 보여 주고 있다. G창은 각 주파수별로 해당 주파수가 나타나는 횟수를 표시하는데 이것은 음성의 소음과 관련이 있다. 분포하는 범위가 넓을수록, 즉 X축의 해당 영역이 길수록 여러 주파수가 나타난다는 뜻이어서 소음의 분포도가 높음을 알 수 있다.

그림의 초록색 원은 정상 범위를 나타내는데, 이 원의 지름은 대개 음성의 정상 정도에 따라 달라지는데 정상성이 높을수록 크며 비정상성이 높을수록 작아진다. 또 붉은색의 비정형의 부분은 피검자의 음성 상태를 보여 주는 것으로 원의 범위를 벗어나 있다면 정상 범위를 벗어났다는 것을 의미한다.

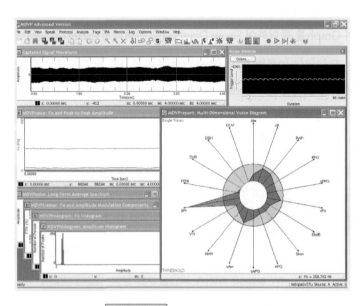

그림 2-4   음성 분석결과 창

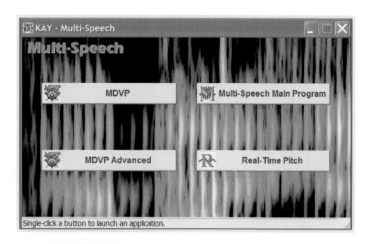

그림 2-1 | 윈도우 XP 기반의 MDVP 시작 초기 화면

④ The MDVP Application Window

사용자가 MDVP 프로그램을 실행시키면 [그림 2-2]와 비슷한 화면이 나타난다. MDVP Advanced 프로그램은 표시된 도구 모음과 주 메뉴에서 더 많은 항목을 포함하고 있다.

응용 프로그램의 창 상단의 제목 표시줄은 프로그램의 이름과 아이콘의 이름을 나타낸다. 최소화 및 최대화하고 프로그램을 닫을 때 사용하는 표준 윈도우 버튼은 제목 표시줄 오른쪽에 있다.

아래 제목 표시줄은 메인 메뉴와 도구 모음이다. 다음은 작업 영역(work area)으로 열려 있는 모든

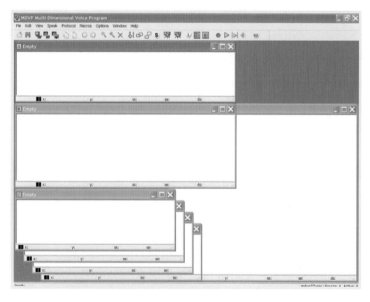

그림 2-2 | MDVP Application Window 시작

창을 표시한다. 처음에는 Ⓐ, Ⓑ, Ⓒ, Ⓓ, Ⓔ, Ⓕ, Ⓖ로 표시된 7개의 창이 열려 있다. 윈도우 Ⓐ는 활성화(active window)되어 있고, Ⓑ~Ⓖ는 비활성화(inactive windows)되어 있다. 단지 Ⓐ, Ⓑ, Ⓒ 창만이 처음에 완전하게 다 볼 수 있고, 다른 창들은 Ⓑ 또는 Ⓒ창에 가려져 부분적으로 볼 수 있다.

2) 캡처링

MDVP는 다른 입력 소스(예: 테이프 플레이어)나 마이크로폰을 사용하여 새로운 신호를 녹음하거나 이전에 저장된 음성을 읽어 들여 신호를 분석할 수 있다.

> 주의: Multi-Speech 매뉴얼과 KayPENTAX 웹사이트에서는 음성 측정에서 일반적인 사운드 카드를 사용했을 때 발생되는 많은 문제점에 관한 정보가 제시되어 있다(예: 입력 신호에 대한 컴퓨터 믹싱 [mixing]에서의 소음). MDVP를 이용하여 음성 측정을 하기 전에 이러한 자료를 주의 깊게 읽어 보아야 한다. 매우 낮은 가격의 소리 출력을 주된 기능으로 설계된 일반적인 사운드 카드는 사실상 적절하지 않으며, National Center for Voice and Speech에서는 음성 측정을 위해 필요한 수집 장치를 소개하고 있다.

① 마이크의 전원을 켠다(스위치는 보통 마이크 측면에 있다). 메인 메뉴에서 File을 선택한 다음 New(Record)를 선택한다. 대신 F12를 눌러도 된다.

② 녹음되는 동안 /ㅏ/를 편안한 톤과 음도로 연장 발성한다. 최소한 4초 동안 같은 음도에서 일탈 없는 안정적인 음성을 녹음한다.

③ 녹음하는 동안에 활성화된 창의 상태선은 VU meter와 Stop 버튼이 나타나고, 입력 신호의 음성 파형(waveform)이 활성화된 창에서 표시된다. Scope Window는 활성창 옆에 표시된다. 이때 입력 신호의 파형이 붉은색으로(overload) 나타나면 분석 오류가 나타나므로 마이크로폰과 입과의

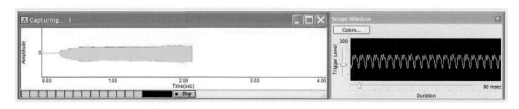

그림 2-3   파형 캡처 동안의 Ⓐ창과 Scope Window

이러한 파형이 스크린에 나타나지 않거나, 데이터 캡처 동안 Scope Window가 표시되지 않으면, Options, Capture and Options, Waveform을 추가적으로 선택한다.

거리를 조절하거나 하드웨어의 input level을 적절히 조절하여 검사한다.

④ 연장 발성을 4초 정도 한 후에, 스페이스바 또는 Enter 키를 누르거나, Stop 버튼을 클릭하면 캡처가 중지된다.

⑤ F3키를 누르면 녹음된 신호를 재생한다.

녹음된 자료가 피험자의 평상시 음성과 유사한지 확인하고, 평상시 음성으로 산출했다고 판단되면 분석을 진행하고 그렇지 않다면 다시 녹음을 해야 한다. 모음을 연장 발성할 경우에는 평상시 음도와 강도가 차이나게 음성을 산출할 가능성이 크다. 일반적으로 "저의 이름은 ○○○입니다. 아~"라고 음성산출을 유도할 경우 평상시 음도와 강도로 발성할 가능성이 크다.

3) 분석하기

① 피험자가 /ㅏ/를 연장 발성한 부분 중 파형이 가장 안정적으로 나타난 1초 정도의 분석 구간을 표시한다.

② Main menu의 Edit를 클릭하여 Remove Data Outside Marks를 선택하여 필요 없는 구간을 삭제한다.

③ 필요한 부분이 확대되면 Main menu의 Analyze를 클릭하여, /ㅏ/의 연장 발성의 경우 Sustained Phonation-All Parameters를 선택하거나 F7키를 누른다.

④ Main menu의 Stats를 클릭하여 Show Result를 선택하거나 F8키를 누르면 분석 결과가 나타난다.

⑤ Main menu의 Graph를 클릭하여 Show Diagram을 선택하거나 F9키를 누르면 그림이 나타난다.

4) 저장하기 및 불러오기

① Saving-Main menu의 Data 중 두 번째 명령어인 Save Signal, All Data를 클릭하거나 F6키를 눌러 Comment를 기입한 후 OK를 누른다.

② Loading-Main menu의 Data 중 첫 번째 명령어인 Load Signal을 클릭하거나 F5키를 눌러 커서 위치에 원하는 파일명을 입력시키면 해당 파일에 저장된 음성 신호가 A 창에 나타나게 된다.

3. 결과의 해석

[그림 2-4]에서 보는 바와 같이 7개의 창이 나타나면서 1차적 분석 결과를 보여 준다. Ⓐ창은 분석 대상이 된 음성 신호를, Ⓑ창은 기본주파수의 시간에 따른 변화를, Ⓒ창은 음성 강도의 시간에 따른 변화를 보여 준다. 여기서 Ⓑ창의 결과는 지터(jitter)와, Ⓒ창은 쉼머(shimmer)와 관련이 있다. 즉, Ⓑ창에서 볼 수 있는 선이 일직선에 가까울수록 지터가 정상적이며 안정적이지 않을 때는 피험자 음성의 지터 수치가 높을 것이라는 예측을 할 수 있다. MDVP가 다른 음성 분석 프로그램에 비해 내세우는 가장 큰 장점 중의 하나는 음성의 진전(tremor)에 대한 분석이 가능하다는 것이다. 이러한 측면의 결과는 Ⓓ창과 Ⓔ창에서 볼 수 있다. Ⓓ창은 기본주파수의 진전 요소를, Ⓔ창은 음성 강도의 진전 요소를 분석한다. Ⓕ창은 선형 스펙트럼 분석 결과에 대해 보여 주고 있는데 X축을 주파수로, Y축을 음성 강도로 하여 각 주파수별 음성 강도를 보여 주고 있다. Ⓖ창은 각 주파수별로 해당 주파수가 나타나는 횟수를 표시하는데 이것은 음성의 소음과 관련이 있다. 분포하는 범위가 넓을수록, 즉 X축의 해당 영역이 길수록 여러 주파수가 나타난다는 뜻이어서 소음의 분포도가 높음을 알 수 있다.

그림의 초록색 원은 정상 범위를 나타내는데, 이 원의 지름은 대개 음성의 정상 정도에 따라 달라지는데 정상성이 높을수록 크며 비정상성이 높을수록 작아진다. 또 붉은색의 비정형의 부분은 피검자의 음성 상태를 보여 주는 것으로 원의 범위를 벗어나 있다면 정상 범위를 벗어났다는 것을 의미한다.

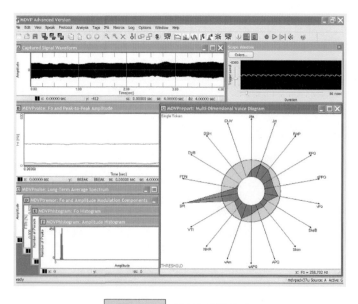

그림 2-4 음성 분석결과 창

4. 해당 수치의 분류

표 2-1 해당 수치의 분류

그룹	단위	해당 측정치	정상 역치
기본주파수 정보 관련 측정치	Hz	F_0 (Average Fundamental Frequency)	
	ms	T_0 (Average Pitch Period)	N
	Hz	Fhi (Highest Fundamental Frequency)	N
	Hz	Flo (Lowest Fundamental Frequency)	N
	Hz	STD (Standard Deviation of F_0)	N
	semitone	PFR (Phonatory F_0-Range in Semitones)	N
	sec	Tsam (Length of Analyzed Sample)	N
		SEG (Number of Segments Computed)	N
		PER (Total Pitch Periods Detected)	N
장-단기 기본주파수 변이 관련 측정치	us	Jita (Absolute Jitter)	83.2
	%	Jitt (Jitter Percent)	1.04
	%	RAP (Relative Average Perturbation)	0.68
	%	PPQ (Pitch Perturbation Quotient)	0.84
	%	sPPQ (Smoothed Pitch Perturb. Quotient)	1.02
	%	vF_0 (Fundamental Frequency Variation)	1.10
장-단기 음성 강도 변이 관련 측정치	dB	ShdB (Shimmer in dB)	0.35
	%	Shim (Shimmer Percent)	3.81
	%	APQ (Amplitude Perturbation Quotient)	3.07
	%	sAPQ (Smooth Ampl. Perturb. Quotient)	4.23
	%	vAM (Peak-Amplitude Variation)	8.20
잡음 관련 측정치		NHR (Noise to Harmonic Ratio)	0.19
		VTI (Voice Turbulence Index)	0.061
		SPI (Soft Phonation Index)	14.12
진전 관련 측정치	Hz	Fftr (F_0-Tremor Frequency)	N
	Hz	Fatr (Amplitude Tremor Frequency)	N
	%	FTRI (F_0-Tremor Intensity Index)	0.95
	%	ATRI(Amplitude Tremor Intensity Index)	4.37
음성일탈 관련 측정치	%	DVB (Degree of Voice Breaks)	0
		NVB (Number of Voice Breaks)	0
Sub-Harmonics 관련 측정치	%	DSH(Degree of Sub-harmonics)	0
		NSH(Number of Sub-harmonic Segments	0
음성의 불규칙성 관련 측정치	%	DUV (Degree of Voiceless)	0
		NUV (Number of Unvoiced Segments)	0

5. 임상 샘플*

1) 정상 성대

이비인후과에 자신의 음성에 관심을 가져 찾아온 35세 남성의 성대 및 음성분석 결과는 다음과 같았다.

- 이학적 검사(stroboscopy): 성대의 이상 소견은 관찰되지 않음

    CSL(MDVP): F_0(fundamental frequency) – 125.07Hz

    Jitter(pitch perturbation) – 0.23%

    Shimmer(amplitude perturbation) – 1.57%

    NHR(noise to harmonic ratio) – 0.14

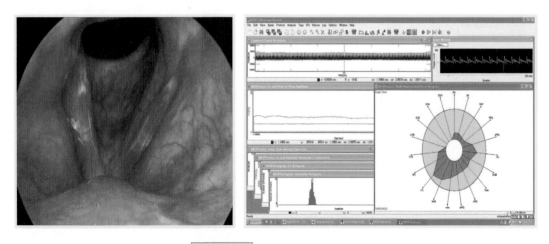

그림 2-5 정상 성대의 음성분석

2) 성대결절

이비인후과에 내원한 26세 여성 환자로 직업적으로 음성을 많이 사용하는 교사로서 하루 중에 오후가 되면 심한 목쉰 소리가 나고, 항상 피곤하며 인후두에 이물감과 음성을 많이 사용한 후의 간헐적인 발성일탈과 발성 시 통증을 호소하는 환자였다.

---

* 임상 샘플에 소개된 사례는 ○○대학병원 이비인후과에 내원한 피검자의 동의를 얻어 제시함.

- 의학적 검사(stroboscopy): 성대 앞쪽으로부터 1/2 지점에 양측 성대결절

  CSL(MDVP): F_0(fundamental frequency) – 178Hz

  　　　　　Jitter(pitch perturbation) – 2.18%

  　　　　　Shimmer(amplitude perturbation) – 4.01%

  　　　　　NHR(noise to harmonic ratio) – 0.15

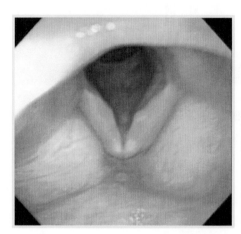 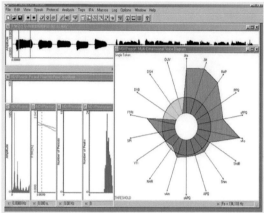

그림 2-6 　성대결절 환자의 음성분석

3) 성대용종

이비인후과에 내원한 50세 남성 환자로 회식 후 큰 소리로 노래를 부른 후 일주일이 지나도 목쉰 소리가 돌아오지 않아 내원하였다.

- 의학적 검사(stroboscopy): 성대 앞쪽으로부터 1/2 지점에 좌측 성대용종

  CSL(MDVP): F_0(fundamental frequency) – 89Hz

  　　　　　Jitter(pitch perturbation) – 3.08%

  　　　　　Shimmer(amplitude perturbation) – 5.14%

  　　　　　NHR(noise to harmonic ratio) – 0.18

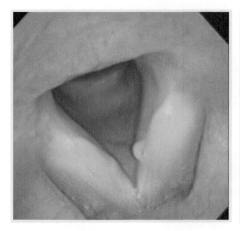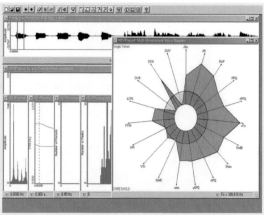

그림 2-7 │ 성대용종 환자의 음성분석

4) 성대낭종

이비인후과에 내원한 42세 남성 성악가로 몇 개월 전부터 노래할 때 고음이 잘 산출되지 않으며, 만성적인 헛기침 및 인후통을 호소하여 내원하였다.

- 의학적 검사(stroboscopy): 성대 앞쪽으로부터 1/2 지점에 좌측 성대낭종

  CSL(MDVP): F_0(fundamental frequency) – 102Hz

  Jitter(pitch perturbation) – 2.76%

  Shimmer(amplitude perturbation) – 5.24%

  NHR(noise to harmonic ratio) – 0.16

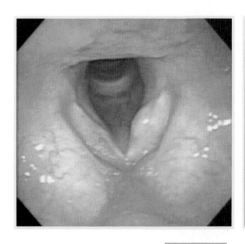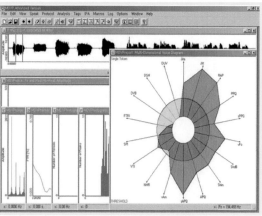

그림 2-8 │ 성대낭종 환자의 음성분석

6. 연구 고찰

MDVP는 시간을 기본으로 하는 음향학적 측정(time-based measures)으로, 변동률(perturbation)의 지터와 쉼머 그리고 NHR(noise to harmonic ratio)과 같은 매개변수를 측정한다. 변동률의 측정은 음성 장애 관련 논문과 임상에서 많은 관심을 받고 있으며, 환자의 음성 진단과 치료에도 사용된다(Bielamowicz et al., 1996). MDVP의 섭동 분석(perturbation analysis)은 알고리듬에 의해 음성을 자동적으로 분석하기 때문에 주기적인 음성을 분석하는 데는 문제가 발생하지 않지만, 성대 진동이 심하게 불규칙하거나 성대 진동이 거의 없는 병리적 음성의 경우에는 성대 진동의 주기성을 찾기 어려워 음성을 분석하기 어렵다.

이에 대해 Titze(1993)는 주파수, 진폭 그리고 파형의 작은 변동으로도 음성 신호와 사람 신체에 내적 '소음'을 만들어 낼 수 있다고 하였다. 완벽하게 안정된 소리를 내는 발화자의 일부분에서도 비주기적 파형을 초래할 수 있고 이는 기본주파수와 파형 형태의 진폭에 영향을 줄 수 있다고 하였다. 그리고 Titze(1995)는 음성 신호를 세 가지 유형으로 분류하였는데, 유형 1신호는 거의 주기적 신호, 유형 2신호는 때때로 끊기고 저조파(subharmonic) 음성을 포함한 신호, 유형 3신호는 비주기적인 음성신호이다. 이러한 유형의 분류에 따라 유형 1을 제외한 비주기성을 띠는 유형 2신호, 유형 3신호는 MDVP를 통해 분석하는 데 어려움이 있고 결과에 대한 신뢰도가 낮다고 하였다.

Zhang 등(2005)의 연구에서도 섭동 분석은 비주기적 음성 신호에 적용할 수 없다고 지적한 바 있다. 또한 Speyer(2008)는 알고리듬에 의한 분석은 음도 주기의 가변성, peak-to-peak 진폭, 하모니 구성에서 소음 에너지의 비율과 같은 분석된 음성 샘플에 의해 설명되며, 이러한 방법은 음도 추출의 오류(pitch tracking error), 비주기적 음성 분석의 불충분성 그리고 부자연스러운 말 샘플의 사용과 같은 결함을 가지게 된다고 하였다. 그렇기 때문에 음향학적 알고리듬 중에서 시간을 근거로 한 측정은 비주기적이고 불규칙한 음성 분석에 적합하지 않고, 음도 추출의 오류가 없는 켑스트럴 분석(cepstral analysis)이 적합하다고 하였다.

위와 같은 연구에서, MDVP 분석방법이 갖는 문제점과 다양한 음향학적 분석도구에서 산출된 매개변수 값을 비교 분석하여 MDVP 분석 결과의 신뢰도에 문제가 있음을 제시하고 있기 때문에 항상 검사 결과를 해석할 때는 주의를 기울여야 할 것이다.

7. 맺음말

앞서 MDVP의 사용법과 임상적 사례에 대해 알아보았다. 음향학적 검사를 실시할 경우 언어재활사가 반드시 생각해 볼 문제 중 한 가지는 음향학적 음성 분석 결과치가 음성에 대한 절대적인 잣대가 되지는 못한다는 점이다. MDVP에서 제공하고 있는 음성 관련 파라미터 수치는 음성장애의 유무를 결정하는 절대적인 수치가 아닌 역치에 해당한다. 이러한 점에서 본다면, 국내에서 일반인 또는 음성장애 환자를 대상으로 그들의 음성을 분석하는 기준 자료가 필요한 실정이다. MDVP에서 제시하는 규준치는 국내 정상인 및 음성장애 환자에 대한 데이터가 아니므로 객관적인 비교에는 다소 무리가 있다. 따라서 음향학적 파라미터에 대한 정확한 검사 결과의 해석과 더불어 성대운동검사, 공기역학적 검사와 함께 검사자의 숙련된 귀를 통한 청지각적 음성 결과를 적절히 조합하여 해석하는 것이 음성분석에 있어 무엇보다 중요하다.

참고문헌

Bielamowicz, S., Kreiman, J., Gerratt, B. R., Dauer, M. S., & Berke, G. S. (1996). Comparison of voice analysis system for perturbation measurement. *Journal of Hearing Research, 39* (1), 126-134.

Speyer, R. (2008). Effects of voice therpay: A systematic review. *Journal of Voice, 22* (5), 569-579.

Titze, I. R. (1995). Workshop on acoustic voice analysis: Summary statement. National Center for Voice Speech, The University of Iowa.

Zhang, Y., Jiang, J. J., Biazzo, L., & Jorgensen, M. (2005). Perturbation and nonlinear dynamic analyses of voices from patient with unilateral larygeal paralysis. *Journal of Voice, 19* (4), 519-528.

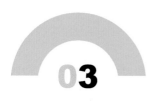

Real-time Pitch(RTP)의 작동 및 활용방법

김현기 · 장효령

전북대학교 대학원 임상언어병리학과

한림대학교 대학원 언어청각학부

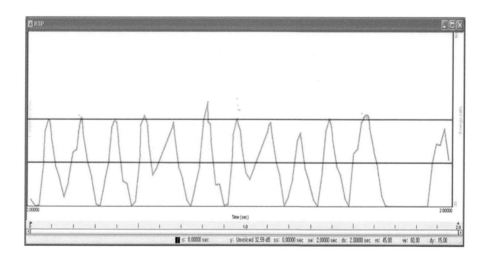

1. Real-time Pitch의 개요

Real-time Pitch(RTP)는 사이클(cycle) 분석을 기반으로 매우 빠르게 피치를 추출하는 추출기로 MDVP 및 CSL과 다르게 말소리를 실시간(real-time)으로 실행하여 시각적 피드백을 보여 주는 프로그램이다. 연속적인 말소리를 실제 시간상에서 시각화하는 기능은 지각되지 않는 교정이라는 바이오피드백 훈련으로 언어치료사들이 음성/언어 장애 환자의 언어 중재 시 극대의 언어치료 효과를 올릴 수 있는 장점이 많다.

그러나 RTP 분석의 핵심은 피치 추출의 정확도에 있는데 여러 가지 녹음 환경에 따라서 피치 추출에 문제점도 많이 있기 때문에 RTP를 사용할 경우 양질의 피치 추출 결과를 얻기 위하여 프로그램 실행 전에 반드시 다음과 같은 사항들을 고려해야 한다.

첫째, 녹음 환경. 피치 추출에 나쁜 영향을 주는 것은 소음이다. 따라서 환경 소음, 전기 소음 및 음향 신호 소음 등이 없는 조용한 방에서 녹음해야 하고 반향도 최대한 줄여야 한다.

둘째, 마이크의 성능. 단일 지향성 컨덴서 마이크는 주변 소음을 줄이고 화자의 음성을 집음하는 장점이 있다.

셋째, 마이크의 거리는 약 15cm이면 좋다.

넷째, 음성 입력 시 과부하하지 않도록 이득조절(gain)에 주의해야 한다. CSL이나 Multi-speech의 경우 입력 신호가 과부하되면 파형이 빨간색으로 변화한다.

다섯째, 음성 표본율을 50kHz로 하면 피치 추출이 양호하여 기본주파수 값의 정확도가 높다.

이와 같은 조건들이 충족되면 RTP는 더욱 쉽고 효율성 있는 평가 절차와 전형적인 바이오피드백을 수행하기 위해 내장된 프로토콜을 사용하는 최적의 분석 환경이 된다.

RTP의 프로토콜 메뉴는 바이오피드백 프로토콜과 평가 프로토콜의 두 그룹으로 구성되어 있다. 바이오피드백 프로토콜은 바이오피드백 훈련에 사용되고 평가 프로토콜은 객관적이고 정량적인 측정 및 평가를 목적으로 사용하며, 임상적으로는 중재 전후의 말소리 특성을 비교하는 데도 효과적으로 사용된다.

이 장에서는 RTP의 두 가지 그룹으로 구성되는 프로토콜 각각의 임상적 의의와 임상에서 자주 사용되는 평가 프로토콜의 구동방법에 대해서도 살펴보고자 한다.

2. 프로그램의 시작

RTP 프로그램을 시작하기 위해 다음과 같은 절차를 따른다.

1) 프로그램 시작방법

① 컴퓨터를 실행시킨다.
② 바탕화면의 CSL 또는 Multi-Speech 아이
    콘을 클릭한다.
③ launch bar가 보이면, Real-time Pitch 버
    튼을 클릭한다([그림 3-1]).

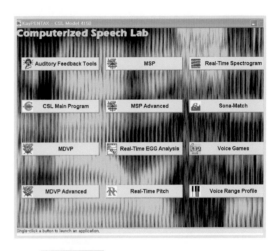

그림 3-1   CSL 4150B의 launch bar

2) Real-time Pitch Window

프로그램을 실행하면 [그림 3-2]와 같은 화면
이 나타난다. 화면 구성은 실행창(A)와 비실행
창(B), 맨 위에는 메인 메뉴가 있고 그 아래는 툴
바(toolbar)가 있다.

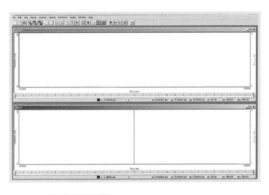

그림 3-2   RTP 프로그램 실행 시
application window 창

3) Main menu의 툴바

RTP 프로그램이 실행되면 두 개의 윈도우 A
와 윈도우 B 창 위에 툴바가 나타난다([그림 3-
3]).

메인 메뉴의 각 항목을 선택하여 사용해도 좋으나 툴바의 아이콘을 이해하면 더 쉽게 프로그램을 구
현할 수 있다. 〈표 3-1〉은 아이콘의 내용을 설명한 것이다.

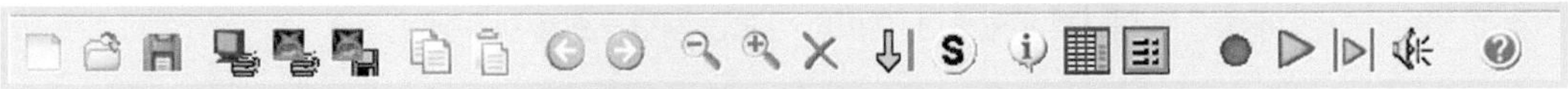

그림 3-3   Main menu toolbar

표 3-1　툴바 설명

	툴바 설명(아이콘 순서대로 설명하였음)
	새창: 현재 활성화된 창을 기반으로 RTP 자료를 보여 주는 새 창을 열 수 있다.
	열기: 활성창을 제거하고 활성창에 로드할 새로운 RTP 파형 데이터 파일을 선택할 수 있도록 하는 대화 상자가 열린다.
	저장: 파일에서 활성창에 있는 RTP 자료를 저장하기 위한 대화 상자가 열린다.
	전체 스크린 이미지 프린트: 스크린의 그래픽 이미지를 프린트할 수 있는 대화 상자가 열린다.
	활성창 이미지 프린트: 활성창에서 고해상도 그래픽 이미지를 프린트할 수 있는 대화 상자가 열린다.
	활성창 이미지 저장: bitmap, JPEG, GIF 또는 PNG 파일 형태로 활성창의 고해상도 그래픽 이미지를 저장하도록 하는 대화 상자가 열린다. 대화상자에서 이미지 크기를 조정할 수 있다.
	신호 복사: 활성창에 있는 신호 데이터를 복사한다.
	복사한 신호 붙이기: 클립보드에 있는 이미 저장된 신호 데이터를 불러들여 그것을 분석하고 활성창에 결과 자료를 보인다.
	이전 윈도우에 활성화하기: 알파벳 순서에 따라 이전 창이 활성화되도록 한다.
	다음 윈도우에 활성화하기: 알파벳 순서에 따라 다음 창이 활성화되도록 한다.
	모든 데이터 보기: 활성창과 관련된 모든 그래픽 데이터를 표시한다.
	선택한 데이터 보기: 활성창에 선택한 부분의 그래픽 데이터를 표시한다.
	활성 윈도우 제거: 활성창의 내용을 삭제하고 관련된 데이터를 삭제한다.
	커서에 마크: 활성창에서 현재 커서가 놓인 위치에 데이터 마크를 이동시킨다. 만약에 활성화된 창이 다른 창에 연결되어 있으면, 데이터 마크는 해당창으로 이동된다.
	활성>소스: 활성창에 연속적인 분석 또는 편집을 위한 신호 소스를 만든다.

(i)	정보: 활성창에 내용에 대한 정보 상자를 보여 준다.
▦	수치 결과 보기: 활성창에서 모든 RTP 자료에 대한 수치적인 결과를 보여 준다.
▤	통계적 처리 보기: 활성창에서 선택된 RTP 자료의 통계적인 결과를 보여 준다.
●	신호 녹음: 활성창에 음성 녹음을 시작한다.
▷	전체 듣기: 활성창에서 RTP 자료와 관련된 모든 음성 신호를 들을 수 있다.
▷|	선택 구간 듣기: 활성창에서 선택된 부분의 RTP 자료 음성 신호를 들을 수 있다.
🔊	마우스 클릭부터 듣기: 마우스 왼쪽 클릭을 한 구간부터 클릭을 멈출 때까지의 음성 신호를 들을 수 있다.
(?)	도움말: 도움말을 실행할 수 있다.

3. Biofeedback 프로토콜의 임상적 의의

RTP가 제공하는 12개의 프로토콜은 치료사가 각 환자에게 알맞은 훈련과 과제를 빠르고 손쉽게 제공하고 현장에서 즉각적인 피드백과 그에 따른 보상 및 강화를 주기 위해 이용된다.

〈표 3-2〉와 〈표 3-3〉은 12개의 바이오피드백 프로토콜의 기능에 대한 설명이다.

표 3-2 A. Biofeedback Protocols

프로토콜의 종류	프로토콜의 기능	프로토콜의 활용 방법
Biofeedback -Fo Setup	음도 바이오피드백의 평가	Biofeedback-Fo Setup은 기본주파수를 실시간 시각적으로 보여 준다. 화면이 A와 B로 나뉘는데 이는 임상가의 모델링(A)과 이에 대한 환자의 모방(B)을 위해서이다. 화면 A에 임상가가 음도곡선을 제시하고, 이를 화면 B에서 환자가 모방한다. 이는 시각적 혹은 청각적 자극으로 모델의 반복 제시가 가능하고 환자에게 유용한 피드백을 제공하게 된다.
Biofeedback Amplitude Setup	강도 바이오피드백의 평가	Biofeedback-Amplitude Setup은 음의 강도를 실시간 시각적으로 보여 준다. 화면이 A와 B로 나뉘는데 이는 임상가의 모델링(A)과 이에 대한 환자의 모방(B)을 위해서이다. 화면 A에 임상가가 강도곡선을 제시하고, 이를 화면 B에서 환자가 모방한다. 이는 시각적 혹은 청각적 자극으로 모델의 반복 제시가 가능하고 환자에게 유용한 피드백을 제공하게 된다.
Biofeedback Fo VS Reference	음의 높낮이/변화조절	Biofeedback-Fo VS Reference는 환자가 나이 혹은 성별에 따라 부적절하게 고음이거나 저음인 기본주파수를 가지고 있을 때, 적절한 주파수 범위에서 발성할 수 있도록 시각적인 자극을 제공한다.
Biofeedback Amplitude VS Reference	음의 강도 조절	Biofeedback-Amplitude VS Reference는 발화 중 음의 강약 폭이 급상승하거나 급하강할 때, 발화 끝 지점으로 갈수록 음이 급격히 약해질 때, 적절한 범위를 설정하여 시각적 혹은 청각적으로 자극을 제공한다.
Biofeedback Voiced/Unvoiced	유성음/무성음의 차이점에 대한 관찰	Biofeedback-Voiced/Unvoiced는 유성음과 무성음을 대비시킨 문형을 입력한 후 이에 대한 차이점을 보여 주며 훈련을 한다. 특히 유성음에 대해서는 주파수와 진폭에 대해 제시하는 데 비해 무성음에 대해서는 진폭에 대해서만 제시한다.
Biofeedback Stimulability	억양에 대한 훈련(음도 곡선의 변화, 말속도, 휴지 등에 대한 정보 제공)	Biofeedback-Stimulability는 컴퓨터에 저장된 억양 훈련용 모델 파일을 화면 A에 제시하고, 환자가 화면 B에서 그 모델 파일의 억양 패턴을 모방한다.

표 3-3 B. Assessment Protocols

프로토콜의 종류	프로토콜의 기능	프로토콜의 활용방법
Diadochokinetic Rate	반복한 음절 횟수, 길이, 음의 강도 관찰	DDK는 조음 기관 협응 운동의 양상과 속도를 평가하는 전통적인 방법이다. 이는 Enter키를 누른 후 2초간 '퍼, 터, 커' 문형을 빠르고 신속하게 산출하도록 한다. 이 프로토콜을 통해 2초 동안 산출된 음절의 수와 크기를 알 수 있다.
Habitual Pitch	기본주파수의 평균 및 표준편차 값의 제공	습관적 음도는 연결 구어에서의 기본주파수를 평가할 수 있다. 이를 통해 기본주파수, 범위, 최대/최소 음도, 표준편차를 포함한 정보를 알 수 있다. 숫자 세기는 전형적인 단음도이기 때문에 이를 통해 얻어진 기본주파수는 대화 상황에서의 기본주파수보다 낮을 수 있다. 그러므로 기기상에서 환자에게 보통의 음성으로 숫자 세기를 하도록 지시되어 있으나 임상가가 별도로 환자에게 읽기 혹은 대화상에서의 구어를 얻을 수 있다.
Phonation /Respiration Control	일정하게 유지되는 기본주파수 양상 관찰	발성/호흡 조절 프로토콜은 발성/호흡하는 동안의 협응 혹은 호흡 조절 능력을 관찰하고 얼마나 오랫동안 발성을 지속하는지 관찰하기 위함이다. 이는 6초 동안 '아' 발성을 하도록 지시한다. 한 번 시행한 후 6초 동안 얼마나 발성이 일정하게 안정적으로 지속되는지 확인한다.
Maximum Phonation Time	일정하게 유지되는 기본주파수와 길이에 대한 관찰	MPT 프로토콜은 환자에게 '아' 발성을 최대한 길게 연장하여 발성하게 하여 환자의 호흡 조절, 발성 양상, 발성 지속 능력을 동시에 확인할 수 있다. 임상가는 일정한 기본주파수에서 음성을 유지하기 위한 환자의 능력을 평가할 수 있고 이 결과를 화면상에서 확인할 수 있다.
Monotone Evaluation	기본주파수, 음도와 강도 범위, 표준편차에 대한 관찰	단음도 평가 프로토콜은 주어진 읽기 자료를 환자에게 읽힌 후 단음도가 어느 정도인지 확인하게 된다. 이를 통해 임상가는 기본주파수, 범위, 최대/최저 음도, 표준편차 등을 확인할 수 있다. 대부분의 말 운동장애 환자들은 단음도/단강도 특징을 보인다. 단음도 프로토콜에서는 '문장 단위'를 읽도록 지시한다.
Pitch Range	음도 범위, 음도의 최고 및 최저 값에 대한 관찰	음도 범위 프로토콜은 임상가가 환자의 최저에서 최대에 이르는 음도와 특정한 음성에서의 음도 범위를 평가할 수 있다.

4. 평가 프로토콜의 구동방법

RTP의 평가 프로토콜은 객관적이고 양적인 측정 및 평가를 목적으로 사용되고 바이오피드백보다 임상적으로 자주 활용된다. 따라서 이 절에서는 평가 프로토콜에 대한 구동방법에 대해 제시하고자 한다.

1) Diadochokinetic Rate

① 메인 메뉴에서 Protocols를 클릭하고 Assessment Protocols를 선택한 후 Diadochokinetic Rate를 선택한다.

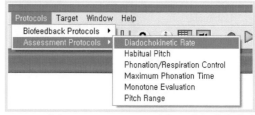

(a) RTP 평가 프로토콜 중 DDK 평가를 위한 선택 과정

② 다음과 같은 안내창이 뜨면 지시에 따라 2초간 /퍼, 터, 커/를 최대한 빠르고 정확하게 산출한다.

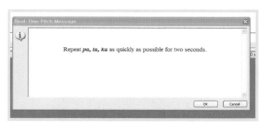

(b) DDK 평가를 위한 메시지 창

③ /퍼,터,커/를 2초간 산출한 후 다음과 같이 안내창이 뜨면 산출한 음절의 횟수를 샌다(꼭지점의 개수를 중심으로 새도록 함).

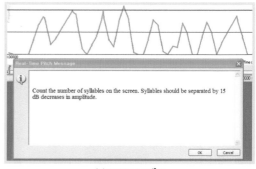

(c) DDK 그래프

그 외 Habitual Pitch, phonation/Respiration Control, Maximum Phonation Time, Monotone Evaluation, Pitch Range의 구동은 안내창의 지시에 따라 같은 방식으로 진행한다.

그림 3-4 　RTP 프로그램에서의 DDK 구동절차 예시

5. Target Menu를 활용한 언어치료

Target Menu는 임상 현장에서 치료사가 최대 발성 시간 또는 최적 피치나 습관적 피치를 실제 시간 상으로 환자에게 시각적으로 보여 주고 따라 말하도록 하여 바이오피드백(biofeedback) 훈련 효과를 높일 수 있는 프로그램이다.

1) Target Templates 사용법

① Target templates는 real-time 캡처가 작동되기 전·후에 윈도우 창이 떠 있어야 한다. templates 는 real-time 작동 중 감춰져 있으며, 모든 작동이 완료된 후 재실행되기 때문이다. 만약에 한 개의 윈도우 창에 template를 실행시키고 다른 윈도우 창에서는 RTP를 캡처한다면, template는 환자의 목소리를 캡처하는 동안 시각적으로 볼 수 있다. 환자의 검사 결과는 templates가 실행되고 있는 윈도우에 복사할 수도 있고 또한 templates가 검사 결과가 있는 윈도우 창에 복사될 수도 있다.

② 활성창에 target template을 실행하는 방법
 • 활성창 안에 target template로 A 또는 B 창에 RTP 곡선을 복사한다.
 • RTP 데이터 파일에서 target templates로서 데이터를 불러낸다.
 • 피치 또는 에너지 template를 그린다.

③ 데이터가 templates로 복사되거나 또는 파일에서 불러올 때 피치와 에너지 templates가 창 안에 나타난다. RTP options의 Target tab에서 target templates의 한 개 또는 두 개 가운데 어느 것을 실행할 것인지 결정해야 한다.

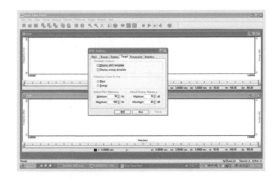

그림 3-5   RTP options box의 6개의 tab

④ templates가 활성창 안에 실행된 후 RTP 곡선이 나타난 template를 정돈할 수 있다. 커서를 tempalte가 시작하는 지점에 놓고 Target menu에서 Move Start of Template to cursor를 선택하면 된다.

⑤ Templates는 단순히 피치나 에너지 값을 그래프로 표시하는 것이므로 통계 값 및 계량적 수치나 오디오 출력은 할 수 없다.

⑥ 활성창 안에서 target template를 제거하려면 target menu에서 Remove Template를 선택한다.

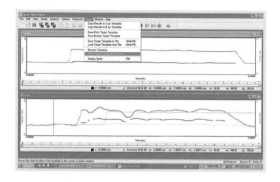

그림 3-6 Target menu의 Move Start of Template to cursor 선택 화면

2) Target Template를 활용한 음성장애 치료 방법: 최대 발성 시간

① 치료 시작 전 최대 발성 시간의 패턴을 구현하고 파일 메뉴에서 Save Signal Data를 선택한 후 저장한다.

② Options 메뉴에서 Real Time Options를 선택하고 다음과 같이 RTP Options를 고정한다.
- 피치 분석 영역을 조정한다.
- single-pass 데이터 캡처를 선택한다.
- 구현되는 시간과 캡처 시간을 동일하게 한다.
- real-time 구현으로 선택한 후 sweeping 또는 scrolling 구현을 선택한다.
- 목표가 주파수 영역이면, 피치 구현이 적당한 영역에 있는지 확인한다. Pitch contour 및 Pitch Template가 구현되는지 확인되면, 윈도우 상에서 간섭이 일어나지 않도록 Energy Contour 및 Energy Template의 구현을 중지시킨다.
- 목표가 강도 영역이면, 강도 구현이 적당한 영역에 있는지 확인한다. Energy contour 및 Energy Template가 구현되는지 확인되면, 윈도우 상에서 간섭이 일어나지 않도록 Pitch Contour 및 Pitch Template의 구현을 중지시킨다.

③ 두 개의 RTP 창이 활성창으로 구현되어야 한다. 이 두 창 가운데 한 데이터를 지우고 새로운 RTP 파라미터로 재구현하고자 한다면 각 창을 활성화하고, Edit Menu에서 Purge Signal From Window를 선택한다.

④ 이전에 저장한 오디오 파일를 불러내어 윈도우 창에서 RTP 곡선을 구현할 때는 File 메뉴에서 Open File and Analyze를 선택한다.

⑤ 환자가 자기 목소리를 듣고 있는 동안 A 윈도우 창에서 듣고 재구현하기 위해서는 Speak 메뉴에서 Speak all을 선택한다.

⑥ B 윈도우 창을 활성창으로 하여 데이터 캡처를 시작하려면 File 메뉴에서 New(녹음)를 선택한다.

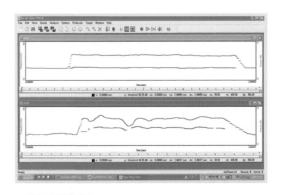

그림 3-7 /아-/의 최대 발성 구현. 윈도우 창 A: 정상 목소리, 윈도우 창 B: 쉰 목소리

⑦ 데이터를 캡처한 다음 그 결과를 시각적으로 비교하기 위해서는, B 윈도우 창을 활성창으로 하고, Target 메뉴에서 Copy Results in A as Template를 선택한다. 만약 Target 메뉴에서 Move Template Start to cursor를 선택한 후, 원하는 template 시작 지점에 커서를 이동시키면 template 곡선이 이동하여 정렬된다.

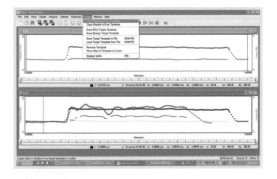

그림 3-8 Target 메뉴의 Copy Results in A as Template 선택 화면

⑧ Analyze 메뉴에서 Compare Statistics for A and B를 선택하면 즉시 치료사와 환자의 음성 파라미터의 통계치를 비교할 수 있다.

⑨ 환자가 재시도를 원하면 target template는 캡처하는 동안 윈도우 창에 남겨질 수도 있고 제거될 수도 있다. 그러나 캡쳐 동안 환자의 목소리는 구현되지 않는다.

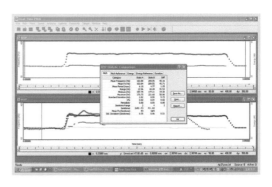

그림 3-9 음성장애 환자와 치료사 간 음성 파라미터의 통계치 비교

6. Real-time Pitch Protocols의 연구 활용

RTP 프로그램에 내장되어 있는 총 12개의 프로토콜은 치료사가 각 환자에 알맞은 훈련 과제에 대해 빠르고 손쉽게 임상 현장에서 즉각적으로 피드백과 보상을 주기 위해 이용된다. Real-time Pitch 프로그램을 활용하고 있는 분야는 성대부종, 성대낭종, 식도발성과 같은 음성장애 환자와 마비말장애, 뇌성마비 등 운동언어장애(motor speech disorders), 유창성장애 및 청각장애까지 그 범위가 매우 넓다. 따라서 정상 아동 및 성인, 노년층뿐만 아니라 다양한 환자군을 대상으로 RTP 프로그램을 활용하여 이루어진 선행 국내외 연구들이 다수 있었다. 다음 내용은 RTP 프로그램에 내재되어 있는 12개의 프로토콜 중 임상적으로 자주 사용하는 매개변수를 중심으로 하여 이루어진 연구 결과를 바탕으로 임상 현장에서 활용할 수 있는 자료들을 제공하기 위함이다.

1) 교호운동(DDK)

교호운동은 성도의 조음기(articulator)를 빠르면서도 부드럽고 규칙적으로 움직이는 능력을 평가하는 것으로서, 다양한 유형의 운동구어 평가에 중요하다(박희준 외, 2008; Padovani et al., 2009; Wang et al., 2009). 언어치료 분야에서는 특정한 음절을 각 개인이 연속적으로 얼마나 신속하고 정확하게 발음할 수 있는지를 통해 말장애 화자들의 조음 능력을 알아보기 위한 선별검사로 사용하고 있다(한지연 외, 2007). 이렇게 DDK가 말장애 영역에서 조음정확도 평가와 더불어서 자주 실시되고 있는 것은 그 임상적인 가치 때문이다. 조음장애의 심한 정도, 조음운동 치료 필요성 여부와 조음치료에서 차지하는 비중 파악, 조음치료의 개선에 대한 간접적 지표가 된다는 점에서 임상적 의의가 충분히 있다(서경희, 2013).

(1) 4, 5, 6세 정상 아동의 경우

다양한 연구에서 아동을 대상으로 DDK 특성을 연구하거나 구어장애 아동과의 차이점을 제시했다. 이들 연구는 기본적으로 DDK 속도를 분석하고, 정확성과 일관성의 특성을 알아보고, 조음 문제를 동반한 구어장애 아동 집단과는 분명한 차이가 있음을 제시했다. DDK 속도와 정확도 면에서 정상 구어발달 아동 집단에서 연령에 따라 다른 수행력을 보인다는 결과가 있다. 유사한 연구 결과가 반복적으로 산출되는 것으로 미루어 볼 때, 유사 연령대 집단에 대한 교대운동속도의 평균값은 비교적 안정적인 결과이며 임상적으로도 동일 연령대 구어장애 아동들과의 비교치로 써도 활용 가치가 있을 것으로 사료된다. 〈표 3-4〉는 4, 5, 6세 정상 아동의 DDK 수치를 나타낸 것이다.

표 3-4   4, 5, 6세 정상 아동의 DDK 수치   (단위: n/s)

과제		연령	4세(N=9)		5세(N=14)		6세(N=14)		합계(N=37)	
			평균	표준편차	평균	표준편차	평균	표준편차	평균	표준편차
음절	1	퍼	3.62	1.10	3.99	0.69	4.43	0.38	4.07	0.77
		터	4.08	1.26	4.38	0.75	4.63	0.73	4.40	0.89
		커	3.52	1.38	3.89	0.88	4.16	0.67	3.90	0.96
	2	퍼터	2.11	0.89	2.30	0.49	2.57	0.36	2.36	0.59
		터커	2.15	0.97	2.41	0.97	2.47	0.41	2.37	0.79
	3	퍼터커	1.23	0.46	1.42	0.31	1.58	0.33	1.44	0.37

출처: 서경희(2013).

(2) 특발성 파킨슨병 환자와 정상 노인의 경우

파킨슨병은 신경전달물질인 도파민의 결핍으로 신체의 운동 기능이 점진적으로 퇴행되는 대표적 신경계 퇴행성 질환이다. 평균 발병 연령은 60세 초반이며 임상에 사용되고 있는 마비말장애 평가방법은 구어 과제와 비구어 과제로 나뉘는데, 구어 과제에 속하는 조음교대운동을 통하여 호흡, 발성, 공명, 운율, 조음, 말 명료도를 평가한다(Karlsson et al., 2011). 〈표 3-5〉는 평균연령이 67.2세인 파킨슨병 환자와 평균연령 66.5세인 정상 노인의 DDK 수치를 나타낸 것이고 〈표 3-6〉은 평균연령이 78.5세인 정상 노인의 DDK 수치를 나타낸 것이다.

 표 3-5   파킨슨병 환자와 정상 노인의 DDK   (단위: n/5s)

	정상(평균연령 66.5)						파킨슨병(평균연령 67.2)					
	남		여		총합		남		여		총합	
	평균	표준편차	평균	표준편차	평균	표준편차	평균	표준편차	평균	표준편차	평균	표준편차
퍼	30.20	5.33	24.44	5.05	26.75	5.80	18.84	5.00	18.59	6.22	18.71	5.62
터	31.45	6.67	24.33	3.94	27.18	6.18	19.91	6.09	18.99	6.38	19.42	6.20
커	30.37	6.07	24.27	4.34	26.71	5.82	18.75	6.89	18.37	6.56	18.54	6.19
퍼터커	33.29	6.91	30.13	2.58	31.40	4.89	24.82	6.23	24.16	4.95	24.47	5.53

출처: 강영애 외(2013).

표 3-6　　정상 노인의 DDK

	정상(평균연령 78.5)	
	평균(n/5s)	표준편차
퍼	30.70	4.21
터	30.30	3.96
커	29.17	3.66
퍼터커	10.47	1.74

출처 : 조윤희, 김향희(2013).

(3) 뇌성마비 환자의 경우

뇌성마비인들을 비롯한 마비성 구어장애인들의 구강 조음기관의 운동 특성과 신경근육 결함은 유형별로 매우 다양하기 때문에 교호운동에서도 다른 수행력을 나타내는 것으로 알려져 있다(Duffy, 1995; Freed, 2000). 뇌성마비인들을 비롯한 마비성 구어장애인들의 교호운동은 속도를 비롯하여, 규칙적 혹은 정확하게 반복하느냐 등의 특성을 파악하는 것이 그들의 구강 조음기관의 운동 능력을 더욱 정확하게 평가하는 데 용이할 것이다. 〈표 3-7〉은 뇌성마비의 유형 중 대부분을 차지하는 경직형, 불수의운동형 및 실조형 뇌성마비인들의 DDK 수치를 나타낸 것이다.

표 3-7　　뇌성마비인의 DDK

	경직성(N=10)		불수의운동형(N=10)		실조형(N=10)	
과제	평균(n/s)	표준편차	평균(n/s)	표준편차	평균(n/s)	표준편차
퍼	3.99	0.82	2.35	1.16	3.07	1.25
터	3.58	1.28	2.26	0.54	2.92	0.77
커	3.26	0.95	2.59	0.93	2.79	1.05
퍼터커	1.30	0.52	0.78	0.40	1.20	0.38

출처 : 남현욱 외(2007).

(4) 기타

홍희경 등(2011)은 마비성 조음장애(mild dysarthria)로 진단받은 환자 20명(남: 10명, 여: 10명, 평균연령: 59.2±2.6세)과 비슷한 연령대의 정상 성인 20명(남: 10명, 여: 10명, 평균연령: 60.4±4.0세)을 대상으로 DDK를 분석하였다. 마비성 조음장애 환자의 2초당 교대운동 횟수를 비교 분석한 결과, 모든 비교음소 /퍼/, /터/, /커/, /퍼터커/에서 대조군보다 적은 결과를 나타내었다.

2) 최대발성지속시간(MPT)

음성 특성을 객관적으로 파악하기 위한 변수인 최대발성지속시간(Maximum Phonation Time, 이하 MPT)은 숨을 깊게 마신 후 편안한 상태로 /아/ 모음을 길게 발성하였을 때의 시간을 측정한 것이다 (Maslan et al., 2011). 만약 성대 접촉이 잘 이루어지지 않아 바람이 샌다면 MPT는 짧아질 것이고 발성적인 문제가 크게 없는 한 정상적인 MPT를 유지하게 된다. MPT는 폐활량도 중요하지만 성대의 역할이 아주 중요하여 현재 성대의 기능을 평가하는 간단한 임상 검사법으로 이용되고 있다.

(1) 정상 청소년의 경우

청소년 시기에는 후두의 발달과 성장과정을 거치기 때문에 목소리 관리법이 중요한 시기이다. 이 시기의 남자는 변성기 과정을 거치게 되면서 목소리를 잘못 사용하여 성대 남용 및 오용, 혹은 잘못된 후두 위생 관리로 인해 자연스럽고 이상적인 안정된 성인 남자의 목소리를 형성하는 데 문제가 발생하게 된다. 남성의 음성 변화에 따른 발성 특징들을 음향학적으로 살펴보면 사춘기 시작의 지표를 발견할 수 있다. 〈표 3-8〉은 16~18세 남녀를 대상으로 그들의 MPT 수치를 나타낸 것이다.

  표 3-8   성별과 연령에 따른 MPT 평균 차이

		16세(n=20)		17세(n=20)		18세(n=20)	
		평균	표준편차	평균	표준편차	평균	표준편차
MPT (sec)	남	17.85	2.82	19.57	4.68	24.67	6.14
	여	15.82	2.13	20.18	3.40	17.73	4.67

출처: 고혜주 외(2013).

(2) 정상 성인 및 노년층의 경우

〈표 3-9〉는 정상 성인 및 노인 20~29세(평균연령 24세), 50~59세(평균연령 56세), 60~69세(평균연령 65세), 그리고 70세 이상(평균연령 74세)의 MPT 수치를 제시하였다.

표 3-9   20대, 50대, 60대, 70대의 성별에 따른 MPT

	MPT	아		이		우	
		평균	표준편차	평균	표준편차	평균	표준편차
20대	남	21.00	6.73	24.87	5.75	23.62	7.37
	여	16.08	3.84	18.95	3.96	20.06	6.30
50대	남	20.21	4.01	21.85	4.74	20.86	6.03
	여	16.42	4.99	18.45	3.88	16.37	4.18
60대	남	17.53	4.55	17.55	4.88	17.33	4.36
	여	15.98	3.09	17.42	3.17	15.53	3.45
70대	남	17.45	3.89	17.38	4.55	17.18	5.08
	여	14.41	3.84	13.24	2.28	13.80	1.73

출처: 김선우 외(2010).

(3) 특발성 파킨슨병 환자의 경우

강영애 등(2009)의 연구에서는 평균연령이 69세인 특발성 파킨슨병 환자(Idiopathic Parkinson's Disease: IPD)들의 MPT 수치가 남자의 경우 평균 11.7초, 여성의 경우 평균 12.5초로 나타났다. 또한 조선아 등(2010)의 연구에서는 평균연령 61.1세인 IPD 환자들(남녀 포함)의 MPT 수치가 18.8초로 나타났다.

3) 습관적 음도(Habitual Pitch)

(1) 정상 성인

습관적 음도를 측정할 때 다양한 과업이 제시되며, 읽기나 대화 과업에서 측정할 때 발화기본주파수(Speaking Fundamental Frequency, SFF)라고 한다(임혜진, 한지연, 2005). 발화기본주파수의 측정은 표준화된 음성평가 절차에서 매우 중요한 요소이며 습관적 음도는 여러 과업을 통해 측정될 수 있기 때문에 과업의 유형에 따라 차이가 날 수 있다(이무경, 2012). 〈표 3-10〉은 20~28세, 〈표 3-11〉은 20대 정상 성인 남녀의 발화 조건에 따른 습관적 음도에 대한 수치이다.

표 3-10 성별 및 발화 조건별 SFF의 특성

		남(N=32)		여(N=33)	
		평균(Hz)	표준편차	평균(Hz)	표준편차
SFF	자발화	128.94	12.17	227.33	15.43
	낭독	128.62	11.61	221.15	15.84
	숫자 세기	131.84	15.60	225.96	21.64

출처: 이무경(2012).

표 3-11 20대 정상 성인 남녀의 발화 조건에 따른 습관적 음도

	남(N=7)		여(N=8)	
	평균 F0(Hz)	표준편차	평균 F0(Hz)	표준편차
숫자 세기	112.35	14.44	214.25	28.39
읽기	117.68	15.73	218.71	21.65
자발적 발화	115.05	13.45	213.72	20.73
모음 연장 발성	118.92	19.73	227.28	18.97
'영-일-이' 중 '이' 연장	121.01	17.13	229.32	17.81
대답하기	110.88	14.41	224.12	19.65

출처: 임혜진, 한지연(2005).

'가을' 문단의 첫 번째 문장을 사용하여 연령 증가에 따른 연속발화에서의 기본주파수를 〈표 3-12〉에 제시하였다.

 표 3-12 연령 증가에 따른 연속발화 f0

	20대		50대		60대		70대	
	평균	표준편차	평균	표준편차	평균	표준편차	평균	표준편차
남자	126.29	13.28	132.26	17.19	132.47	17.44	146.86	23.92
여자	224.02	10.78	195.90	13.25	191.57	19.86	180.77	25.12

출처: 김선우 외(2010).

7. 맺음말

RTP는 의사소통장애의 평가 및 치료를 위한 임상도구로 시각적 혹은 청각적 바이오피드백 훈련 기능은 물론 음성/언어의 음향학적 특성을 쉽게 분석하는 기능을 가지고 있기 때문에 의사소통 영역에서 광범위하게 사용되고 있다. 현재 임상에서 음성장애뿐만 아니라 조음장애, 운동언어장애, 유창성장애 등 다양한 장애 영역에 적용되고 있다. 따라서 언어치료사들은 RTP의 분석 내용 및 기능을 잘 숙지하여 언어치료에 적절히 활용하면 치료 효과를 높이는 데 도움이 될 것이다.

참고문헌

강영애, 박현영, 구본석(2013). 파킨슨병 환자 대상 조음교대운동의 음향적 분석. 말소리와 음성과학, 5(4), 3-15.

김선우, 김향희, 박은숙, 최홍식(2010). 노령화에 따른 건강한 정상 성인의 음향음성학적 특성 비교. 말소리와 음성과학, 2(4), 19-28.

고혜주, 강민재, 권혁제, 최예린, 이미금, 최홍식(2013). 16~18세 청소년기 음성의 음향음성학적 특성. 말소리와 음성과학, 5(1), 81-90.

남현욱, 안종복, 권도하(2007). 뇌성마비인의 교호운동 특성: 속도, 규칙성, 정확성, 일관성. 언어치료연구, 16(1), 37-53.

박희준, 권순복, 왕수건, 정옥란(2008). 마비성구어장애 화자의 조음밸브 교호운동에 관한 공기역학 및 음향학적 특징. 음성과학, 15(2), 177-189.

서경희(2013). 취학 전 정상구어발달 아동의 조음교대운동 특성. *Journal of Korea Academia-Industrial Cooperation Society, 14*(1), 321-327.

이무경(2012). 발화조건에 따른 기본주파수 및 음성강도 변동의 특징. 말소리와 음성과학, 4(1), 111-118.

임혜진, 한지연(2005). 발화 유형에 따른 습관적 음도의 차이. 대한음성학회 2007년도 한국음성과학회 공동학술대회 발표논문집, 55-58.

조선아, 손영호, 백승재, 이필휴, 이지은, 최예린(2010). de novo 특발성 파킨슨병 환자의 호흡 및 발성 특성. 말소리와 음성과학, 2(4), 75-82.

조윤희, 김향희(2013). 음향학적 분석을 통한 노년층 연령에 따른 조음교대운동의 속도 및 규칙성. 말소리와 음성과학, 5(3), 95-101.

한지연, 이옥분(2008). 모음에 따른 후두 교호운동. 말소리, 68, 1-15.

홍희경, 김현기, 홍기환(2011). 마비성 조음장애의 음성 언어 의학적 특성: 길항 반복 운동을 중심으로, 제2회 한국언어청각임상학회, 한국언어치료학회 공동학술대회 발표 논문집, 326-328.

Duffy, J. R. (1995). *Motor speech disorders: substrates, differential diagnosis, and management* (1st ed.). St. Louis: Mosby.

Freed, D. B. (2000). *Motor speech disorder: diagnosis and treatment*. San Diego: Singular Publishing Group.

Padovani, M., Gielow, I., & Behlau, M. (2009). Phonarticulatory Diadochokinesis in Young and Elderly Individuals. *Arq Neurosiquiatr, 67*(1), 58-61.

Maslan, J., Leng, X., Rees, C., Blalock, D., & Butler, S. G. (2011). Maximum Phonation Time in Healthy Older Adults. *J Voice, 25*(6), 709-713.

Wang, Y. T., Kent, R. D., Duffy, J. R., & Thomas, J. E. (2009). Analysis of Diadochokinesis in Ataxic Dysarthria Using the Motor Speech Profile Program. *Folia Phoniatrica et Logepaedica*, 1-11.

04
Motor Speech Profile(MSP)의 작동 및 활용방법

박소형 · 정 훈

아주대학교병원 이비인후과

구미대학교 언어재활과

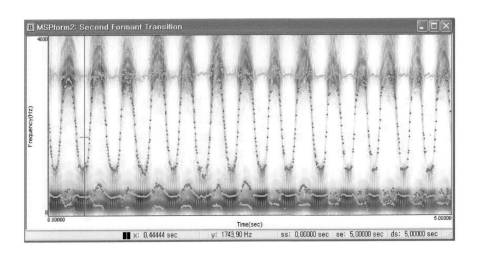

임상 현장에서 말(speech)에 대한 검사 시 조음기관의 문제 여부를 어떻게 파악할 것인지 또는 정상과 비교할 수 있는 기준이 얼마인지에 대해 언어치료사들이 질문을 갖게 된다(신문자 외, 2008). Motor Speech Profile, Model 5141(이하 MSP)은 KayPENTAX에서 제조되었으며, 말운동장애(motor speech disorders)를 동반한 환자들의 말 수행력(speech performance)을 분석하여 주는 컴퓨터 프로그램으로 5개의 하위 프로토콜은 〈표 4-1〉과 같이 구성되어 있다. 하위 프로토콜은 마비성 구어장애(dysarthria), 연하곤란(dysphagia), 실행증(apraxia) 환자들의 평가에 유용하게 사용되며 아동보다는 성인에게 적용하기 쉽다. 또한 조작하기 쉽게 제작되어 진단이나 치료 시 손쉽게 사용할 수 있다는 장점이 있으며, 중요한 척도 및 규준이 된다(Portnoy & Aronson, 1982). 다음에서는 각각의 프로토콜의 기능과 작동방법에 대하여 매뉴얼을 바탕으로 기술하고자 한다.

 표 4-1 **MSP의 프로토콜**

프로토콜	목표
조음교대운동 (Diadochokinetic Rate, DDK)	자음-모음이 결합된 음절 조합의 연속적인 발화 능력을 평가한다.
제2포먼트(F2) 전이구간 (Second Formant Transition)	신속하고(accurately), 빠르고(quickly), 리드미컬하게(rhythmically) 제2포먼트 전이가 가능한지에 대해 평가한다.
음성 진전 (Voice Tremor)	대상자의 음성 문제(voice problems)에 대한 음질(voice quality)평가와 말운동장애 관련 진전(tremor)평가가 이루어진다.
어조 자극반응도 (Intonation Stimulability)	대상자에게 목표 말(target speech)을 들려준 뒤, 어조 패턴을 따라 할 수 있는지에 대한 평가가 이루어진다.
표준 음절속도 (Standard Syllabic Rate)	표준 목표문장(standard target sentence)을 말할 때 말속도(speech rate)에 대하여 평가한다.

1. 기본 구성

CSL 프로그램에서 MSP 어플리케이션을 실행하면 MSP의 기본 활성창이 나타난다. 각각의 프로토콜의 실행은 [그림 4-1]과 같이 상단의 도구모음 메뉴에서 'Protocol'을 클릭한 후 실행하고 싶은 프로토콜을 마우스 커서로 클릭하거나 아이콘을 클릭하거나 또는 단축키를 사용하여 실행할 수 있다. 도구모음의 아이콘 및 단축키에 대한 설명은 〈표 4-2〉, 〈표 4-3〉과 같다.

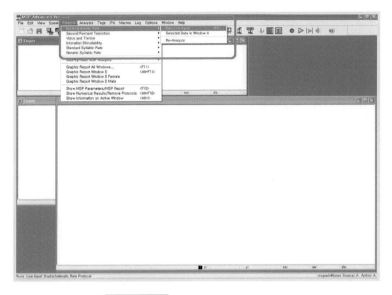

그림 4-1 | MSP 프로토콜 실행방법

🔵 표 4-2 | 도구모음에 위치한 아이콘 설명

Icon	Description
⬇	활성창 안에서 지정된 위치의 데이터 표시로 이동
⟲	서로 다른 활성창에서 각각의 데이터 호환이 가능
𝍢	DDK 프로토콜 시작
⩊	Second Formant Transition 프로토콜 시작
🖂	Voice Tremor 프로토콜 시작
🖂	Intonation Stimulability 프로토콜 시작
⌓	Standard Rate 프로토콜 시작
⬍	현재 프로토콜에서 MSP 파라미터를 통합된 그래프로 만들기 위한 복사/첨가
SET	결과지 형식 변경을 위한 대화상자 불러오기

* CSL의 다른 어플리케이션과 중복되는 아이콘은 생략했음.

표 4-3 단축키에 대한 기능 설명

Key	기능
Ctrl+C	임시 파일을 윈도우에 저장
Ctrl+V	임시 파일을 제거
F1	도움말 문서 열기
F2	활성창 비우기(데이터 입력 전으로 초기화)
F3	활성창에 실행 중인 모든 시그널을 오디오로 출력
F4	활성창에 실행 중인 시그널 중 선택된 영역만 오디오로 출력
F5	현재 입력되어 있는 신호를 제거한 뒤, 윈도우에 저장되어 있는 새로운 파일(waveform 파일) 불러오기
F6	입력된 파형(waveform)을 윈도우에 저장
F7	Voice Tremor 프로토콜 실행
Alt+F7	Intonation Stimulability 프로토콜 실행
F8	DDK 프로토콜 실행
Alt+F8	Standard Syllabic Rate 프로토콜 실행
F9	Second Formant Transition 프로토콜 실행
F10	보고서 대화상자 불러오기
Alt+F10	보고서에 포함될 내용을 선택할 수 있는 대화상자
F12	현재 입력되어 있는 신호를 제거한 뒤, 새로운 신호를 캡처

2. 프로토콜

1) 조음교대운동(Diaodochokinetic Rate, DDK)

조음교대운동(Diaodochokinetic, 이하 DDK) 평가는 입술, 혀, 연구개 등 구강운동을 중심으로 가능한 한 빠른 속도로 조음기관을 움직이도록 하여 조음기관을 구성하고 있는 근육의 최대한의 규칙적인 운동속도를 객관적으로 측정하는 임상도구이며, 말운동장애로 인한 비유창성 화자를 대상으로 널리 사용되고 있다. DDK 속도를 측정하는 방법은 교대운동속도(alternating motion rate, AMR)와 일련운동속도(sequential motion rate, SMR)로 나뉜다. AMR은 /p/, /t/, /k/에 중성모음인 /ʌ/를 결합시켜 무의미 일음절 /pʌ/, /tʌ/, /kʌ/의 반복 횟수를 측정하고, SMR은 /pʌtʌkʌ/의 반복 횟수를 측정한다 (St. Louis & Ruscello, 1987; 하지완, 1999).

AMR은 조음기관의 속도(rate) 및 규칙성(regularity)을 측정하는 데 유용하고 조음운동의 정확도 (precision), 연인두 폐쇄의 적절성(adequacy), 과제를 지속하기 위한 호흡 및 발성 유지에 관한 평가도 가능하기 때문에 다양한 마비성 구어장애(dysarthria) 환자들의 운동구어 평가에 매우 중요하다(Duffy, 1995; Freed, 2000). 한편 AMR보다 더 높은 수행력이 요구되는 것으로 알려져 있는 SMR은 음절의 조합 을 연속적으로 반복하는 것으로서, 연속적인 운동(sequence of motion)에서 조음 위치를 신속하고 부 드럽게 이동시키는 능력에 대한 평가이다(Freed, 2000).

도구 메뉴에서 'Protocol'의 DDK를 클릭하거나 단축 아이콘 또는 녹음 버튼, 단축키 F8을 이용하 여 대상자의 DDK 신호를 녹음하게 되면 [그림 4-2]와 같은 활성창이 나타난다. 활성창 상단에 보이는 브래킷(brackets)으로 C-V 조합을 확인할 수 있고, 빨간색과 회색으로 이루어진 부분은 발성 시 강도 를 의미한다. 중간에 보이는 초록색 선은 조절 가능한 역치수준으로 대상자가 발성 시 역치수준을 넘지 못한 부분은 C-V 발성으로 인정하지 않는다.

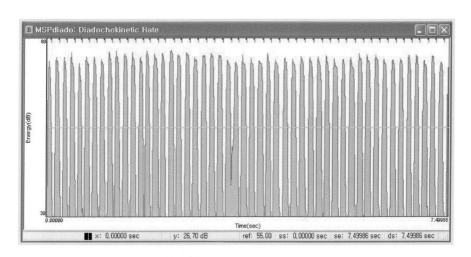

그림 4-2 　DDK 녹음 데이터 창

분석과정에서 생성되는 파라미터들에 대한 설명은 〈표 4-4〉와 같다.

결과는 발성 녹음 후 자동으로 분석이 이루어지며 수치적 결과와 함께 [그림 4-3]과 같이 그래프로 나타난다. 중앙에 위치한 녹색선과 하단의 녹색 글씨는 평균을 나타내고, 노란 박스는 표준편차를 의미 한다. 대상자의 결과 값은 올리브 색깔로 나타나며, 표준편차에서 벗어나는 경우에는 빨간색 그렇지 않 은 경우에는 박스 안에 올리브 색깔로 위치하게 된다.

표 4-4 DDK Analysis 파라미터에 대한 설명

DDKavp (ms)	대상자가 발성하는 동안의 평균 DDK 시간이다. 평균 시간은 C-V(예: 'pa') 발성 사이의 평균 시간을 의미하며 시간(period)은 속도(rate)에 반비례한다.
DDKavr (s)	대상자가 발성하는 동안의 평균 DDK 속도이다. 초당 발성한 C-V(예: 'pa')의 수를 의미하며 속도(rate)는 평균 시간과 반비례한다.
DDKcvp (%)	발화시간 동안 속도 변화의 정도를 측정한 것으로 일정한 속도 유지에 대한 대상자의 능력을 평가하는 것이다. DDKjit와는 차이가 있다.
DDKjit (%)	발화시간 동안 주기(cycle to cycle) 변화의 정도를 측정한 것으로 일정한 속도를 유지할 수 있는지에 대하여 평가하는 것이다
DDKcvi (%)	각각의 C-V발성에서 피크(peak) 부분의 강도 변화에 대한 정도를 측정한 것으로 일정한 진폭 유지에 대한 능력을 평가하는 것이다.

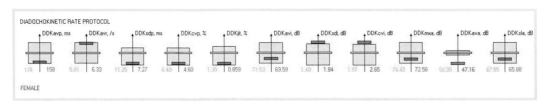

그림 4-3 DDK 결과 그래프

2) 음성 진전 분석(Voice and Tremor Analysis)

이 프로토콜은 음성의 다른 영역을 제외한 기본주파수(fundamental frequency)와 강도(amplitude) 변화에 대해서만 나타내 주는 검사로서 변형의 정도, 변화속도, 주기성을 포함하고 있는 것이 특징이다.

도구 메뉴에서 'Protocol'의 Voice and Tremor를 클릭하거나 단축 아이콘 누르기, 단축키 F7을 이용하면 프로토콜이 실행된다. 녹음 후에 [그림 4-4]와 같은 활성창이 나타나는데, 빨간선은 기본주파수(F_0), 초록선은 강도(amplitude)를 의미한다.

F_0는 0~600Hz로 광범위하게 측정할 수 있지만 그로인해 작은 변화는 나타나지 않게 된다. 활성창 하단에는 마우스 커서가 위치한 곳의 수치적 결과가 위치하고 있다. 분석 과정에서 생성되는 파라미터들에 대한 설명은 〈표 4-5〉와 같다.

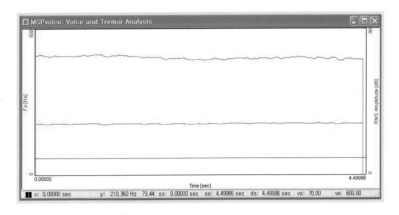

그림 4-4   Voice and Tremor 데이터 창

표 4-5   Voice and Tremor Analysis 파라미터에 대한 설명

F₀(Hz) (Fundamental Frequency)	발성하는 동안의 평균 기본주파수
vF₀(%) (Variations in the Fundamental Frequency)	기본주파수의 변화율
vAm(%) (Coefficient of Variations in the Amplitude)	강도의 변이 계수
MFTR(%) (Magnitude of the Frequency Tremor)	주파수의 진전 정도
AFTR(%) (Magnitude of the Amplitude Tremor)	강도의 진전 정도
RFTR(Hz) (Rate of Frequency Tremor)	주파수 진전 범위
RATR(Hz) (Rate of Amplitude Tremor)	강도 진전 범위
PFTR(%) (Periodicity of the Frequency Tremor)	주파수 진전의 주기
PATR(%) (Periodicity of the Amplitude Tremor)	강도 진전의 주기

분석 결과는 [그림 4-5]와 같이 수치적 결과와 함께 나타난다.

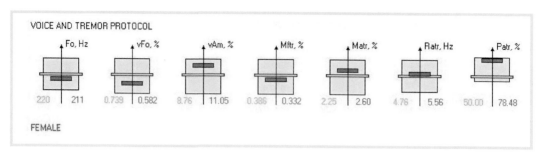

그림 4-5   Voice and Tremor 결과 그래프

3) 제2포먼트(F2) 변이구간(Second Formant Transition Analysis)

이 프로토콜은 대상자가 V-V 조합을 모음 중화(vowel neutralization) 없이 빠르고 리듬 있게 반복 발화할 때의 조음 운동성(articulatory motility)을 평가하는 것이며, 매우 다른 제2포먼트 위치를 가지고 있는 두 가지 모음(예: 'i-u')을 조음해야 한다.

도구 메뉴에서 'Protocol'의 Second Formant Transition 클릭하거나 단축 아이콘 누르기, 단축키 F9를 이용하면 프로토콜이 실행된다. F2 결과는 [그림 4-6]에서와 같이 스펙트로그램의 위에 빨간 점으로 나타난다.

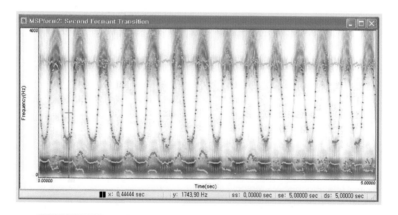

그림 4-6   Second Formant Transition Analysis 데이터 창

분석 과정에서 생성되는 파라미터들에 대한 설명은 〈표 4-6〉과 같다.

표 4-6 Second Formant Transition Analysis 파라미터에 대한 설명

F2magn(Hz) (Magnitude of F2 Variations)	발성 동안의 F2 변화 정도
F2rate(s) (Rate of F2 Variaitons)	발성 동안의 F2 변화속도
F2reg(%) (Regularity of F2 Variations)	F2 변화의 규칙성(regularity)
F2aver(Hz) (Average of F2 value)	F2 값의 평균

분석 결과는 [그림 4-7]과 같이 수치적 결과와 함께 나타난다.

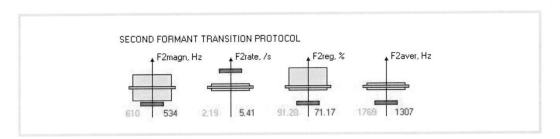

그림 4-7 Second Formant Transition Analysis 결과 그래프

4) 어조자극 반응도(Intonation Stimulability Analysis)

이 프로토콜은 대상자가 목표 어조를 듣고 모방하는 능력에 대하여 평가하는 것이다. 자극 문장은 남자 목소리로 들려주지만("Are you leaving today? or tomorrow?") 평가 시 음도를 모방하는 것이 아니라 어조 패턴을 측정한다는 점을 유의해야 한다. 도구 메뉴에서 'Protocol'의 Intonation Stimulability를 클릭하거나 단축 아이콘 누르기, 단축키 Alt+F를 이용하면 프로토콜이 실행된다.

결과는 [그림 4-8]과 같이 나타나며 음도 곡선은 빨간색, 초록색 선은 강도를 의미한다.

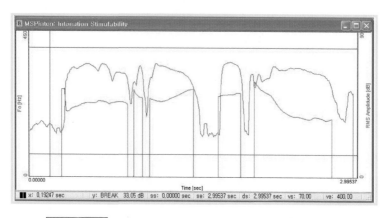

그림 4-8   Intonation Stimulability Analysis 데이터 창

분석 과정에서 생성되는 파라미터들에 대한 설명은 〈표 4-7〉과 같다.

표 4-7   Intonation Stimulability Analysis 파라미터에 대한 설명

rF₀(Hz)	발화하는 동안(running speech)의 평균 기본주파수
rFhi(Hz)	발화하는 동안의 가장 높은 기본주파수
rFL₀(Hz)	발화하는 동안의 가장 낮은 기본주파수
rvF₀(%)	주파수 가변성(frequency variability)으로 단조로운 발성일수록 낮은 가변성을 보임
rvAm(%)	강도 가변성(amplitude variability)으로 소리 크기와 관련이 있으며, 모노 레벨의 발성일수록 낮은 가변성을 보임

분석 결과는 [그림 4-9]와 같이 수치적 결과와 함께 나타난다.

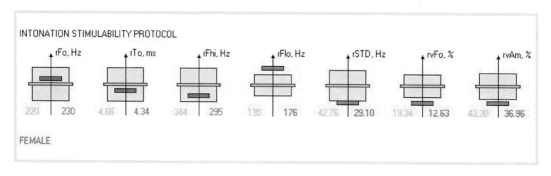

그림 4-9   Intonation Stimulability Analysis 결과 그래프

5) 표준 음절속도(Standard Syllabic Rate)

이 프로토콜은 대상자의 대화속도(speaking rate)를 측정하는 프로토콜이다.

도구 메뉴에서 'Protocol'의 Standard Syllabic Rate를 클릭하거나 단축 아이콘 누르기, 단축키 Alt+F8을 이용하면 프로토콜이 실행된다.

결과는 [그림 4-10]과 같이 나타난다. 강도는 회색으로 채워진 빨간 선, 발성 역치(threshold for vocalization)는 화면 중간에 수평선(horizontal line)으로 위치해 있다.

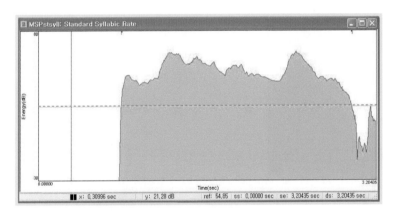

그림 4-10 Standard Syllabic Rate 데이터 창

분석 과정에서 생성되는 파라미터들에 대한 설명은 〈표 4-8〉과 같다.

표 4-8 Standard Syllabic Rate Analysis 파라미터에 대한 설명

SSrate (s)	평균 음절속도(average syllabic rate)를 나타내며 많은 마비말장애(dysarthria) 환자들이 느린 말 속도를 나타낸다.
Srdur (ms)	평균 음절 지속기간(average syllable duration)을 나타내며 많은 마비말장애 환자들은 느린 말속 도뿐 아니라 증가된 지속기간을 특징적으로 나타낸다. 이 파라미터는 SSrate와 반비례 관계이다.
SSpdur (ms)	평균 휴지 구간(average pause duration)으로 예로 주어지는 구절(passage)은 휴지기간이 없다 (0%). 따라서 휴지 구간이 나타난다면 정상 말 패턴에서 벗어나는 것이다.
SSpau (%)	전체 구절에서 휴지 구간이 차지하는 비율을 나타낸 것이다. SSpdur과 마찬가지로 휴지 구간이 나 타난다면 정상 말 패턴에서 벗어나는 것이다.

분석 결과는 [그림 4-11]과 같이 수치적 결과와 함께 나타난다.

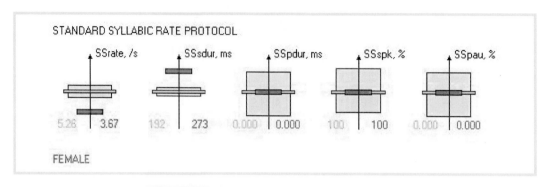

그림 4-11 Standard Syllabic Rate 결과 그래프

3. 규준

국내 연구에서 발표된 논문을 살펴보면 DDK 관련된 연구는 크게 연령에 따라 진행된 연구(신문자 외, 2008; 정한진 외, 2011; 서경희, 2013), 장애 유형에 따라 달라지는 DDK에 관한 연구(강영애 외, 2013; 남현욱 외, 2007; 박희준 외, 2008)들이 있다. 이에 따른 규준 자료를 정리하면 〈표 4-9〉, 〈표 4-10〉, 〈표 4-11〉과 같다.

표 4-9 성인 DDK 속도 평균

성별		연령	AMR			SMR	출처
			/p/	/t/	/k/	/pʌtʌkʌ/	
정상 성인	남	18~29	5.84	5.92	5.65	2.59	신문자 외 (2008)
		30~39	6.40	6.40	6.24	2.65	
		40~49	6.27	6.29	6.03	2.50	
		50~59	6.23	6.31	6.17	2.49	
	여	18~29	6.26	6.29	5.87	2.53	
		30~39	6.41	6.42	6.25	2.54	
		40~49	6.36	6.49	6.42	2.68	
		50~59	5.96	5.98	5.89	2.49	
	남		6.04	6.29	6.29	6.66	강영애 외 (2013)
	여		4.89	4.87	4.87	6.03	

* AMR과 SMR 모두 1초당 평균 반복횟수; 제시된 값들은 평균(M)

표 4-10   학령전기 DDK 속도 평균

	연령	AMR			SMR	출처
		/p/	/t/	/k/	/pʌtʌkʌ/	
정상발달 학령전기	4세	2.53	2.75	2.18	0.83	정한진 외 (2011)
	5세	3.15	3.48	2.88	1.15	
	6세	4.08	3.75	3.63	1.45	
	4세	3.62	4.08	3.52	1.23	서경희 (2013)
	5세	3.99	4.38	3.89	1.42	
	6세	4.43	4.63	4.16	1.58	

* AMR과 SMR 모두 1초당 평균 반복횟수; 제시된 값들은 평균(M)

표 4-11   장애 유형에 따른 DDK 속도 평균

장애유형		AMR			SMR	출처
		/p/	/t/	/k/	/pʌtʌkʌ/	
뇌성마비	경직형	3.99	3.58	3.26	1.30	남현욱 외 (2007)
	불수의운동형	2.35	2.26	2.59	0.78	
	실조형	3.07	2.92	2.79	1.20	
파킨슨	남	3.77	3.98	3.75	4.97	강영애 외 (2013)
	여	3.72	3.80	3.67	4.83	

* AMR과 SMR 모두 1초당 평균 반복횟수; 제시된 값들은 평균(M)

표 4-12 전체 파라미터에 대한 규준

Parameter	Name	Value	Unit	Norm(m)	STD(m)
Average DDK Period	DDKavp	160.703	ms	168.540	14.189
Average DDK Rate	DDKavr	6.223	/s	5.972	0.465
Coeff. of Variation of DDK Period	DDKcvp	5.885	%	5.519	1.025
Perturbation of DDK Period	DDKjit	1.002	%	1.161	0.250
Coeff. Variation of DDK Peak Int.	DDKcvi	1.372	%	1.847	0.691
Magnitude of F2 Variation	F2magn	527.807	Hz	548.260	60.626
Rate of F2 Variation	F2rate	0.800	/s	2.445	0.276
Regularity of F2 Vatiation	F2reg	59.499	%	93.233	2.484
Average of F2 Value	F2aver	1651.097	Hz	1635.800	106.170
Average Fundamental Frequency	F_0	121.015	Hz	122.830	11.444
Coefficient of Variation of F_0	vF_0	0.500	%	0.696	0.141
Coefficient of Variation of Ampl.	vAm	1.846	%	6.759	1.651
Magnitude of Frequency Tremor	Mftr	0.213	%	0.367	0.129
Magnitude of Amplitude Tremor	Matr	0.722	%	1.669	0.438
Running Speech Rund. Frequency	rF_0	136.720	Hz	128.450	10.652
Highest Fundamental Frequency	rFhi	238.394	Hz	207.980	42.137
Lowest Fundamental Frequency	rFl_0	77.629	Hz	79.027	9.019
Frequency Variability	rvF_0	24.422	%	20.302	4.863
Amplitude Variability	rvAm	44.011	%	40.533	5.296
Average Syllabic Rate	SSrate	5.111	/s	5.107	0.409
Average Syllabic Duration	SSsdur	195.666	ms	197.160	14.952
Average Pause Duration	SSpdur	0.000	ms	0.000	10.000
Percent Pause Time	SSpau	0.000	%	0.000	0.100
Average Syllabic Rate	SLrate	3.838	/s	5.107	0.409
Average Syllabic Duration	SLsdur	239.533	ms	197.160	14.952
Average Pause Duration	SLpdur	23.662	ms	10.000	10.000
Percent Pause Time	SLpau	8.072	%	10.000	10.000

* KayPENTAX 매뉴얼

4. 맺음말

MSP 프로그램은 실제 활동 상태에서 조음기관의 기능평가가 가능한 프로그램이다. 검사뿐 아니라 치료에서도 다양하게 사용할 수 있다는 장점이 있지만 현재 국내에서는 5가지의 프로토콜이 CSL의 기타 프로그램들보다는 임상 현장에서의 사용 비율이 낮다. 따라서 앞으로 MSP와 관련된 활발한 사용과 그에 대한 연구가 이루어져야 할 것이다.

참고문헌

강영애, 박현영, 구본석(2013). 파킨슨병 환자 대상 조음교대운동의 음향적 분석. 말소리와 음성과학, 5(4), 3-15.

고도흥, 정옥란(2001). 음성 및 언어 분석기기 활용법. 서울: 한국문화사.

남도현, 최홍식(2007). 호흡과 발성. 서울: 군자출판사.

남현욱, 안종복, 권도하(2007). 뇌성마비인의 교호운동 특성. 언어치료연구, 16(1), 37-53.

박희준, 권순복, 왕수건, 정옥란(2008). 마비성구어장애 화자의 조음밸브 교호운동에 관한 공기역학 및 음향학적 특징. 음성과학, 15(2), 177-189.

서경희(2013). 취학 전 정상구어발달 아동의 조음교대운동 특성. 한국산학기술학회논문지, 14(1), 321-327.

신문자, 김재옥, 이수복, 이소연(2008). 정상성인의 조음기관 구조 및 기능선별검사 제작을 위한 예비연구. 음성과학, 15(4), 171-188.

정한진, 이옥분, 서경희(2011). 학령전기 정상발달 아동의 자모음 교대운동특성: 예비연구. 한국산학기술학회논문지, 12(7), 3149-3155.

하지완(1999). 기능적 조음장애아동과 정상아동의 교대운동속도 및 가변성 비교. 이화여자대학교 대학원 석사학위 청구논문.

한지연, 이옥분, 박희준, 임혜진(2007). 비유창성 화자의 후두 교호운동 특성. 음성과학, 14(2), 55-64.

Duffy, J. R. (1995). Motor speech disorder: *substrates, differential diagnosis, and management, 1st ed, St.* Louis: Mosby.

Freed, D. B. (2000). *Motor Speech Disorder: Diagnosis and Treatment.* San Diego, Singular Publishing Group.

Portnoy, R. A., & Aronson, A. E. (1982). Diadochokinetic syllable rate and regularity in normal and in spastic and ataxic dysarthric subjects. *Journal of Speech and earing Disorders, 47*, 324-328.

St. Louis, K., & Ruscello, D. (1987). *Oral Speech Mechanism Screening Examination Revised. Austin,* Tx: PRO-ED.

Ziegler, W. (2002). Task-Related factors in Oral Motor Control: Speech and Oral Diadochokinesis in Dysarthria and Apraxia of Speech. *Brain and Language, 80*, 556-575.

05

Voice Range Profile(VRP)의 작동 및 활용방법

박소형 · 고도흥

아주대학교병원 이비인후과

한림대학교 언어청각학부

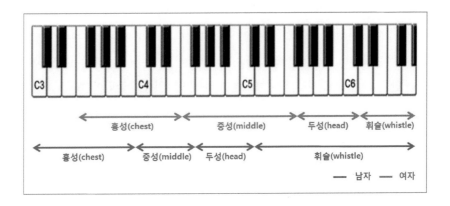

Voice Range Profile Program, Model 4326(이하 VRP)은 음질(vocal quality)에는 상관없이 대상자가 산출한 신호의 전 영역에 걸쳐 음의 강도 및 높낮이의 상호 변화 상태를 그래프로 나타내는 것이다. VRP는 phonogram, phonetogram, Fo-SPL, The Phonomat automatic voice field measuring system 등으로 표시되며 1970년대 Damste에 의해 관심이 다시 시작되었다. VRP 프로그램은 대상자가 산출한 신호를 컴퓨터가 주파수(frequency)와 강도(intensity)를 자동으로 구분하도록 개발되었으며(Boone, et al., 2014), 음원(vocal source)과 성도(vocal tract)의 특징에 대한 정보를 제공한다. 기본주파수의 범위는 진성구(modal)에서부터 가성구(falsetto register)까지를 모두 포함하고 있어 대상자의 발성습관을 잘 나타내어 주며, 시각적인 피드백을 모니터를 통하여 제공하는 장점이 있다.

최근 들어 성대 병변을 나타내는 환자뿐 아니라, 전문적/직업적 음성 사용자들의 VRP 검사 진행의 중요성이 점차 대두되고 있으며(Coleman et al., 1977; Gramming et al., 1988; Awan et al., 1991; Akerland et al., 1992; 정성민, 2000), 검사뿐 아니라 임상 연구, 치료 목적으로도 활발히 사용되고 있다(Heylen et al., 1998; Schutte et al., 1983). 이렇듯 외국에서는 정상인의 표준 음역대 범위(Heylen, Wuyts & Mertens, 1998; Schutte & Seidner, 1983), 연령대 및 성별 비교(Heylen, 2002; Coleman & Mabis, 1977), 장애 유형에 따른 음역대 범위(Airainer & Klingholz, 1993; Gramming, 1988), 전문음성사용자들의 음역대(Anick, Sten & Peter, 2010; Bernadette, 2004; Brawn et al., 1993; Behrman et al., 1996) 등 다양한 연구들이 이뤄졌지만, 국내에서는 몇몇 제한적인 연구들만이 보고되고 있다.

이 장에서는 VRP의 기본적인 작동 원리 및 방법에 대하여 소개한 뒤 실제 임상 현장에서 VRP의 활용법에 대하여 살펴보고자 한다.

1. 작동 원리 및 구성

VRP는 산출된 신호의 전 영역에 걸쳐 음의 높낮이와 강도의 변화를 시각적으로 제공해 주는 도구로서 후두 원음의 생성능력을 평가하며, 사람마다 사용할 수 있는 후두의 적응 능력을 평가하는 데 가장 쉽게 진단하고 측정할 수 있는 프로그램이다.

phonetography를 얻기 위한 최소한의 장비는 음성발생기(tone generator)와 음압(sound level measuring)장치가 필요하다. 임상 현장에서 가장 많이 사용되고 있는 음성분석기기인 CSL(Computerized Speech Laboratory, 이하 CSL)에 포함되어 있는 Voice Range Profile 어플리케이션을 실행시켜 작동하며 마이크로폰으로 신호를 녹음한다.

[그림 5-1]은 대상자에게서 수집한 phonetogram의 한 예로, 진폭(amplitude)과 기본주파수

(fundamental frequency) 범위를 2차원 수준의 그래프로 나타냈으며, 측정값들은 1 semi-tone(반음) 대 1 decibel(음의 강도)로 표기된다(Boone et al., 2014).

주파수는 가로축을 따라 표시되고, 강도 수준(intensity level)은 세로축을 따라 표시된다. 겹쳐진 두 개의 타원에서 중간의 이음새 부분의 강도가 떨어지는 것을 볼 수 있는데 이것은 아마추어 가수들에게서 나타나는 특징이다. 이 부분은 음역대가 진성에서 가성으로 변화하는 과도기 부분이며, 남성은 G4(392Hz) 여성은 A4(440Hz)에서 주로 나타난다(Sulter et al., 1994).

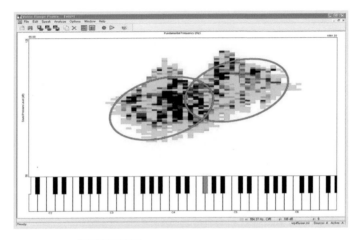

| 그림 5-1 | VRP의 자료 창(data view) |

VRP 검사를 통해서 확인할 수 있는 항목들은 습관적 주파수(habitual frequency), 전체 기본주파수 범위(total fundamental frequency range), 최저/최고 기본주파수(Lowest and highest fundamental frequencies), 습관적 강도(habitual intensity), 전체 강도 범위(total intensity range), 최저/최고 강도 범위(lowest and highest intensity range), VRP 형태 및 윤곽(VRP shapes and contours) 등이 있다(Heylen et al., 1998).

2. 기본적인 작동방법

VRP를 이용하여 음역대 및 강도 범위를 평가하기 위해 기본적으로 사용되는 기능과 절차를 중심으로 기술하고자 한다.

1) 검사 조건

- 검사 장소는 소음 정도가 40dB 이하인 공간에서 측정하도록 한다.
- 입과 마이크의 거리는 30cm 정도로 유지되도록 한다.
- 모음 /아/ 소리를 적어도 2초 정도는 산출하도록 유도한다.
- 음압 수준이 dB로 측정되어야 한다.
- 생리적으로 수용 가능한 음성으로 산출해야 한다.

2) 검사 방법

- 검사자는 컴퓨터 앞에 앉고, 대상자는 검사자 옆에 앉아 컴퓨터 화면을 볼 수 있도록 위치한다.
- VRP 검사의 목적과 방법을 대상자에게 설명한다.
- 대상자가 편안한 기본주파수에서 낼 수 있는 가장 작은 소리~큰 소리를 모음 /아/ 소리로 산출할 수 있도록 유도한다.
- 음도를 음악적 반음(musical semitone)으로 올려가면서 각각의 주파수에서 낼 수 있는 가장 작은 소리에서 가장 큰 소리(최고음)까지 산출하도록 한다.
- 동일한 방법으로 대상자가 산출할 수 있는 가장 높은 주파수에서 음악적 반음씩 내려가면서 최저음까지 산출하도록 한다.

3) Voice Range Profile 프로그램

(1) 자료 수집

CSL 프로그램에서 ▌▌▌ Voice Range Profile 어플리케이션을 실행하면 화면 상단에는 주요 메뉴와 실행키들이 있고, 하단의 키보드 화면 위쪽 빈 공간에 녹음 시 대상자의 신호가 입력되는 창으로 구성되어 있다(단, 프로그램 실행 전 CSL 본체에서 [그림 5-2]와 같이 VRP MODE를 눌러주고, 볼륨을 높여주어 자극 신호가 대상자에게 들리도록 세팅한다.).

녹음을 시작하면 빈 공간에 대상자가 산출한 신호가 음의 높이와 강도에 따라 초록색 모자이크 모양으로 입

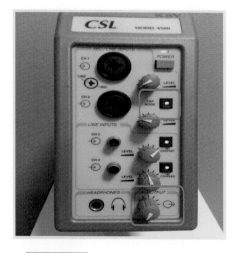

그림 5-2 검사 시작 전 CSL 본체의 VRP MODE를 누르고, 볼륨을 조절하여 세팅

력되며 중복되는 부분은 점차 색깔이 진해져 검정색으로 변하게 된다.

검사 시작 후 대상자에게 검사 방법에 대해 이해하기 쉽게 설명한 뒤 녹음을 시작하는데 녹음하는 방법은 크게 두 가지로 나뉜다. 첫 번째는 하단의 건반 모양을 클릭하면 그에 해당하는 신호가 스피커를 통해 출력되며 산출된 신호를 듣고 대상자가 따라 하는 방식이다. 두 번째는 화면 상단에 위치한 ● 녹음 버튼을 누르면 출력 신호 없이 바로 녹음이 가능하기 때문에 대상자 스스로 음도와 강도를 조절하여 발성할 수 있다. 검사를 처음 접하는 대상자의 경우 검사가 익숙하지 않기 때문에 첫 번째 방법으로 진행하는 것이 대상자의 이해도를 높이고 쉽게 수행할 수 있는 방법이다. 녹음 도중에는 [그림 5-3]과 같이 진행 상태를 알려주는 막대가 화면의 왼쪽 하단에 나타나기 때문에 녹음 진행 여부를 즉각적으로 확인할 수 있다.

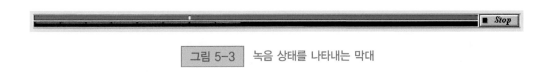

그림 5-3 녹음 상태를 나타내는 막대

(2) 자료 분석

검사자의 유도에 따라 녹음을 모두 마치면, [그림 5-4]와 같이 데이터 창에서 자료 분석 결과를 바로 확인할 수 있다.

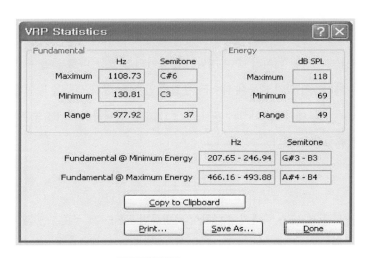

그림 5-4 VRP 결과 창

분석 결과를 확인하기 위해서는 'Analyze' 메뉴에서 Compute Result Statistics를 선택하거나, Alt+S 키 누르거나, 화면 상단의 ▦ 실행 버튼을 눌러서 확인한다. 분석 결과 값의 해석은 ⟨표 5-1⟩과 같다.

표 5-1 VRP 결과 분석 표

Statistic		기 술
Fundamental	Maximum	데이터에서 가장 높은 주파수
	Minimum	데이터에서 가장 낮은 주파수
	Range	산출된 신호의 가장 낮은 주파수에서 가장 높은 주파수까지의 범위 (최고주파수에서 최저주파수를 뺀 값)
Energy	Maximum	데이터에서 가장 강한 강도
	Minimum	데이터에서 가장 약한 강도
	Range	산출된 신호의 가장 강한 강도에서 가장 약한 강도까지의 범위 (최고 강도에서 최저 강도를 뺀 값)
Fundamental@Minimum Energy		산출된 신호에서 기본이 되는 최소 에너지 값
Fundamental@Maximum Energy		산출된 신호에서 기본이 되는 최대 에너지 값

(3) 자료 선택 및 듣기

수집된 데이터는 원하는 지점을 선택하여 삭제할 수 있다. 데이터 선택은 자판의 방향 전환키로 커서를 이동하거나, 마우스 커서를 원하는 곳에 위치시켜 클릭한다. 그다음 'Edit' 메뉴에서 Remove Cell Value at Cursor 선택 또는 자판의 Del. 키를 눌러서 삭제한다. 자료 수집 시 대상자의 신호가 아닌 소음 또는 검사자의 목소리가 동시에 입력되었을 경우 바로 삭제가 가능하다.

VRP 프로그램에서는 수집된 데이터 중 마지막 5초 동안의 신호를 바로 들을 수 있다. 따라서 전체 검사 데이터 청취는 어려움이 있기 때문에 데이터 수집 동안 직전 발화 샘플을 확인하는 데 사용하도록 한다. 듣기는 'Speak' 메뉴에서 Speak last 5 sec. of Data를 선택하거나, F3 누르거나, 화면 상단의 ▶ 버튼을 눌러서 재생할 수 있다.

(4) 빠른 실행을 위한 아이콘 및 단축키

화면 상단에 도구 모음 및 단축 실행키에 대하여 설명하면 〈표 5-2〉, 〈표 5-3〉과 같다. VRP는 검사자가 대상자로부터 각각의 강도 및 음도를 전체 범위(full range)에 걸쳐서 유도해야 하기 때문에 상대적으로 시간이 긴 프로토콜이다. 따라서 간단한 단축키를 사용하면 보다 빠르게 수행할 수 있다는 장점이 있다(CSL에 포함된 프로그램이기 때문에 중복되는 아이콘들이 존재한다).

표 5-2 도구모음에 위치한 아이콘 설명

Icon	기 술
	저장되어 있는 파일을 불러올 수 있다.
	수집한 데이터를 저장한다.
	컴퓨터에 연결된 프린터로 화면에 입력된 그래픽 이미지를 출력할 수 있다.
	선택된 프린터의 도출을 사용하면서 활성 윈도우 이미지를 프린트할 수 있다.
	그래픽 파일(bitmap, JPEG, GIF, PNG 파일)에 저장할 수 있다.
	클립보드로 데이터창에서 신호 부분을 저장한다.
	데이터창으로부터 입력된 신호를 없애고, 작업을 초기화한다.
	데이터창에서 선택된 데이터의 수치적 결과를 확인할 수 있다.
	데이터창에서 선택된 통계를 보여 준다.
	마이크로폰으로부터 입력된 신호를 녹음한다.
	입력된 신호의 마지막 5초를 재생할 수 있다.

표 5-3 단축 키에 대한 기능 설명

key	기능
F2	데이터창에서 산출된 전체 신호를 지운다.
F3	입력된 신호의 마지막 5초를 재생할 수 있다.
F5	현재 데이터창 이전에 마지막으로 열어 보았던 데이터를 불러올 수 있다.
F7	현재 출력되었던 신호보다 반음 낮은 음을 대상자에게 들려준 후 녹음을 시작한다.
F8	현재 신호음을 대상자에게 들려준 후 녹음을 시작한다.
F9	현재 출력되었던 신호보다 반음 높은 음을 대상자에게 들려준 후 녹음을 시작한다.
F12	아무런 신호 자극 없이 바로 녹음을 시작한다.

Alt+R	데이터창에서 수치 결과를 나타낸다.
Alt+S	데이터창에서 결과의 통계를 나타낸다.
Ctrl+O	저장되어 있는 파일을 불러올 수 있다.
Ctrl+P	선택된 프린터로 풀 스크린의 그래픽 이미지를 보낸다.
Ctrl+S	입력된 신호를 파일로 저장한다.

3. 활용방법

VRP는 기질적, 기능적인 문제로 성대 병변을 나타내는 음성장애 환자 또는 갑상선 수술 이후 음도 및 강도의 변화를 호소하는 환자들의 평가와 치료 목적뿐 아니라, 최근 들어서는 전문적인 음성 사용자들(가수, 아나운서, 성우, 연기자 등)의 음성 확인을 위한 목적으로도 유용하게 사용될 수 있다.

따라서 다양한 직업군의 대상자들에게 적용하기 위해서는 검사의 시행 방법뿐 아니라 검사 결과의 정확한 해석도 그만큼 중요하다.

결과 확인 시에는 음성치료 또는 수술 전·후의 데이터 비교가 임상 현장에서 가장 많이 사용되는 방법 중 하나이다. 데이터 창에 입력된 신호가 이미지로 나타나기 때문에 일반인들도 비교 대조가 쉽고, 수치적 결과를 더하여 설명을 해주도록 한다.

국내연구에서는 문경아, 한지연(2007)의 학령기 아동의 음역대, 정성민(2000)의 일반인과 성악인의 VRP에 관한 연구가 진행되었으며 그 결과는 〈표 5-4〉, 〈표 5-5〉와 같다.

표 5-4 학령기 아동의 음성범위

성별	평균 F₀ 범위	최고(Max.)음의 주파수 범위	최저(Min.)음의 주파수 범위	평균 최고 음압
남	321.8Hz (±107.84)	512.4Hz (±116.02)	195.2Hz (±22.52)	93.68dB (±7.90)
여	533.8Hz (±31.58)	738.6Hz (±33.64)	208.2Hz (±15.11)	93.12dB (±3.06)

출처: 문경아, 한지연(2007).

표 5-5 일반인의 VRP

성별	평균(최저음~최고음) 주파수	최저음압	최고음압
남	99.05~289.72Hz (19.10 반음)	67.57dB	97.46dB
여	164.72~605.02Hz (22.70 반음)	80.35dB	90.99dB

출처: 정성민(2000).

　최근 들어 갑상선 수술 비율이 과거에 비해 꾸준히 늘고 있으며 그로 인해 수술 후 후유증 중의 하나인 목소리 문제를 호소하며 음성검사 및 치료를 진행하는 환자들의 비율도 더불어 증가하고 있는 추세이다. 갑상선 수술 후에 목소리 산출과 관련하여 불편함을 가장 많이 호소하는 부분은 낮아진 기본주파수로 인해 고음 산출이 제한적이고, 큰 소리 산출에 있어서 많은 힘과 노력이 필요하다는 것이다(Roy et al., 1956; Thompson et al., 1973; Akyildiz et al., 2008). VRP 프로그램을 이용하여 환자에게 술 전-술후-치료 후 검사를 통해 변화된 소리 형태를 청각적이고 시각적인 피드백을 이용하여 제공한다면 치료효과가 훨씬 클 것이다. 고음 산출에 어려움을 보였던 갑상선 수술 환자의 치료 전후 phonetogram을 [그림 5-5]와 [그림 5-6]에 첨부하였으며, 치료 전에 제한적이었던 발성 패턴이 치료 후에 음역대와 강도 범위가 더욱 넓어진 것을 확인할 수 있다.

　또 하나의 방법은 전문적 음성 사용자들에게 발성학에서 사용되는 성역(vocal range)을 이용하여 대상자가 산출한 소리들이 어떤 음역대에 속하는지, 어떠한 음역대가 본인에게 가장 이상적인지 또는 어

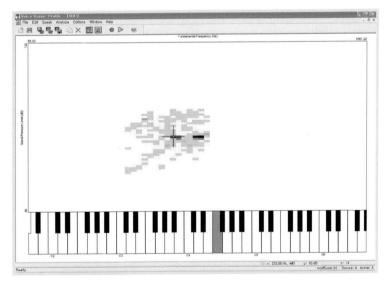

그림 5-5 갑상선 수술 환자의 음성치료 전 VRP 이미지

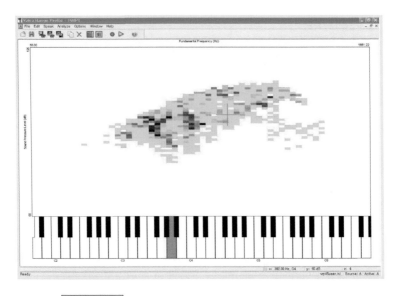

그림 5-6　갑상선 수술 환자의 음성치료 후 VRP 이미지

떠한 부분에서 소리 조절이 힘든지를 설명해 준다면 보다 효과적으로 대상자에게 검사 결과에 대해 전달할 수 있게 된다. [그림 5-7]은 성구의 분류에 대하여, 〈표 5-6〉에는 발성학에서 상용되는 성역에 대하여 정리하였다. 표에 제시된 수치는 상대적인 수치이기 때문에 결과 분석 시 참고사항으로 알아두도록 한다.

　실제적으로 음성학에서는 Manuel V. Garcia의 의견에 따라 중성구의 존재를 인정하지 않지만 발성학에서는 주로 진동감각설에 의존해 흉성구, 중성구, 두성구의 세 가지 성구로 구분되기 때문에 성구의 융합을 이해하기 위해서는 언어치료사가 알아두어야 할 필요가 있다. 저음부의 소리 산출 시 성문이 넓게 열리고 성대의 길이가 줄어들며 접촉 면적이 넓어지면서 성대 진동폭이 커지게 된다. 이때 음의 구역을 흉성구(chest voice register)라 하고 성대의 진동파형을 복합진동파형이라고 한다. 고음부의 경우

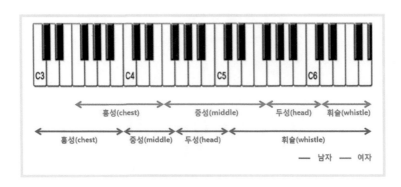

그림 5-7　성구의 분류

표 5-6 성종에 따른 성역 변화

성종 (vocal type)	성역 (vocal range)	음성의 급격한 변화 지점 (pitch break)	대화시 기본주파수 범위
Bass	65~784 Hz	196~220 Hz, 262~330 Hz	G2 (98.0Hz)
Baritone	110~784 HZ	220~247 Hz, 294~330 Hz	B2 (123.5Hz)
Tenor	123~880 Hz	262~294 Hz, 349~392 Hz	E3 (164.8Hz)
Alto	165~880 Hz	349~440 Hz, 587~659 Hz	F3 (174.6Hz)
Mezzosoprano	220~930 Hz	330~392 Hz, 587~698 Hz	G3 (196.0Hz)
Soprano	262~1319 Hz	294~330 Hz, 698~784 Hz	B3 (246.9Hz)

출처: Tarneaud(1961)

에는 성대 길이는 길어지면서 얇아지고 성문이 좁아지면서 성문하압이 증가하여 빠르게 진동하게 된다. 이러한 진동은 입천장과 머리 쪽으로 전달되는 느낌을 받게 되는데 배음이 적고 볼륨이 약하다. 이러한 소리의 음의 구역을 두성구(head voice register)라 하며, 이때의 성대진동파형을 단순진동파형이라고 한다. 두 개의 성구 사이에 두 가지 성대진동 파형을 모두 사용할 수 있는 교집합이 존재하는데 이부분을 발성학에서는 중성구라고 정의한다.

4. 맺음말

VRP 프로그램은 시각적인 피드백을 즉각적으로 제공해 주고 검사 시기에 따른 비교가 용이하기 때문에 임상 현장에서 사용하기 유용한 프로그램이다. 최근 들어 VRP 프로그램의 사용이 과거에 비하여 활발해지고 있다. 따라서 앞으로는 음성장애 환자들뿐 아니라 청각장애 또는 비정상적 운율이나 말소리 높이/강도에 문제를 나타내는 기타 장애 환자들에게도 사용한다면 더욱 효과적일 것으로 예상된다.

참고문헌

문경아, 한지연(2007). 학령기 아동의 음성범위프로필(Voice Range Profile) 특징. 대한음성학회 한국음성과학회 공동학술대회발표논문집, 52-54.

정성민(2000). 성악 훈련을 받은 성악인에서의 Voice Range Profile. 대한음성언어의학회지, 11(1), 69-75.

Airainer, R., & Klingholz, F. (1993). Quantitative evaluation of phonetograms in the case of functional dysphonia. *Journal of Voice, 7*, 136-141.

Anick, L., Sten, T., & Peter, P. (2008). The Singer's Voice Range Profile: Female Professional Opera Soloists. *Journal of Voice, 24* (4), 410-426.

Akerland, L., Gramming, P., & Sundberg, J. (1992). Phonetogram and average of sound pressure levels and fundamental frequencies of speech: comparison between female singers and nonsingers. *Journal of Voice, 6*, 55-63.

Awan, S. N. (1991). Phonetographic profiles and Fo-SPL characteristics of untrained versus trained vocal groups. *Journal of voice, 5*, 41-50.

Boone, D. R., McFarlane, S. C., Von Berg, S. L., & Zraick, R. I. (2014). *The Voice and Voice Therapy.* 유재연, 황영진, 한지연, 이옥분 (역). (2007). 음성과 음성치료. 서울: 시그마프레스.

Brown, W. S., Morris, R. J., Hicks, D. M., & Howell, E. (1993). Phonational profiles of female professional singers and nonsingers. *Journal of Voice, 7*, 219-226.

Coleman, R., Mabis, J., & Hinson, J. (1977). Fundamental frequency-sound pressure level profiles of adult male and female voices. *J speech Hear Res, 20*, 197-204.

Gramming, P. (1988). Non-organic dysphonia: Phonetograms for pathological voices before and after therapy. *Scand J Logopedics phoniatrics, 1*, 3-16.

Heylen, L., Wuyts, F. L., Mertens, F., De Bodt, M., & Van de Heyning, P. H. (2002). Normative voice range profiles of male and female professional voice users. *Journal of Voice, 16*, 1-7.

Roy, A. D., Gardiner, R. H., & Niblock, W. M. (1956). Thyroidectomy and the recurrent laryngeal nerves. *Lancet, 270*, 988-990.

Schutte, H., & Seidner, W. (1983). Recommendation by the Union of European Phoniatricians (UEP) Standardizing Voice Area Measurement Phonetography. *Floia Phoniatr 35*, 286-288.

Sulter, A. M., Wit, H. P., Schutte, H. K., & Miller, D. G. (1994). A structured approach to voice range profile (phonetogram) analysis. *Journal of Speech and Hearing Research, 37*, 1076-1085.

Thompson, N. W., Olsen, W. R., & Hoffman, G. L. (1973). The continuing development of the technique of thyroidectomy. *Surgery, 73*, 913-927.

06

Electroglottography(EGG)의 사용법

안종복

가야대학교 언어치료청각학과

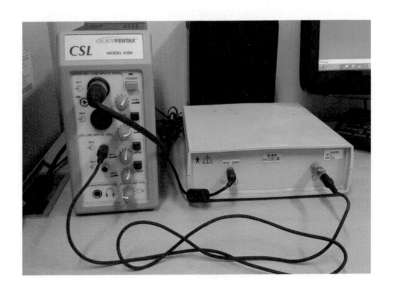

1. EGG 개관

1) 개념

전기성문파형검사(Electroglottography, 이하 EGG)는 Ohm의 법칙(전류[I]는 전압[V]에 비례하고 저항[R]에 반비례한다)을 이용하여 발성 시 접촉된 성대 및 개방된 성대에서 전기 저항의 변화를 그래프를 통해 확인함으로써 성대 기능의 정상 및 비정상을 간접적으로 평가할 수 있는 대표적인 기기이다. EGG는 후두의 양측 갑상 연골(thyroid cartilage)에 전극(electrodes)을 부착시켜 고주파 저전류 신호를 통과시킨 다음, 양측 성대가 서로 접촉하는 면적의 변동에 따른 저항의 변화를 그래프로 변환시킨 것이다. 기본적으로 성대가 개방된 경우 절연체 역할을 하는 공기가 있기 때문에 저항은 커지게 되고, 성대가 폐쇄된 경우 전류가 흐르기 때문에 저항은 작아지게 된다. 여기서 한 가지 주의할 점은 전기 저항의 정도가 실제 성문의 개방 정도를 나타내는 것이 아니라 양측 성대의 접촉률을 나타내는 것으로, 성대 접촉면과 접촉된 길이의 정도에 따라 다르게 나타날 수 있다는 것이다(왕수건, 2014).

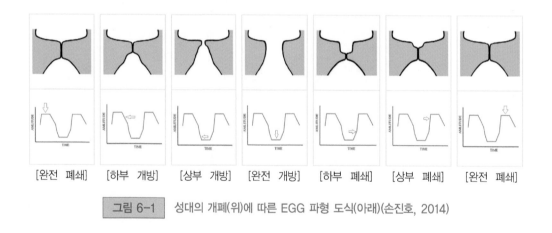

[완전 폐쇄]　[하부 개방]　[상부 개방]　[완전 개방]　[하부 폐쇄]　[상부 폐쇄]　[완전 폐쇄]

그림 6-1　성대의 개폐(위)에 따른 EGG 파형 도식(아래)(손진호, 2014)

2) 측정 매개변수

EGG의 파형은 ① 성문폐쇄 진행 단계(closing phase), ② 성문폐쇄 단계(closed phase), ③ 성문개대 진행 단계(opening phase), ④ 성문개대 단계(open phase)로 나눌 수 있다. [그림 6-2]에서 A~B는 폐쇄 진행 단계이며, B는 폐쇄 단계, B~C는 개방진행 단계 그리고 C 혹은 C~D는 개방 단계로 볼 수 있다. 따라서 보통 EGG에서는 성문개대율(open quotient, OQ), 성문폐쇄율(closed quotient, CQ)이 많이 이용되며, 성문접촉 속도율(speed quotient, SQ), 성문접촉지수 변동율(contact quotient perturbation, CQP),

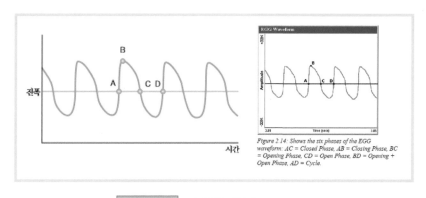

그림 6-2   전기성문파형의 six phase

성문접촉지수 변동율(contact index perturbation, CIP) 등이 있다(왕수건, 2014).

3) 장단점

(1) 장점

EGG는 자유로운 대화 상황에서 성대의 진동 양상에 관한 정보를 얻을 수 있는 비침습적인 방법으로, 기본주파수(F_0) 및 주파수변동율(Jitter)에 대한 정보를 얻을 수 있다. 또한 정상 음성, 기식 음성, 긴장 음성 등 발성 패턴에 따른 성대 내전의 정도를 알아보는 데 용이하고, 파형의 주기는 성대 진동의 패턴 혹은 대칭성에 대한 정보를 제공해 준다(왕수건, 2014). 성대폴립, 성대마비, 성대결절 등의 음성 질환에 대한 진단, 치료 및 예후 등에 활용된다(홍기환 외, 1997).

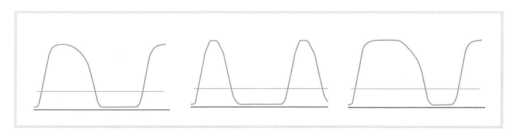

그림 6-3   EGG에서 나타난 정상 음성(좌), 기식화된 음성(중) 및 억압된 음성(우)

(2) 단점

EGG는 앞서 언급된 것처럼 여러 가지 장점을 가지고 있는 반면 몇몇 제한점도 있다. 예를 들면, 피부하 지방도, 즉 목 주위의 조직이 너무 두꺼운 경우, 갑상 연골 위에 부착되는 전극의 위치, 성대 사이의 점액성 섬유(mucous strand) 등과 같은 변인에 의해 EGG 파형이 왜곡될 수 있다. 또한 후두의 상승으로 인해 저항도가 증가하면 역시 파형이 영향을 받을 수 있는데, 이러한 요인에 의한 저항값의 변화를 분리해 낼 수 없다는 점도 단점이다(왕수건, 2013).

2. EGG 실행

1) Hardware 구성

① electroglottograph, model 6103
② 1.25" diameter laryngeal surface electrodes
③ CSL 4500(혹은 4150B)에 부착된 EGG model 5138

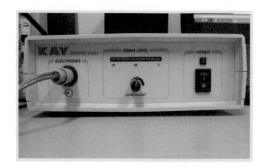
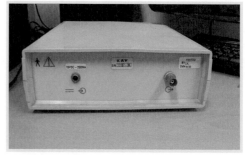

그림 6-4 EGG model 5138의 앞(좌)과 뒤(우)

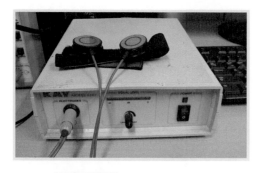

그림 6-5 EGG electrodes

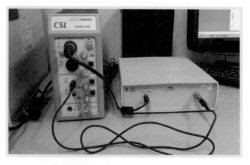

그림 6-6 CSL과 EGG 연결

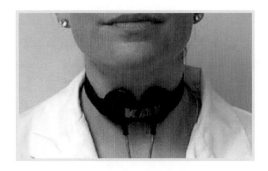

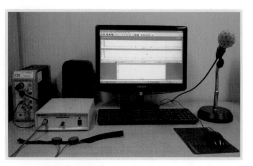

그림 6-7 | 갑상연골에 부착된 EGG 전극

그림 6-8 | EGG 전체 세팅된 화면

2) 프로그램 시작

(1) EGG 프로그램 들어가기

CSL에서 초기 화면에서 Real-Time EGG Analysis를 선택한다.

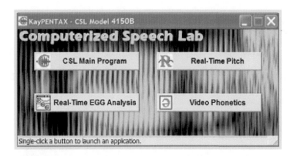

그림 6-9 | CSL에서 초기 화면에서 Real-Time EGG 선택

(2) Real-Time EGG Analysis 선택

① Main menu: File, Edit, View, Speak, Analyze, options, window, Help

② Main menu 아래 submenu에 툴바가 제시되어 있다.

③ 화면에 세 가지 window(창)가 나타나는데, 가장 위의 window는 시간에 따른 음도(pitch)의 변화 (기본 세팅 0~400Hz)를 보여 주며, 그 아래의 window는 시간에 따른 EGG 접촉률(Quotient)의 변화(기본 세팅 0~100%)를 보여 주며, 가장 아래의 window는 시간에 따른 EGG 파형(waveform) 의 변화를 보여 준다.

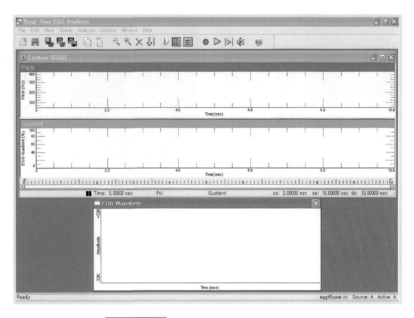

그림 6-10 Real-Time EGG 초기 화면

※ Main menu에 있는 8개 중 4개 title 설명

① File menu: 새로운 Signal을 기록하고, 불러오고(load), 저장하고(save), configuration file을 선택하고(select), 그래픽 이미지를 인쇄하고(print), 저장하고(save), 프로그램을 끝내는 데(exit) 필요한 명령어들을 처리하는 것이다.

② Edit menu: EGG 데이터를 편집하는 데(edit) 필요한 명령어들을 처리하는 것이다.

③ options menu: Display, capture, analysis 세팅을 조정하는 데 사용된다.

④ window menu: 프로그램의 창을 처리하는 데 사용된다. 예를 들면, 화면에서 EGG 파형(waveform) 창을 제거해 준다(명령어 Hide EGG Waveform window).

(3) 음성 검사하기

① Main menu의 File menu에서 NEW Record를 선택하거나 submenu에 있는 record 아이콘(아래 그림에서 붉은색 화살표) 선택하기(혹은 단축키 F12 누르기)

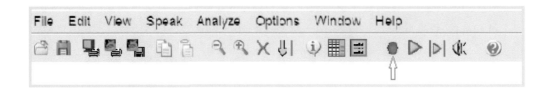

② 누른 후, '아'를 5초 정도 연장 발성하기

③ 발성이 끝나는 순간 stop 아이콘 선택하기(단축키 space bar 또는 enter key)

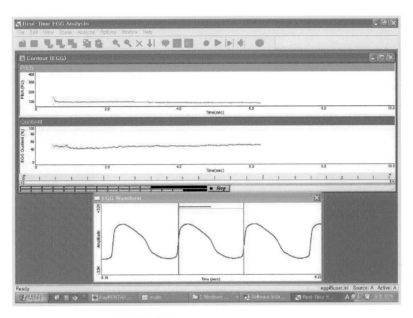

그림 6-11　실제 음성 recording 화면

(4) 음성 분석하기

① CSL signal file format(.NSP) 혹은 wave audio file format(.WAV)으로 저장된 stereo signal data 를 불러 분석할 수 있다. signal data는 채널 1, EGG waveform data는 채널 2에 저장되어 있다. 이런 경우 File menu에서 Open File and Analyze 선택하기

② Main menu에서 Analyze를 선택하여 compute result statistics 선택하기(단축키 Alt + S 혹은 statistics 아이콘[아래 그림에서 붉은색 화살표] 선택)

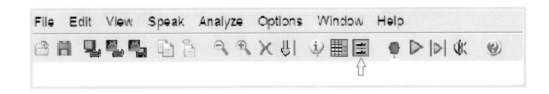

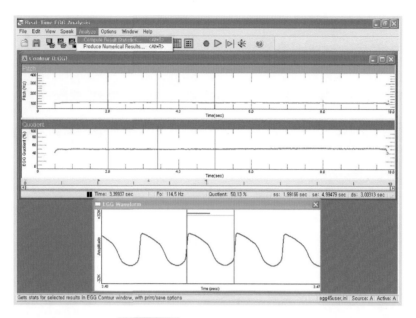

그림 6-12　메뉴에서 분석 선택하기

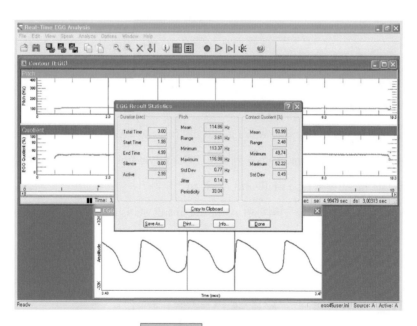

그림 6-13　음성 분석 결과

③ Open Quotient(혹은 closed Quotient)를 알아보기 위해 Main menu에서 options 선택하여 select Real-Time EGG options 선택

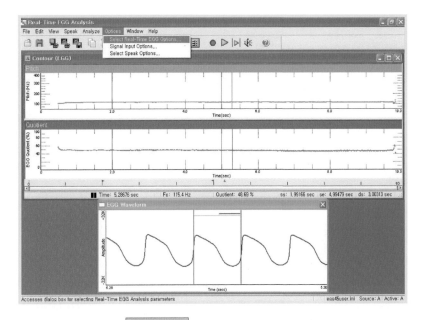

그림 6-14   Open Quotient 선택

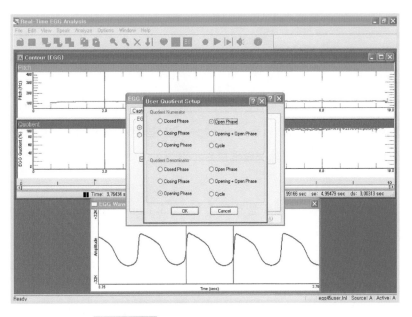

그림 6-15   Open Quotient 선택한 후 화면

(5) signal data 저장하기

① File menu에서 Save Signal Data 선택하기

② 채널 2에 CSL signal file format(.NSP 파일 확장명) 혹은 wave audio file format(.WAP 파일 확장

명)으로 저장된다.

③ 채널 1에는 음성 자료(voice data)가 저장된다.

3) 편집 메뉴(Edit Menu)

Pitch 및 EGG Quotient contour에서 원하지 않는 부분을 제거하여 만족스러운 결과를 얻을 수 있도록 편집할 수 있다.

① Main menu에서 Edit menu를 선택한 다음, Trim Portions of Signal 선택하기

② submenu의 option으로 여러 가지가 나타나는데, Remove Signal Outside Selection을 선택하여 선택된 영역 외의 나머지 부분을 삭제할 수 있고, Remove Signal in Selection을 선택하여 선택 영역 내의 데이터를 제거할 수 있다. Remove Signal Start to Cursor를 선택하여 파일의 시작 위치로부터 현재의 커서 위치까지의 데이터를 제거할 수 있고, Remove Signal Cursor to End를 선택하여 현재의 커서 위치로부터 데이터의 끝 부분까지 제거할 수 있다.

4) 재생 메뉴(Speak Menu)

EGG 프로그램의 유용한 특징 중 하나는 오디오를 산출하는 동안 실시간으로 pitch 및 quotient contour를 redraw함으로써 EGG 데이터를 review할 수 있다는 점이다. 여러분이 보는 것과 동시에 듣게 되면 graphical contour에 대한 해석 능력에 도움이 될 것이다.

① 활성화 창에서 EGG 데이터 전체를 듣기 위해서, Speak menu에서 Speak All 선택하기 혹은 F3, 툴바 버튼 ▷ 사용하기

② 활성화 창에서 Display된 범위의 EGG 데이터를 듣기 위해서, Speak menu에서 Speak Displayed 선택하기

③ 활성화 창에서 선택된 범위의 EGG 데이터를 듣기 위해서, Speak menu에서 Speak Selected 선택하기 혹은 F4, 툴바 버튼 ▷| 사용하기

④ 처음부터 현재 커서 위치까지 데이터를 듣기 위해서 Speak menu에서 From Start to Cursor 선택하기

⑤ 현재 커서 위치에서 시작되는 데이터를 듣기 위해서 Speak menu에서 Hold Mouse Down to Speak 선택하기 혹은 툴바 버튼 🎙 사용하기

5) 분석 메뉴(Analyze Menu)

활성화된 EGG window의 내용에 대한 통계학적 정보(Result Statistics) 및 Numerical Results는 Analyze menu를 통해 처리할 수 있다. Numerical Results를 Display하고, 인쇄하고 저장할 수 있다. 클립보드에 복사하여 스프레드시트 혹은 다른 어플리케이션에 붙일 수 있다.

(1) Result Statistics 혹은 Numerical Results 보기(Display)

① EGG Waveform 혹은 contour window에 있는 모든 EGG result를 Display하기 위해, Analyze menu에서 Compute Result Statistics 혹은 Produce Numerical Results 선택하기(numerical results를 얻기 위해서는 툴바 버튼 ⊞ 사용하기 혹은 statistical results을 얻기 위해서는 툴바 버튼 ☰ 사용하기)

② EGG Analysis Results dialog box는 work area의 numerical 혹은 statistic results를 보여 주는 것이다.

③ 클립보드에 선택된 results를 복사하려면 Ctrl＋C를 누르면 된다.

④ results를 파일에 저장하거나 프린터로 보내는 option도 있다.

(2) Result Statistics 혹은 Numerical Results 저장하기(save)

① EGG Result Statistics 혹은 EGG Analysis Result box 내에 있는 Save As 선택하면 저장과 관련된 box가 나타난다.

② 저장하려는 드라이브 혹은 디렉토리 위치를 선택한 다음, File Name box에 파일명을 넣으면 된다.

(3) Result Statistics 혹은 Numerical Results 인쇄하기(print)

① Display된 results를 인쇄하려면 EGG Analysis Result box 내에 있는 Print를 선택하면 Print Results box가 나타난다.

② Print Results box 가장자리의 header 및/혹은 footer information에 들어가면 current time(%t), current data(%d) 및 page number(%p)가 나타난다. Header and/ or Footer checkbox를 선택하면 corresponding edit box 내의 원하는 정보에 얻을 수 있다.

③ 인쇄하고자 하는 정보를 선택한 다음 Print Results box 내에 있는 Print 버튼 선택하기

(4) Result Statistics 혹은 Numerical Results의 정보 보기(Display)

① EGG Analysis Result box 내에 있는 Info 버튼을 선택하면 EGG information box가 나타난다.

② Signal information 부분에서, Sampling Rate(Hz), Length(points), Voice Level(Channel 1) 혹은 EGG Level(Channel 2)의 값을 변경함으로써 Signal information에 대한 특성을 다양화해 알아볼 수 있다.

6) 옵션 메뉴(Options Menu)

EGG protocols을 특별한 분석을 필요로 하는 경우 그리고 signal input 및 speak option을 선택하기 위해 사용한다.

① 모든 파라미터는 EGG options dialog box 내에서 조정될(set) 수 있다. 이 box를 Display하려면 options menu의 Select Real-Time options 선택하기
② EGG options box는 네 가지 탭이 있는데, 조정하려는 탭을 선택하면 된다.
③ setting을 변경한 후 Apply 버튼을 클릭하면 NSM window에 파라미터가 새롭게 조정된 것이 적용된다.

(1) EGG options: Capture Tab

① Sampling Rate: Signal capture를 위해 analog-to-digital sampling rate 조정하기. 이 sampling rate는 input signal의 경우 2~2.5 times 사이로 조정되어야 한다.
② Real-time Display: Signal을 real-time으로 Capture하거나 process하는 동안 Display mode 선택하기. Scrolling Display는 contour가 최대 duration에 도달할 때까지 점(plot)이 우측으로부터 좌측까지 이동한다. Display가 scrolling되면 가장 최근에 capture된 데이터가 window의 가장 우측 지점에 항상 Display 된다. Sweeping Display mode에서는 Display가 좌측으로부터 우측으로 이동한다. contour가 window의 우측 편에 도달하면 시작 지점의 데이터가 겹쳐진다.
③ Single Pass: option으로 single-pass capture mode를 선택할 수 있는데, Single Pass mode를 선택하면 capture는 capture Duration으로 조정해 놓은 최대 duration까지 진행되고 자동으로 종료된다. 만약 Single Pass mode를 선택하지 않으면 capture는 애매하게 진행되는데, 보통 capture butter 때문에 마지막 몇 초간의 데이터가 보류된다. 이렇게 포맷된 이유는 capture operation을 수동적으로 멈추지 않고 데이터의 short section을 capture하는 것이 용이하도록 하기 위해서이다. capture는 프로그램이 자동적으로 멈추게 해야 한다.
④ Show Waveform During capture: option으로 데이터를 capture하는 동안 Waveform window를 숨기기도 한다. Show Waveform Duration capture 체크박스를 선택하지 않으면 데이터를

capture 하는 동안 Waveform window가 일시적으로 닫히게 된다. Show Waveform Duration capture 체크박스를 선택하면 데이터를 capture 하는 동안 Waveform이 Display 된다.

⑤ capture Duration: capture duration은 1.0~60초 동안이다. capture duration은 Display duration과는 다른데, EGG Contour window에 Display 될 수 있는 데이터의 최대 duration으로 조정할 수 있다.

(2) EGG options: Display Tab

① Pitch Display: Pitch value는 0~1,500Hz 사이에 10Hz 간격으로 Display 될 수 있다. pitch Display range는 pitch analysis range와 다르다.

② Pitch Log Display Scale: option으로 logarithmic scale 상에 Display 하기 위해 pitch contour를 조정할 수 있다. 만약 선택하지 않으면 pitch contour는 linear scale로 Display 된다.

③ Pitch Color: pitch Display pane에 pitch contour의 Display 색상을 결정한다.

④ EGG Quotient Display: Display Contour를 선택하면, EGG Contour window에 quotient contour의 Display 범위(%)를 조정할 수 있다. quotient value은 0~100% 사이에 1% 간격으로 Display 될 수 있다.

⑤ Quotient Color: quotient Display pane에서 quotient contour의 dispaly 색상을 결정한다.

⑥ Display Duration: EGG Contour window에서 Display 되는 데이터의 duration(초)을 조정할 수 있다. Display duration은 1.0~60초가 된다.

(3) EGG options: Analysis Tab

① Pitch Analysis Range: Signal을 real-time으로 capture해서 process하는 동안 기본주파수(pitch)를 분석할 때 analysis results setting을 조정할 수 있다. Pitch value는 0~1,500Hz 사이에 10Hz 간격으로 분석될 수 있다. pitch analysis range는 pitch Display range와 다르다.

② Analysis Smoothing: 기식성 산출로 인해 EGG Waveform이 끊어질 경우 Smoothing을 하게 되면 흩어져 있는 각 점을 연결해 준다. 기식성이 낮으면 Low level의 smoothing, 기식성이 높으면 High level의 smoothing을 선택해야 한다.

③ Flip EGG Waveform: option으로 signal polarity를 역으로 바꿀 수 있다. pitch extraction, EGG Quotient 계산의 경우, Real-Time EGG 프로그램은 laryngeal cycle의 closing phase는 positive direction으로 이동하고 있음을 가정하고 있다.

④ Filter/Smooth EGG Waveform: option으로 moving average filter을 적용함으로써 EGG Waveform을 smooth하게 할 수 있다.

(4) EGG options: EGG Quotient Tab

① EGG Cycle Segmentation: laryngeal cycle의 시작 phase의 위치를 정의하는 것이다. options은 zero-crossing(Use Zero-Crossing 선택하기)에서 laryngeal cycle을 시작할 수 있는데, 이 zero-crossing은 사이클의 closing phase 동안 나타날 수 있고, 사이클의 closing phase의 바로 그 위치에서도 나타날 수 있다.

② EGG Quotient Type: option으로 Contact quotient(Closed phase to Cycle), Open quotient(Open Phase to Cycle), 혹은 사용자 정의 quotient(Closed, Closing, Opening, Open, Opening+Open, 및 Cycle) 등이 있다.

③ Display Phase Markers: EGG Waveform window에서 phase maker를 turn on 혹은 off할 수 있다. phase maker가 turn on 되면 contour window의 현재 커서 위치와 관련된 EGG Waveform의 사이클이 Waveform window에서 vertical red cursor에 의해 범위가 정해진다. 이 red cursor의 안쪽에 EGG phase 범위가 horizontal bar에 의해 나타날 수 있는데, 분자(blue bar)와 분모(green bar)로 나타날 수 있다.

④ EGG Display Duration: EGG Waveform window에서 EGG Waveform의 duration을 ms로 조정할 수 있다. Display Duration은 1.0~100.0 msec 이다.

⑤ EGG Quotient Color: EGG Waveform window에 EGG Waveform의 Display 색상을 조정할 수 있다.

3. 맺음말

다른 여러 음성 분석 기기처럼 EGG도 일부 단점이 있지만, 성대 개폐의 유무를 실시간으로 파형을 통해 알려 준다는 점, 그리고 비교적 실시 절차가 간단하여 언어치료사가 다루기 용이하다는 장점들 때문에 EGG 출시 초기 음성장애의 진단 및 치료 영역에서 널리 사용되어 왔다. 그러나 최신의 음성 분석 기기들이 많이 출시되면서 EGG의 사용이 다소 줄어든 것이 사실이다. 분명한 장점들을 가진 음성 분석 기기이기 때문에 음성장애 영역에서 주된 역할은 아니더라도 보조적인 역할을 충분히 할 수 있을 것이다. 따라서 음성장애에 관심이 많은 예비 언어치료사 및 언어치료사들은 EGG을 이용한 음성 분석 방법에 대해 숙지해 놓을 필요가 있다.

〈부록〉 EGG와 관련된 연구 동향

EGG 관련 연구 동향을 알아보기 위해 학술연구정보서비스(www.riss.kr), 구글(www.google.co.kr), DBpia(www.dbpia.co.kr) 등을 이용하였으며, 주제어로 '전기성문파형검사' 혹은 'EGG' 혹은 'elctroglottogrphy'로 하여 검색하였다.

논문 제목	저자	연구지	년, 권(호)	내용
임상원저: 정상 성인에서의 전기성문파형 검사: 연하장애 환자의 전기성문파형 검사를 위한 예비 연구	김영빈 외	대한악안면성형 재건외과학회지	2008, 30(5)	전기성문검사가 연하장애의 진단 및 치료과정 중 평가에 유용할 수 있음을 밝힌 연구
음도 고정 시 강도 변화에 따른 일반인과 성악인 발성의 전기성문파형 검사 특성의 비교	김한수	연세대학교 대학원 석사학위논문	2003	성악인과 일반인의 발성에 있어서 차이점을 전기성문파형검사와 공기역학적 검사를 통해 호흡과 성대 진동의 관점에서 알아보고자 한 연구
성대구 질환군에서 음성분석 및 전기성문파형 검사의 임상적 이용	임재열	연세대학교 대학원 석사학위논문	2006	병적 성대구를 겪는 환자들은 전기성문파형과 기본주파수-성문폐쇄율 분포도에서 특징적인 소견을 보인다는 점을 밝힌 연구
음성, 성문 및 호흡의 통합 검사 장치 개발	남기창	연세대학교 대학원 박사학위논문	2004	발성 시 피검자의 자세나 조음기관에 영향을 주지 않으면서 음성, EGG, RIP를 통한 흉식과 복식 호흡의 동시 관찰이 가능한 시스템을 개발한 연구
음성, 성문 및 호흡 통합 검사 시스템의 개발	이승훈	연세대학교 대학원 석사학위논문	2006	음성에 대한 음향학적 분석, 성대의 진동 상태에서의 분석 및 호흡의 측정을 동시에 측정할 뿐 아니라 각 기관을 분석하고 분석치를 동시에 출력하며 환자를 관리할 수 있는 시스템을 개발한 연구
전기성문파형검사로 측정한 모음별 기본주파수, 성대접촉률, Jitter 및 Shimmer	김재옥	언어청각장애연구	2011, 16(4)	한국 정상 성인 남녀를 대상으로 한국어 모음 /아/ 등을 연장 발성하는 동안 EGG를 통해 모음별 기본주파수, 성대접촉률, 지터(jitter) 및 쉼머(shimmer)를 측정한 연구

요들송에 대한 전기성문파형검사(EGG)를 이용한 발성학적 접근	서동일, 최홍식	음성과학	2000, 7(2)	진성과 가성을 교차시키는 요들송을 부르는 동안 성대의 접촉 양상을 EGG를 통해 객관적으로 검사한 연구
연기과 학생의 알렉산더 테크닉 훈련 전·후 호흡 및 발성 특성 변화 비교	이미금 외	언어청각장애연구	2014, 19(3)	알렉산터 테크닉 훈련 전후의 호흡 및 발성 특성의 변화를 알아보기 위해 호흡기능검사, 공기역학검사, 음향학검사, 전기성문파형검사, GRBAS, K-VHI를 시행한 연구
전기성문파형검사를 중심으로 한 T1 성문암 환자의 방사선 치료 전후 음성 및 화상 분석	이세영 외	Korean Journal of Otolaryngol-Head Neck Surgery	2006, 49	방사선 치료 전후 음성분석에 있어 전기성문파형검사의 경우 새롭게 시도된 방법으로 다른 음성언어 검사방법들의 단점을 보완할 수 있는 성대기능검사라는 점을 확인한 연구
과부하가 전기성문파형에 미치는 영향	남순열, 박선태	Korean Journal of Otolaryngol-Head Neck Surgery	2000, 43	무거운 물체를 들고 발성하는 경우 단기간에 성대내전근의 긴장도 및 성문폐쇄율에 큰 영향을 미치지 않는다는 점을 밝힌 연구
한국 정상 성인의 모음과 문단 산출 시 전기성문파형 측정	김재옥	말소리와 음성과학	2010, 2(4)	정상 음성을 산출하는 동안 한국 정상 성인을 대상으로 성별에 따라 모음 연장 발성과 문단 읽기에서의 성대접촉률 및 음질과 관련된 변수들을 측정하고 관계를 살펴본 연구
내전형 연축성 발성장애 환자의 보툴리눔 독소-A 주입술 전후의 음성특성 비교	윤보람 외	Korean Journal of Otolaryngol-Head Neck Surgery	2011, 54(2)	내전형 연축성 발성장애 환자를 대상으로 BTX-A 주입 전후 음성 특성을 EGG를 통해 비교한 결과 유의한 결과가 나타남을 밝힌 연구
전기성문파형검사를 이용한 모음과 공명 자음의 발달특성	최성희 외	대한음성언어의학회지	2004, 15(2)	정상인 남자를 대상으로 전기성문파형검사를 이용하여 모음과 공명자음의 발성 특징을 비교한 연구

참고문헌

대한후두음성언어의학회(2012). 후두음성언어의학회. 서울: 일조각.

손진호(2014). EGG 원리 및 임상적용과 평가. 대한후두음성언어의학회 제2회 음성연수회, 33-39.

홍기환, 박병암, 양윤수, 서수영, 김현기(1997). 전기 Glottography를 이용한 후두 구음의 역학적 특성. 대한음성언어의학회지, 8(1), 18-26.

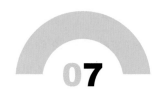

nasometer II의 작동 및 활용방법

하승희
한림대학교 언어청각학부

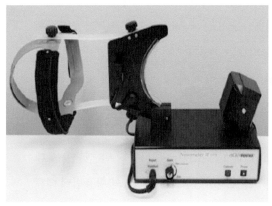
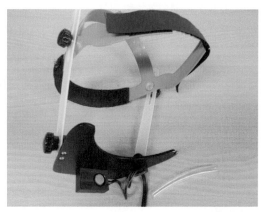

nasometer™ II (이하 nasometer)는 구개열, 말운동장애, 청각장애 등으로 인해 공명 문제를 보이는 사람들을 대상으로 비성 정도를 객관적으로 평가하고 치료하는 데 사용되는 PC 호환 하드웨어와 소프트웨어 시스템이다. 공명 문제의 대표적인 두 가지 유형인 과다비성(hypernasality)과 과소비성(hyponasality)은 본질적으로 청지각적인 속성이기 때문에 평가자가 듣고 비성 정도를 평가하는 것이 가장 타당한 평가방법이다. 하지만 청지각적 평가는 주관적이기 때문에 평가자의 경험과 훈련 정도에 따라 달라질 수 있고 평가자 내에서도 평가 때마다 달라지면서 오류의 여지도 있다는 제한점이 있다. nasometer는 이러한 비성 정도에 대한 청지각적 평가를 보완하여 비성 정도를 보다 객관적이고 정량화된 수치로 제시하기 위해 1987년 미국 앨라배마 대학의 Fletcher 박사가 처음 개발·소개하였다. 이후 지속적으로 임상 실험과 검사 등을 통해 프로그램이 개선되고 보완되고 있으며 현재는 미국 KayPENTAX 회사에서 제작한 model 6450이 가장 최신 버전이다.

nasometer는 음향학적 분석도구로서, 연인두 부위의 구조 및 기능과 관련된 정보를 간접적으로 제공하고, 사용이 편리하면서도 객관적으로 비성 정도를 정량화하여 평가할 수 있는 장점으로 인해 여러 임상 현장에서 공명장애 평가와 치료도구로서 보편적으로 사용되고 있다. 또한 여러 언어권 국가에서 nasometer를 사용하여 일반 정상 화자들을 대상으로 비음치(nasalance score)에 대한 규준 자료와 함께 비성 정도에 대한 청지각적 평가 결과와의 상관관계를 살펴보는 연구가 꾸준히 발표되면서 임상에서 공명 문제를 보이는 사람들을 대상으로 비성 정도를 객관적이고 타당하게 평가하기 위한 노력이 계속되고 있다(Anderson, 1996; Akcam et al., 2011; Abou-Elsaad et al., 2013; El-Kassabi et al., 2014; Haapanen, 1991; Hirschberg et al., 2006). 이 장에서는 nasometer의 기본적인 작동 원리 및 방법을 임상과 연구 상황에서 주로 사용되고 있는 기능 위주로 비교적 간략히 소개한 뒤 다양한 말 샘플을 토대로 비음치(nasalance score)의 규준 자료를 제시한 국내 연구를 소개하면서 nasometer의 활용법에 대해 살펴보고자 한다.

1. 기본 작동 원리

nasometer의 비성 정도를 평가하는 도구로서의 혁신적인 면은 효과적인 소리 분리판(채널 간에 25dB 분리)의 위아래로 2개의 마이크로폰이 장착되어 있는 헤드셋을 사용한다는 것이다. 이 헤드셋을 이용하여 비강과 구강으로부터 나오는 음향학적 에너지를 독립적으로 수집하고 전체(구강+비강) 음향 에너지와 비교해 상대적인 비강 음향 에너지의 비율을 제시한 것이 비음치인데 이를 산출공식으로 표현하면 다음과 같다.

$$비음치 = \frac{비강 음향 에너지}{구강 음향 에너지 + 비강 음향 에너지} \times 100$$

구강과 비강의 두 채널은 비음도(nasogram) 분석에서 처리되는 신호의 대역폭을 제한하기 위해 하드 웨어에서 아날로그 필터를 통해 지나간다. nasometer의 신호 필터는 일반적으로 500Hz에서 중앙 주파수를 가지는 필터를 지나가고, 낮은 주파수는 300Hz에서 차단되고, 위쪽 주파수는 750Hz에서 차단된다. 말 신호가 헤드셋에 장착된 2개의 마이크로폰을 통해 시스템에 들어가 필터를 거치면, 비강 음향학적 에너지 대 구강+비강 음향학적 에너지의 비율이 백분율로 계산되어 비음치가 실시간으로 [그림 7-1]처럼 컴퓨터 화면에 그래픽으로 나타난다. 음향 신호가 없는, 말을 하지 않는 동안에는 평균 비음치 계산에 영향을 미치지 않는다. 비음치를 실시간으로 보여 주는 비음도에서는 X축은 시간을 나타내고 Y축은 비음치(%)를 나타낸다. 비성 정도가 증가할 때 비음치 윤곽은 data view 화면의 위쪽(100% 비음치 수준)으로 올라가고, 비성 정도가 감소할 때는 data view 화면의 밑쪽(0% 비음치 수준)으로 따라 움직인다.

nasometer는 100초라는 제한시간까지 다양한 말 자료를 통해 비음치를 분석함으로써 평가와 치료 목적에 따라 다양하게 사용될 수 있다. 평균 비음치, 최대 및 최소 비음치 등과 같은 측정은 즉각적으로 평가될 수 있고 분석 자료 결과의 통계적인 면은 종이에 프린트되거나 저장될 수 있다. 실시간으로 비음치가 제공되기 때문에 연인두 조절에 대한 시각적 생체 피드백을 즉각적으로 제공하고, 목표로 하는 비음치 수준에 대한 정보를 눈에 보이는 목표로 제시할 수 있다. 따라서 nasometer는 연인두 기제를 효율적으로 사용할 수 있도록 유도하여 말 산출 시 비성 정도를 감소시키기 위한 치료도구로서 유용하게 사용될 수 있다.

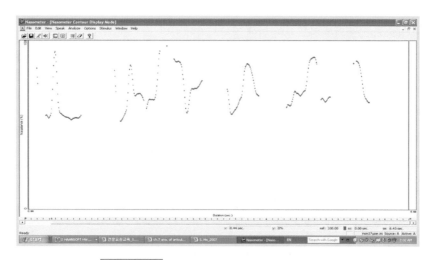

그림 7-1 nasometer의 자료 창(data view)

2. 기본적인 작동방법

다음에서는 임상과 연구 상황에서 공명 문제를 평가하기 위해 기본적으로 사용되는 기능과 절차 중심으로 nasometer의 작동방법을 nasometer™ II model 6450의 매뉴얼을 토대로 기술하고자 하였다. 이 장에 기술된 기능 외에도 nasometer에는 다양한 옵션과 도구 모음이 있으니 자세한 설명을 위해서는 nasometer 프로그램 안에 'help' 옵션 창에 저장되어 있는 매뉴얼을 참조하기 바란다.

1) Security Key

nasometer는 USB 모양의 보안키를 필요로 하고 보안키가 연결되지 않으면 작동되지 않기 때문에 nasometer사용 전에 보안키가 주 컴퓨터 USB 단자에 완전히 연결되었는지 확인해야 한다.

2) nasometer 헤드셋 calibration 절차

소리 분리판에 2개의 마이크로폰이 장착되어 있는 nasometer의 헤드셋을 이용하여 비강과 구강으로부터 나오는 음향학적 에너지가 독립적으로 수집되어 비음치가 산출되기 때문에 정확하고 타당한 평가를 위해서는 헤드셋 마이크로폰의 정기적인 calibration과 관리가 중요하다. calibration은 nasometer 프로그램 실행 후에 다음의 순서로 진행한다.

① [그림 7-2]처럼 헤드셋 케이블 연결선을 nasometer 박스의 앞쪽 패널의 Input 잭에 연결시키고 헤드셋을 nasometer 외부 하드웨어 위에 장착시켜야 한다.

② 외부 하드웨어 파워 버튼을 눌러 전원을 켜고 nasometer 하드웨어 모듈이 Min(Calibrate) 위치에 오도록 조절한다.

③ nasometer 외부 하드웨어 박스에 있는 Calibrate 버튼을 누르면 진동음이 들린다.

④ nasometer 소프트웨어 적용 윈도우로부터 Options 메뉴를 클릭하고, 그다음 Calibrate nasometer Headset을 클릭해야 한다. 파란색 진행 meter가 적용 윈도우 상태창에 나타나게 되고, "Calibrating nasometer input audio…"라는 메시지가 나타난다.

⑤ calibration 경로가 성공적으로 끝난 후, "Calibration is complete"라는 메시지 박스와 함께 새로운 calibration 수치를 보고하는데 정상적인 수치는 0.9~1.1 사이이다.

⑥ nasometer 하드웨어 박스에 있는 Calibrate 버튼을 누르면 진동음이 멈춘다. "Calibration is

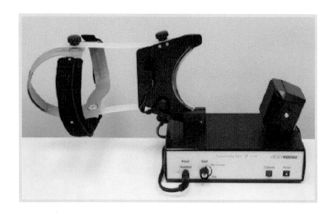

그림 7-2 │ nasometer 헤드셋의 calibration을 할 때의 모습

complete" 박스에서, 박스를 닫기 위해 OK 버튼을 누르고 calibration된 값을 저장하면 된다.

3) nasometer 헤드셋 착용 및 관리

정확한 자료 수집과 평가를 위해서는 헤드셋 착용이 적절하게 이루어져야 한다. 헤드셋의 분리판을 코와 위쪽 입술 사이에 위치시킨 뒤에 헤드셋에 달려 있는 벨크로 천과 밴드 조정 핀을 이용하여 평가 받는 사람에 맞게 조정해야 한다. [그림 7-3]과 같이 분리판의 각도는 앞쪽 판 또는 얼굴에 가능한 한 수직으로 항상 유지되어야 하고 자료를 수집할 때 얼굴에 분리판이 과도한 위나 아래의 각도로 위치되지 않도록 주의해야 한다. 때때로 아동의 경우 헤드셋 착용에 대해 두려움이나 거부감을 표현하기 쉽기 때문에 평가 전에 헤드셋을 보여 주면서 익숙해지는 시간을 충분히 가질 필요가 있다. 또한 아동의 얼굴

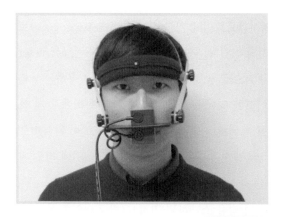 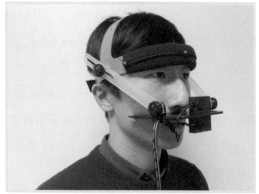

그림 7-3 │ 헤드셋 착용 모습

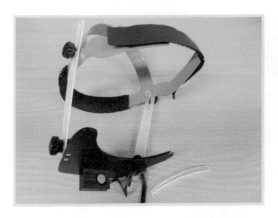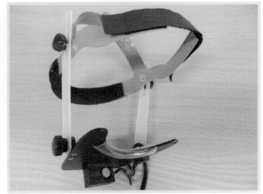

그림 7-4 헤드셋과 투명 보조대

이 헤드셋의 분리판에 비해 너무 작을 경우 [그림 7-4]처럼 아동의 코와 입술 사이에 닿는 분리판 부위에 투명 보조대를 덧대면 착용이 보다 안정적이 된다.

nasometer가 평가받는 사람의 입이나 코의 안으로 직접적으로 접촉되지 않는 비침습적인 평가도구이기는 하지만, 헤드셋의 분리판이 입과 코 사이에 직접적으로 닿고 대부분의 경우 비강에서 나오는 공기가 수증기로 분리판에 응축되기 때문에 사용 후 위생을 위해 소독약으로 분리판을 소독하는 것이 필요하다.

4) nasometer 프로그램

(1) 자료 수집

nasometer 소프트웨어 프로그램을 시작하면 [그림 7-5]와 같은 화면이 뜨게 된다. 프로그램 화면은 맨 위에 주 메뉴와 다양한 도구 모음을 포함하고 검사 자극어를 보여 주는 창(stimulus display window)과 평가받는 사람이 헤드셋을 착용하고 말하는 동안 실시간으로 비음치의 변화를 그래프(nasogram)로 보여주는 창(nasometer contour display mode)으로 구성되어 있다. 현재 한국에서 사용되는 nasometer 프로그램은 자극어를 보여 주는 창에는 미국에서 보편적으로 공명 문제를 평가할 때 사용하는 zoo passage가 일반적으로 자동으로 업로드된다. 그런데 이러한 영어 문장들 대신에 평가 목적에 맞게 선택된 우리말 단어, 문장 또는 그림으로 표현된 자극어를 창에 입력한 뒤 파일로 저장하고 이후 불러오기 옵션을 이용하여 [그림 7-5]처럼 자극어 파일을 자극어 제시 창(stimulus display window)에 띄운 뒤 사용하면 편리하다.

평가 시 가장 기본적으로 간편하게 사용하는 자료 측정방법을 소개하면 먼저 [그림 7-6]의 도구 모음 창에서 ● 도구모음 버튼을 누르거나 F12를 누르면 화자의 말이 녹음되면서 실시간으로 비음치가

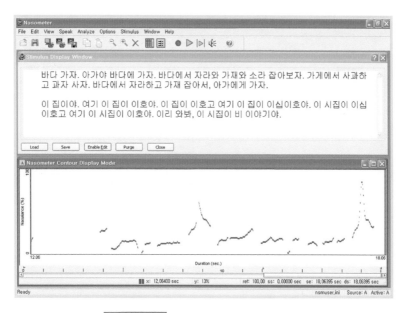

그림 7-5   nasometer의 전체 화면 창

비음도창에 파란선으로 [그림 7-5]처럼 표시된다. 헤드셋에 있는 마이크로폰과 프로그램이 음향 에너지를 적절하게 수집, 처리하는지 확인하기 위해 /마/와 /바/ 같은 비자음 또는 구강자음이 들어간 간단한 말소리를 대비하여 번갈아 가면서 반복 산출하여 파란선이 비자음과 구강자음에 따른 비강 공명 패턴 변화를 잘 반영하는지 살펴본다. 자료 수집 및 녹음을 멈추기 위해서는 스페이스바를 누르면 되고 다시 녹음 버튼을 누른다면 이미 앞서 녹음된 자료 뒤에 덧붙여져서 함께 자료가 처리된다. 만약에 이미 녹음된 자료에 새 자료가 첨부되는 것을 원하지 않는다면 F2를 누르거나 새로운 데이터 수집을 시작하기 전에 모든 데이터를 지우는 ✕ 도구모음 버튼을 클릭해야 한다.

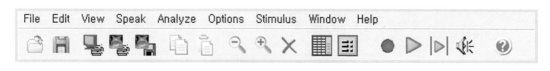

그림 7-6   도구 모음 창

(2) 자료 분석

nasometer의 녹음 기능을 이용하여 자료 수집이 되었다면 데이터창에서 자료 분석 결과를 바로 확인할 수 있다. 분석 결과를 확인하기 위해서는 'Analyze' 메뉴로부터, Compute Result Statistics를 선택하거나 대안적으로, Alt+S키를 누르거나 ▤ 도구모음 버튼을 사용하면 [그림 7-7]과 같은 기본적

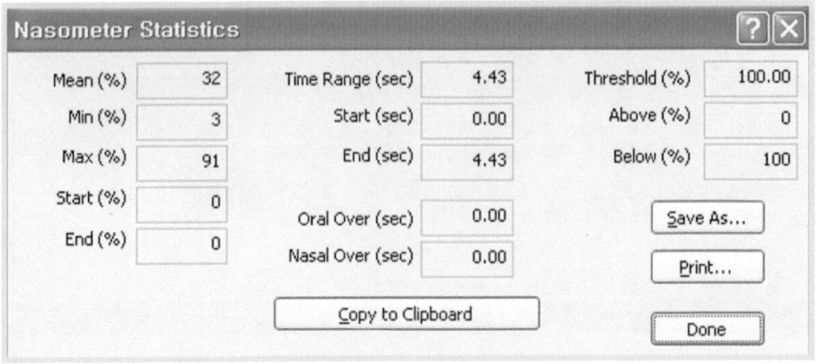

그림 7-7 비음치 결과 창

인 결과표가 창에 나타난다. 비음치 결과 창에 제시된 분석값의 의미를 정리하면 〈표 7-1〉과 같다.

표 7-1 비음치 결과 분석 표

Statistic	Description
Mean(%)	데이터의 평균 비음도
Min(%)	데이터에서 가장 낮거나 최소인 비음도 값(zero 값은 제외)
Max(%)	데이터에서 가장 높거나 최대인 비음도 값
Start(%)	데이터의 시작에서 비음도 비율
End(%)	데이터의 끝에서 비음도 비율
Slope	데이터의 선택된 영역의 시작과 끝 간 경사. 이 통계는 연인두 폐쇄의 속도를 검사할 때 사용된다. 경사는 nasometer 데이터창이 윤곽 디스플레이 모드에 설정일 때만 계산되며, 선택 커서가 500msec보다 더 떨어져 있을 때는 절대 계산되지 않는다.
Time Range(sec)	통계 분석에 사용되는 데이터의 시작과 끝 간의 초당 차이. 이 통계는 선택된 데이터에서만 파생된다.
Start(sec)	통계 분석에서 사용되는 데이터의 초당 시작 시간 위치. 이 통계는 선택된 데이터에서만 파생된다.
End(sec)	통계 분석에서 사용되는 데이터의 초당 끝 시간 위치. 이 통계는 선택된 데이터에서만 파생된다.
Oral Over(sec)	데이터 녹음 동안 통과된 구강 마이크로폰의 초당 시간 길이
Nasal Over(sec)	데이터 녹음 동안 통과된 비강 마이크로폰의 초당 시간 길이
Threshold(%)	비음도 축에서 참조 커서의 위치. 배정된 목표 비음도 값은 모든 새 디스플레이 모드에서 적용되지만, 참조 커서는 비어 있는 모드에서 디스플레이되지 않는다.
Above(%)	비음도 추적의 백분율로서, 참조 커서의 위치에 의한 비율값 설정보다 더 크다.
Below(%)	비음도 추적의 백분율로서, 참조 커서의 위치에 의한 비율값 설정보다 더 작다.

(3) 자료 선택 및 듣기

비음도 데이터는 특정 지점만 선택할 수 있으며 선택된 부분만의 자료 분석과 재생을 할 수 있다. 신호의 부분을 선택하기 위해서는 Shift를 누르고 커서를 동시에 드래그한다면, 파형의 구역이 강조되면서 파란 표시에서 괄호로 묶이면서 구역이 선택된다. 이 선택된 구역의 가장자리로 마우스 포인터를 움직임으로써 시작과 멈춤 지점을 재위치시킬 수 있다. 데이터의 모든 부분을 다시 선택하고 싶다면, 메인 메뉴에 View를 클릭하고 Select All Data를 클릭하거나 Ctrl+A를 누르면 된다.

nasometer 프로그램에서는 오디오 산출 동안 실시간으로 비음치 결과를 확인할 수 있어 청지각적으로 음성을 들으면서 비음도의 수치와 변화를 비교해 볼 수 있다. 음성의 오디오 산출과 동시에 비음도가 디스플레이되게 하기 위해서는 메인 메뉴에 Speak를 선택하고, All Data를 선택하거나 F3 또는 도구 모음에서 ▷ 버튼을 클릭하면 된다. 일부 데이터만 선택하여 듣기 위해서는 위의 기술된 방법으로 데이터를 선택하고, Speak를 클릭하고 Selected Data를 클릭하면 된다. 또는 대안적으로 F4를 누르거나 도구 모음에서 ▷| 버튼을 클릭하면 데이터의 선택된 부분에 대한 소리가 나오고 비음도가 디스플레이될 것이다.

(4) 도구 모음 및 단축키

도구 모음창에 포함된 아이콘의 기능을 간략하게 설명하면 〈표 7-2〉와 같다. 도구 모음창을 사용하는 대신 간단한 단축키(shortcut key)를 사용하면 프로그램의 일반적인 기능을 빠르게 수행할 수 있다. 〈표 7-3〉에 알면 유용한 nasometer의 단축키 항목과 간단한 기능 설명을 제시하였다.

3. 활용방법

1) 공명장애 평가

구개열, 청각장애, 마비말장애 등의 주요한 말 문제로 발생하는 공명장애를 정확하고 타당하게 평가하기 위해서는 비인두내시경 또는 비디오투시조영검사를 통한 연인두 기제의 구조와 기능에 대한 직접적인 관찰, 청지각적인 평가와 nasometer를 통한 객관적인 음향학적 평가를 모두 포함하는 것이 바람직하다. 특히 연인두 기제의 구조적인 문제로 인해 공명장애를 보이는 구개열 아동의 경우는 이 세 가지 평가방법을 통해 적절한 수술 및 치료 절차를 결정해야 한다. nasometer는 비강과 구강으로부터 나오는 음향학적 에너지를 토대로 비성 정도를 수량화하여 제시하기 때문에 언어치료와 구개성형술 전후로 비성 변화를 객관적으로 비교 평가하는 데 사용할 수 있다. 특히 치료 전후로 비성 변화의 폭이 그리

표 7-2 도구 모음창에 포함된 아이콘

아이콘	Description
	나조미터 데이터 불러오기: 2-channel 나조미터 신호 파일을 열고, nasometer 데이터창을 산출하는 비음도를 계산한다.
	신호 데이터 저장: Channel 3으로 일반적으로 저장된 비음도 윤곽과 함께, 파일에 2-channel nasometer 신호를 저장한다.
	화면 이미지 프린트: 대화창을 부르는 것은 프린터로 화면의 그래픽 이미지를 보낼 수 있게 한다. 대화창으로부터 프린터기를 선택하고, 머리말/꼬리말 서체를 설정하고, 인쇄된 페이지의 머리말 및 꼬리말을 추가한다.
	활성창 이미지 프린트: 대화창을 부르는 것은 선택된 프린터의 도출을 사용하면서 활성 윈도우 이미지를 프린트할 수 있게 한다.
	활성창 이미지 저장: 대화창을 부르는 것은 사용자가 선택할 수 있는 도출과 함께 그래픽 파일(bitmap, JPEG, GIF, PNG 파일)에 저장할 수 있게 한다.
	클립보드로 신호 저장: 클립보드로 nasometer 데이터창에서 신호 부분을 저장한다.
	신호 접착: 클립보드로부터 2-channel을 회수하고, nasometer 데이터창에서 비음도 데이터를 계산한다.
	모든 데이터 시야: 윤곽 모드에서 모든 비음도 윤곽을 나타낸다.
	선택된 데이터 시야: 윤곽 모드에서 선택된 범위에서의 비음도 윤곽을 나타낸다.
	윈도우 없애기: nasometer 데이터창으로부터 비음도 데이터와 신호를 없애고, nasometer 작업에서 윈도우를 다시 초기화한다.
	수치적 결과: 프린트/저장 옵션과 함께 nasometer 데이터창에서 선택된 데이터의 수치적 결과를 보여 준다.
	통계: 프린트/저장 옵션과 함께 nasometer 데이터창의 선택된 통계를 보여 준다.
	녹음: nosometer 헤드셋으로부터 나오는 신호를 녹음하고 nasometer 데이터창으로 나오는 비음도를 계산한다.
	모든 범위 재생: nasometer 데이터창에서 전체 신호의 오디오 산출을 시작한다.
	선택된 범위 재생: 윤곽 모드에서 신호의 선택된 범위의 오디오 산출을 시작한다.
	마우스 모드로부터 재생: nasometer 데이터창에서 마우스 위치에 시작하는 오디오 산출을 생성한다. 왼쪽 마우스 버튼은 원하는 분절을 하기 위해 눌려야 되고 억제되어야 한다. 오디오 산출은 마우스 버튼을 누르기 전까지 지속된다(또는 데이터 진행의 끝에 도달하기까지).

표 7-3 nasometer의 단축키 항목과 간단한 기능 설명

Key	Function	Description
F1	도우미 열기	KayPENTAX 윈도우 적용의 모든 것에 만들어진 도움 프로그램을 연다.
F2	활성창 제거	nasometer 데이터창에서 전체 신호의 오디오 산출을 지운다.
F3	모든 데이터 재생	nasometer 데이터 윈도우에서 전체 신호의 오디오 산출을 시작한다.
F4	선택된 데이터 재생	윤곽 디스플레이 모드에서, 신호의 선택된 범위의 오디오 산출을 시작한다.
F7	자극 디스플레이 윈도우 열기	만약 닫혀 있었다면 자극 디스플레이 윈도우를 연다.
F8	디스플레이 쪽화면	화면에 걸쳐 쪽화면 그래픽 이미지를 띄운다.
F12	신호 녹음	nasometer 데이터창 결과를 만드는 비음도를 계산하고 nasometer 헤드셋으로부터의 신호를 녹음한다.
Alt+R	수치 결과 나타냄	프린트/저장 옵션과 함께 nasometer 데이터창에서 선택된 데이터의 수치 결과를 나타낸다.
Alt+S	통계 나타냄	프린트/저장 옵션과 함께 nasometer 데이터창에서 선택된 결과의 통계를 나타낸다.
Ctrl+A	모든 데이터 선택	윤곽 디스플레이 모드에서 비음도 윤곽의 시작과 끝의 가장자리 선택으로 이동한다.
Ctrl+C	클립보드로 신호 저장	클립보드로 nasometer 데이터창에서 신호 부분을 저장한다.
Ctrl+O	나조미터 데이터 불러오기	2-channel 신호 파일을 열고, nasometer 데이터창을 나타내는 비음도를 계산한다.
Ctrl+P	풀 스크린 화면 인쇄	선택된 프린터로 풀 스크린의 그래픽 이미지를 보낸다.
Ctrl+S	신호 저장	Channel 3로 일반 비음도 윤곽과 함께, 2-channel 나조미터 신호를 파일로 저장한다.
Ctrl+V	클립보드로부터 신호 불러오기	클립보드로부터 2-channel 신호를 검색하고, nasometer 데이터창에서 비음도 데이터를 계산한다.

크지 않아 청지각적으로 신뢰도 높게 판단하는 것이 어려울 경우에는 정량화된 비음치가 유용하게 사용될 수 있다.

공명장애 평가를 위해 nasometer를 사용할 때 평가자가 가장 중요하게 결정해야 할 사항은 어떠한 말 자료를 이용할 것인지이다. 과다비성이 의심이 될 경우에는 비자음이 포함되지 않은 문장이어야 하며 반대로 과소비성이 의심이 될 경우에는 비자음과 모음으로만 구성된 문장이 타당하다. 비누출을 보이는 경우 구강자음과 모음이 결합된 간단한 음절형태(예: 파)의 반복 산출로 비누출 여부를 살펴볼 수 있다. 특히 다양한 자음을 사용하여 자음 간 비음치가 다른지, 특정 자음에서 비음치가 증가되는지 살펴봄으로써 구개누공(fistula)의 위치로 인한 비누출 또는 특정 자음의 조음상 어려움으로 인한 비누출

등 다양한 형태와 관련 원인을 확인할 수 있다. 과다비성과 비누출은 빈번하게 동시에 관찰되지만 비누출을 배제하고 과다비성 여부만을 평가하고자 할 때는 유음과 같은 저압력 자음과 활음과 모음으로만 구성된 문장을 사용해야 한다. 또한 비음치는 저모음에 비해 고모음 환경에서 비음치가 정상적으로 높고, 경계선급 과다비성을 보이는 환자의 경우 저모음 환경에서는 정상적인 비음치를 보이지만 고모음 환경에서는 정상치보다 높은 비음치를 보이는 경우가 많기 때문에 검사 문항을 고모음과 저모음 환경을 나누어서 살펴보는 것도 권장된다. nasometer 평가는 자연스러운 상황에서 읽기나 따라 말하기를 통한 일정 길이의 문장 검사가 비성 정도에 대한 가장 타당하고 신뢰도 높은 평가 결과를 제시한다. 하지만 아동이 너무 어리거나 발화가 제한되어 문장 산출이 어려울 경우에는 모음 연장 발성이나 간단한 단음절 반복 또는 단어 따라 말하기도 아동의 비성 정도에 대한 정보를 제공하는 데 유용하게 사용될 수 있다. 현재까지 국내 여러 논문에서 일반 아동과 성인을 대상으로 다양한 말 자료를 바탕으로 수집된 비음치가 발표되었다. 공명장애 여부를 평가할 때는 이러한 국내 연구논문을 참조하여 평가 목적과 평가 대상자의 특성을 고려하고 적절한 검사 문항을 선택하여 평가를 실시하고 정상 규준과 결과를 비교해야 한다. 뒤의 국내 규준치 자료에 관한 절에서는 공명장애 평가 시 참조할 수 있는 대표적인 국내 비음치 규준 자료와 평가 문항을 정리하여 제시하였다.

nasometer가 임상과 연구 현장에서 보다 타당하고 적절하게 사용되기 위해서는 비음치가 청지각적 평가 결과와 비교해서 높은 상관관계를 보이는지, 과다비성 심각도에 따라 비음치의 수준이 어떤 수준으로 달라지는지 지속적으로 살펴볼 필요가 있다. 특히 과다비성의 심각도에 따른 비음치에 대한 정보는 임상 현장에서 유용하게 사용될 수 있는데 이와 관련해서 Dalston 등(1993)의 연구에서 제시한 과다비성 심각도에 따른 비음치에 대한 결과를 요약하면 〈표 7-4〉와 같다.

표 7-4 비자음이 없는 문장 산출 시 과다비성 심각도에 따른 비음치 결과

과다비성 평정	N	비음치				
		평균	표준편차	중앙값	최빈값	범위
없음	287	15	8.6	14	20	2–46
경도	102	25	7.3	24	24	8–41
경중도	43	36	11.5	33	33	8–60
중도	57	44	13.2	43	51	13–82
중심도	12	48	6.5	46	46	37–61
심도	13	53	7.2	50	–	42–69

출처: Dalston et al. (1993).

2) 치료에 응용하는 방법

nasometer는 실시간으로 비음치를 그래픽으로 제시하기 때문에 연인두 조절상의 문제로 인한 과다비성이나 비누출(nasal emission)을 보이는 환자들을 대상으로 하는 치료에 이용할 수 있다. 즉, 수술이 아닌 언어치료를 통해 비성 정도를 감소시키는 것이 가능하다고 판단되는 환자들을 대상으로 연인두 조절에 대한 시각적 생체 피드백을 즉각적으로 제공함으로써 적절한 비성 정도를 유지하면서 말을 하도록 유도할 수 있다. 예를 들어, 특정 음소에서만 비누출을 보이는 아동을 치료할 경우 비누출을 보이는 음소에서는 비음치의 파란선이 갑자기 솟구치듯이 그래프에 증가하여 나타날 것이다. 아동에게 증가된 선을 보여 주면서 자음 산출을 연습하는 동안 그러한 패턴이 나오지 않게끔 조절하도록 지시한다.

또한 [그림 7-8]처럼 비음도에 참조 커서(reference cursor)를 이용하여 적절한 목표 비성 범위를 정하여 환자가 말을 하는 동안 비음치의 변화 곡선을 주시하도록 하고, 목표로 하는 비음치 수준과 범위 내에서 조절하여 말을 하도록 유도할 수 있다. 비음도에 참조 커서를 위치시키기 위해서는 Options 메뉴에서 Select nasometer Options를 선택하고, 참조 탭에 접근해야 한다. Reference Cursor 편집 박스로 값을 직접 입력하거나, 현재 커서 위치를 감소시키거나 증가시키기 위한 슬라이더 조절을 사용해야 한다. 목표값을 입력한 후에 활성창으로 변화를 적용하기 위해 Apply를 클릭하고, nasometer 설정 박스를 닫기 위해 OK를 클릭하면 nasometer contour display mode 창을 가로지른 참조 커서가 비음도 비율값 설정에 맞추어 연두색 수평선이 나타날 것이다. 만약 참조 커서 값이 현재 디스플레이 범위 밖

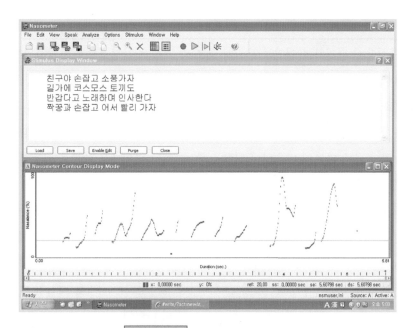

그림 7-8   자료 창 내 참조 커서

으로 설정된다면, 이 커서의 설정 값에 가장 가까운 위치에서 창의 맨 위나 맨 아래에 위치하게 된다. 예를 들어, 만약 창 디스플레이 범위가 20~80%로 설정되어 있고, 참조 커서가 10%에 설정되어 있다면, 참조 커서는 20% 위치에 나타나게 될 것이다.

4. 국내 비음치 규준 자료

현재까지 20여 편 이상의 국내 논문에서 일반 아동과 성인을 대상으로 다양한 검사어를 사용한 비음치의 규준 자료가 발표되었다(〈부록 참조〉). 이 문헌들에는 일반인들을 대상으로 성별, 연령, 방언, 음운 환경, 검사어 길이, 음도에 따라 비음치에 영향을 끼칠 수 있는 요인을 살펴보았다. 또한 구개열 아동을 대상으로 살펴본 연구(신혜정 외, 2002), 인공와우이식 아동과 건청아동의 비음치를 비교 분석한 연구(윤미선 외, 2013), 상악절제술 환자와 정상 성인 비음치를 분석한 연구(홍호정, 2012), 청지각적 평가와 비음치의 상관관계를 살펴본 연구(임성은, 2000) 등 다양한 연구가 발표되고 있다. 비음치는 검사어 음운 환경과 길이, 연령에 따라 달라질 수 있으므로, 평가 대상과 목적을 고려하여 적절한 검사 문항을 선정하여 평가를 실시하고 규준 자료를 참조하여 평가 결과를 해석해야 한다.

5. 맺음말

nasometer는 사용이 편리하고 연인두 부위의 구조 및 기능을 간접적으로 반영하면서 객관적으로 비성 정도를 정량화하여 제시하기 때문에 공명장애 평가와 비성 정도에 대한 시각적, 청각적 피드백을 제시하는 치료도구로서 유용한 음향학적 분석도구이다. 이 장에서는 nasometer의 기본적인 작동 원리 및 방법을 임상과 연구 상황에서 주로 사용되고 있는 기능 위주로 살펴보았고 다양한 말 샘플을 토대로 비음치의 규준 자료와 비음치에 영향을 줄 수 있는 변인들을 살펴보았다. 비음치는 성별, 연령, 언어 유형, 방언, 인종, 검사어의 음운 환경 및 길이, 강도 등에 따라 달라질 수 있다. 따라서 임상에서 nasometer를 이용하여 비성 정도를 평가할 때는 비음치에 영향을 줄 수 있는 요인들을 고려하여 평가를 실시해야 하고, 규준 자료와 비교해서 공명장애 진단을 내릴 때 주의를 기울여야 한다. 또한 nasometer가 청지각적 평가 결과를 보완할 수 있는 도구로서 유용한 것은 분명하나 검사어에 따라 청지각적 평가 결과와의 상관관계가 달라지거나 불일치되는 결과를 제시할 수 있다. 따라서 임상에서는 검사어 선정과 결과 해석에 주의를 기울이고 더 나아가 청지각적 평가 결과와 보다 높은 상관관계와 일치도를 이루기 위해 지속적인 연구와 기술 개발이 필요할 것으로 사료된다.

〈부록〉국내 정상 비음치 규준 자료

검사 문항	검사 문항 특성	Norms±SD	연령	출처
/나나 안아/	비강음 문장 (세 검사어의 평균값)	49.61±9.00	평균연령: 5세	김민정 외 (2000)
/미미 미워/				
/너무 누워/				
/알아 와라/	/ㅏ/결합 문장 (세 검사어의 평균값)	11.07±5.36		
/아가 받아/				
/아빠 닦아/				
/이리 이어/	/ㅣ/결합 문장 (세 검사어의 평균값)	19.61±8.59		
/입이 디어/				
/이끼 띠어/				
/아/	1음절 (두 검사어의 평균값)	17.95±9.70		
/이/				
/아가/	2음절 (두 검사어의 평균값)	18.85±7.60		
/이기/				
/바다 가자/	4음절 (두 검사어의 평균값)	15.08±6.61		
/이 집이야/				
/아가야 바다에 가자/	8음절 (두 검사어의 평균값)	15.33±7.59		
/여기 이 집이 이호야/				
/바비/	파열음	16.0±7.3	평균연령: 7.5세	신효근 (2002)
/파피/		16.8±8.1		
/빠삐/		16.9±8.2		
/다디/		19.6±9.0		
/타티/		20.0±10.1		
/따띠/		18.6±8.3		
/가기/		23.0±8.9		
/카키/		21.1±9.0		
/까끼/		20.0±8.5		
/지자/	파찰음	19.1±7.4		
/치차/		16.8±7.3		
/찌짜/		17.7±7.0		
/사시/	마찰음	14.6±6.4		
/싸씨/		16.0±7.4		
/마미/	비강음	65.5±9.7		
/나니/		68.2±8.4		
/파이에 버터를 바르시오/	문장	12.5±5.54		
/타이어를 테두리에 두르세요/		14.5±6.31		

/케이크를 자르세요/		15.5±6.36		
/숙희의 드레스를 보십시오/		14.8±6.21		
/엄마는 레몬 주스를 만들어요/		43.9±6.66		
/바/	/ㅏ/ 음절 반복	6.45±1.86		
/다/		6.86±1.82		
/가/		7.05±2.32		
/알라/		6.64±3.30		
/라/		6.65±2.45		
/사/		6.91±2.75		
/자/		7.04±2.30		
/마/		48.69±9.14		
/나/		50.42±9.32		
/비/	/ㅣ/ 음절 반복	15.33±4.94	연령 범위: 5, 6, 7세	임성은 외 (2005)
/디/		14.97±5.12		
/기/		16.65±5.13		
/일리/		10.33±5.57		
/리/		12.45±4.93		
/시/		14.27±5.41		
/지/		14.65±5.60		
/미/		74.81±9.16		
/니/		74.56±7.56		
/발이 아파 업어 줘/	고압력자음 문장	8.50±2.15		
/트럭 뒤에 타도 돼/				
/거북이가 기어가/				
/저 자리가 제일 좋아/				
/서울에서 이사 왔어/				
/위로 올라와라/	저압력자음 문장	7.17±2.55		
/아래로 열어라/				
/엄마 마음이 내 마음/	비강음 문장	61.73±7.27		
/멍멍이는 멍멍 매미는 맴맴/				

/아/	단모음	남: 9.05±8.49 여: 7.65±7.34		
/이/		남: 23.05±9.71 여: 20.92±11.62		
/에/		남: 10.27±9.04 여: 5.66±2.99		
/오/		남: 9.14±6.22 여: 7.15±5.52		
/우/		남: 10.89±6.59 여: 8.48±6.74		
/야/	이중모음	남: 9.69±8.78 여: 6.38±2.75		
/예/		남: 9.87±9.07 여: 6.38±3.67		
/위/		남: 21.15±10.42 여: 19.35±13.38		
/바비/	파열음	남: 16.65±7.49 여: 14.74±7.08		
/파피/		남: 17.75±8.46 여: 15.09±7.16		
/빠삐/		남: 17.47±8.53 여: 15.80±7.74		
/다디/		남: 20.40±8.83 여: 18.00±9.36		
/타티/		남: 19.96±8.96 여: 20.14±12.23	평균연령: 7.5세	김성일 외 (2000)
/따띠/		남: 18.56±7.72 여: 18.73±9.40		
/가기/		남: 24.25±8.93 여: 20.76±8.64		
/카키/		남: 22.07±9.90 여: 19.24±7.05		
/지자/	파찰음	남: 20.01±7.75 여: 17.34±6.52		
/치차/		남: 17.10±7.73 여: 16.21±6.71		
/찌짜/		남: 18.78±7.43 여: 15.63±5.74		
/사시/	마찰음	남: 15.65±6.67 여: 12.58±5.28		

/싸씨/		남: 16.62±7.66 여: 14.86±6.81		
/ʃaʃi/		남: 15.31±6.69 여: 14.05±7.48		
/마미/	비강음	남: 67.23±8.48 여: 62.31±11.22		
/나니/		남: 71.04±5.11 여: 62.83±10.58		
/aŋiŋ/		남: 83.33±4.69 여: 78.74±8.39		
/파이에 버터를 바르시오/		남: 13.34±5.53 여: 10.99±5.36		
/타이어를 테두리에 놓으세요/		남: 15.53±6.14 여: 12.69±6.38		
/케이크를 가리키시오/	단문	남: 16.40±6.09 여: 13.91±6.68		
/숙희의 드레스를 보십시오/		남: 15.72±5.84 여: 13.20±6.68		
/엄마는 레몬 주스를 만들어요/		남: 44.76±6.70 여: 42.28±6.43		
/월요일 오후 바닷가에 가서 조개 새우를 잡고 화요일 새벽에 돌아오겠다/	바다 문단글	남: 11.45±4.53 여: 10.36±5.48		
/우리 더불어서 책을 펴 봅시다. 거북이와 토끼의 달리기 이야기죠. 토끼가 자기하고 달리기 시합하자고 크게 소리치자 거북이가 그러자고 했어요/	토끼 문단글	남: 16.43±5.39 여: 13.36±5.41		
/십, 씨, 수박, 추수, 십자가/	고압력자음+고모음	48.28±12.65		
/무, 눈, 문어, 이모, 우리나라/	저압력자음+고모음	55.50±7.55	평균연령: 4.9세	신혜정 외 (2002)
/사, 새, 사자, 사과, 사다리/	고압력자음+저모음	33.50±10.92		
/말, 나, 엄마, 마늘, 어머니/	저압력자음+저모음	51.81±6.79		

/아/	연장발성	남: 6.22±4.32 여: 8.99±8.06	연령범위: 6~12세	윤미선 외 (2013)
/이/		남: 22.50±12.45 여: 16.88±7.56		
/우/		남: 7.79±5.01 여: 5.79±2.65		
/엄마 안녕, 매미 안녕, 나무 안녕/	비강음 문장읽기	남: 56.57±7.46 여: 55.33±6.60		
/바다 봐, 포도 봐, 비 봐/	구강음 문장읽기	남: 9.33±2.92 여: 8.43±2.01		
/오늘은 대공원에 소풍가 는 날이다. 엄마가 김밥도 만드셨다. 과자랑 스케치북도 가져갔다/	혼합 문장 읽기	남: 31.17±5.39 여: 31.13±4.81		
/아/	단모음	남: 9.77±8.72 여: 10.60±9.93	연령범위: 4, 5, 6세	강수균 (2000)
/어/		남: 8.99±9.99 여: 8.31±8.09		
/오/		남: 9.87±9.34 여: 9.43±8.73		
/우/		남: 13.88±12.44 여: 11.96±9.17		
/으/		남: 13.15±12.44 여: 13.09±10.59		
/이/		남: 22.60±12.81 여: 23.52±13.17		
/야/	이중모음	남: 10.62±10.37 여: 9.90±8.44		
/여/		남: 9.55±8.18 여: 8.47±6.90		
/요/		남: 12.20±13.36 여: 9.40±6.74		
/유/		남: 14.14±11.06 여: 13.00±9.20		
/가/	1음절	남: 9.32±9.27 여: 8.57±7.39		
/나/		남: 30.59±16.43 여: 33.95±15.46		
/다/		남: 7.44±6.05 여: 7.97±7.35		

/라/		남: 10.02±9.13 여: 9.82±9.13		
/마/		남: 28.02±14.95 여: 30.38±16.27		
/바/		남: 8.07±7.85 여: 7.51±7.18		
/사/		남: 7.85±7.24 여: 8.07±6.83		
/자/		남: 7.70±6.95 여: 7.27±5.74		
/차/		남: 7.75±6.97 여: 7.54±6.90		
/카/		남: 8.05±6.78 여: 7.19±5.81		
/타/	1음절	남: 7.51±5.97 여: 6.95±6.24		
/파/		남: 7.01±5.41 여: 7.06±6.73		
/하/		남: 8.73±8.10 여: 8.51±8.35		
/까/		남: 8.38±7.51 여: 7.92±6.57		
/따/		남: 7.52±5.95 여: 6.96±4.67		
/빠/		남: 8.28±7.95 여: 7.17±5.81		
/싸/		남: 8.34±7.04 여: 7.58±5.89		
/짜/		남: 9.06±7.44 여: 8.11±6.33		
/토끼가 자기하고 달리기 하자고 크게 소리치자 거북이가 그러자고 했어요/	토끼 문장	남: 14.27±6.86 여: 12.60±5.52		
/아기가 엄마 품에 잠들어 있을까요? 우리 아기 예쁜 아기가 새근새근 잘도 자요/	아기 문장	남: 27.41±7.92 여: 26.68±7.04		

/엄마는 항상 점심을 만들어 이모랑 누나랑 나누어 줍니다. 우리 엄마는 좋은 엄마/	엄마 문장	남: 51.08±9.20 여: 51.73±8.43		
다같이 파티하러 바쁘게 가자 과자와 케이크 촛불도 사고 옷도 깨끗하게 차려 입고 재즈 파티에 가자	구강음 문장	17.56±5.15	정상 성인	이수정, 고도흥 (2003)
친구야 손잡고 소풍 가자 길가에 코스모스 토끼도 반갑다고 노래하며 인사한다 짝꿍과 손잡고 어서 빨리 가자	혼합 문장	35.56±4.00		
미미는 엄마 보며 신이 나서 곤지 곤지 잼잼 매미는 미미 보며 신이 나서 맴맴 풍뎅이는 매미 보며 신이 나서 윙윙	비강음 문장	62.29±4.06		

참고문헌

강수균(2000). 한국 4~6세 정상아동의 비음도 연구. 난청과언어장애, 23(3), 69-84.

김민정, 임성은, 최홍식(2000). 성별 및 연령에 따른 비음치의 비교. 대한음성언어의학회지, 11(2), 141-145.

김성일, 조상기, 고승오, 신효근(2000). 정상소아의 비음도에 관한 연구. 음성과학, 7(4), 73-82.

신혜정, 박희정, 정옥란, 석동일(2002). 고-저압력 자음과 모음 환경이 구개열 아동의 비음도에 미치는 영향. 음성과학, 9(4), 12.

신효근(2002). 구개열 언어 평가의 표준화 연구. 대한구순구개열학회지, 5(1), 1-9.

이수정, 고도홍(2003). 음의 크기가 정상성인의 비음도에 미치는 영향. 음성과학, 10(2), 191-203.

임성은, 심현섭, 김향희, 최홍식(2005). 5세, 6세, 7세 정상 아동의 비음치. 언어청각장애연구, 10(3), 71-88.

윤미선, 최은아, 성영주(2013). 인공와우이식 아동과 건청 아동의 비음치 비교. 언어치료연구, 22(1), 299-310.

Anderson, R. T. (1996). Nasometric values for normal Spanish-speaking females: a preliminary report. *The Cleft palate-craniofacial journal, 33*(4), 333-336.

Abou-Elsaad, T., Quriba, A., Baz, H., & Elkassaby, R. (2013). Standardization of nasometry for normal Egyptian Arabic speakers. *Folia Phoniatrica et Logopaedica, 64*(6), 271-277.

Dalston, R. M., Neiman, G. S., & Gonzalez-Landa, G. (1993). Nasometric sensitivity and specificity: A cross-dialect and cross-culture study. *The Cleft palate-craniofacial journal, 30*(3), 285-291.

Haapanen, M. L. (1991). Nasalance scores in normal Finnish speech. *Folia Phoniatrica et Logopaedica, 43*(4), 197-203.

Hirschberg, J., Bók, S., Juhász, M., Trenovszki, Z., Votisky, P., & Hirschberg, A. (2006). Adaptation of nasometry to Hungarian language and experiences with its clinical application. *International journal of pediatric otorhinolaryngology, 70*(5), 785-798.

08

Phonatory Aerodynamic System(PAS)의 활용

황영진

루터대학교 언어치료학과

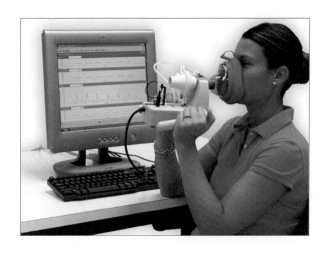

발성은 폐와 호흡근과 같은 호흡기관의 복잡한 메커니즘으로 생성된 기류에너지가 후두라는 발성기관을 거쳐 소리에너지로 전환되면서 발생하는 결과라고 할 수 있다. 따라서 발성에 필요한 에너지, 즉 기류 및 기압 등과 같은 발성에 대한 공기역학적 평가는 정상 음성과 병리적 음성을 진단하고 평가하는 데 유용하게 사용할 수 있다.

1. 개 요

말소리는 호흡기관, 발성기관, 조음기관의 상호 유기적인 작용에 의해 산출된다(황영진 외, 2007). 따라서 발동기관인 호흡기관의 구조 및 기능, 발성기관의 구조 및 기능을 살펴보는 것이 무엇보다 중요한데, 이를 살펴보기 위해서 실시하는 평가 중 하나가 바로 공기역학적 평가이다. 공기역학적 평가는 음성산출을 목적으로 사용된 공기량과 기류량 등을 정량적으로 측정하기 위해서 1980년대 초부터 임상에 도입된 평가로, 후두의 생리학적 정보(특성)를 살펴볼 수 있다.

발성과정에서의 공기역학적 평가가 정상 음성과 병리적 음성이 산출되는 조건에 대한 중요한 정보를 살펴보는 데 유용하다는 근거는 근탄성-공기역학적 이론에서 찾아볼 수 있다. 왜냐하면 근탄성-공기역학적 이론을 통해 성대가 주기적으로 진동할 때 성대 구조물들이 공기역학과 어떻게 상호작용하는지를 잘 알 수 있기 때문이다(Schutte, 1992; Yiu et al., 2004; Zraick et al., 2011).

근탄성-공기역학적 이론은 발성 메커니즘을 비교적 정확하게 설명하는 모델로, 주된 내용은 폐로부터 나오는 기류가 외전된 성대 사이로 빠르게 빠져나가게 되면, 베르누이 효과에 의해 성대는 내전하게 되고, 이로 인해 성문하압이 증가하게 된다는 것이다. 이렇게 증가된 성문하압이 성대의 내전력보다 커지게 되면 다시 기류가 성대 틈으로 빠져나가게 되면서 규칙적인 성대 진동이 이루어지게 된다는 것이

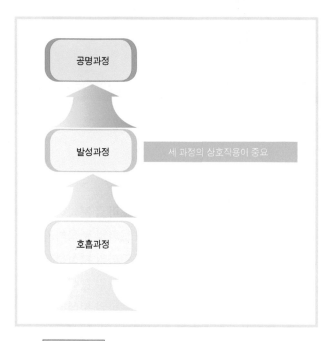

공명과정

발성과정   세 과정의 상호작용이 중요

호흡과정

그림 8-1 말 산출 메커니즘과 관련된 하부 시스템

다. 따라서 정상 발성이 이루어지려면 ① 적절한 성문폐쇄가 선행되어야 하고, ② 성대의 층 구조에 문제가 없어야 하며, ③ 양쪽 성대의 질량이 균등함과 동시에 진동이 대칭적이어야 한다. 성대의 점막이 효과적으로 진동하는 것은 성대가 상피층, 교유층, 심층으로 구성되어 있고 각 층마다 서로 다른 세포 성분으로 이루어져 있어서 탄성의 정도가 다르기 때문이다.

　따라서 성대 진동은 근육, 탄력성, 성문하압, 성문을 통과하는 기류 간의 상호작용에 의해 이루어지는 만큼, 공기역학적 평가를 통해 발성을 하기 위해서 환자가 후두를 사용하여 기류를 어떻게 조정하여 사용하는지에 대한 능력을 살펴보는 것은 매우 중요하다고 할 수 있다(권태균, 임윤성, 2008).

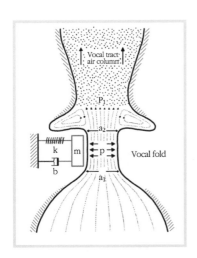 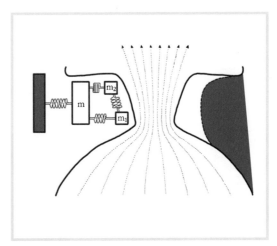

　　그림 8-2　One-mass Model & Three-mass Model

출처: The National Center for Voice and Speech에서 인용.

　공기역학적 평가에는 음성의 에너지원이 되는 호기류가 적절하게 지속되는지를 살펴보기 위한 호흡 기능 평가와 특정 시간에 단위면적을 통과하는 기류량을 의미하는 기류율(air flow rate), 발성 시 성문의 역할을 정량적으로 이해하기 위해서 이용되는 성문하압, 발성기능을 종합적으로 평가하는 데 이용할 수 있는 발성지수(phonation quotient), 음성 효율성(voice efficiency) 등이 있다(안회영, 1997). 이를 범주별로 정리해 보면 〈표 8-1〉과 같다.

　이와 같은 공기역학적 파라미터들은 Aerophone II Model 6800(KayPentax Corp. Lincoln Park, NJ)과 Phonatory Function Analyzer Model PS 77H(Nagashima Ltd., Tokyo, Japan), 그리고 Phonatory Aerodynamic System Model 6600(KayPentax Corp. Lincoln Park, NJ, 이하 PAS)을 이용하여 측정할 수 있다. 이 책에서는 PAS를 통해 측정 가능한 파라미터에 국한하여 설명하고자 한다.

　PAS는 호흡 및 발성 메커니즘과 관련된 공기역학적 데이터를 임상 현장이나 실험실에서 수집하거나

표 8-1 공기역학적 평가를 통해 측정할 수 있는 파라미터들

호흡기능 관련 파라미터 (Respiratory function related Parameters)	• 폐활량(vital capacity) • 주기적 호흡량(tidal volume)
기류 관련 파라미터 (Flow-related Parameters)	• 호기 지속시간(expiratory airflow duration) • 최고 호기류율(peak expiratory airflow) • 호기량(expiratory volume) • 최대 연장발성시간(maximum phonation time)
압력 관련 파라미터 (Pressure-related Parameters)	• 성문하압(subglottal pressure) • 발성역치압력(phonation threshold pressure)
복합 파라미터 (Calculated Parameters)	• 발성지수(phonation quotient) • 음성효율(voice efficiency) • 후두저항(laryngeal resistance) • 성대속도지수(vocal velocity index)

분석할 목적으로 개발된, PC와 호환 가능한 하드웨어 및 소프트웨어 시스템의 하나로, 환자의 발성 능력을 포괄적으로 이해하는 데 매우 유용한 장비이다 (Zraick et al., 2011). PAS는 언어치료사, 이비인후과 전문의, 언어학자 등이 사용하기에 편리하게 만들어졌으며, 이를 구동하기 위해서는 컴퓨터에서 볼 수 있는 다양한 형태의 하드웨어 및 소프트웨어가 필요하다.

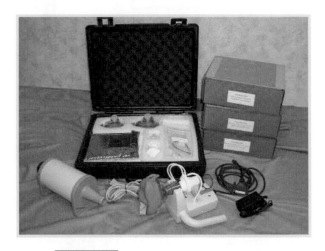

그림 8-3 PAS Model 6600의 구성품들

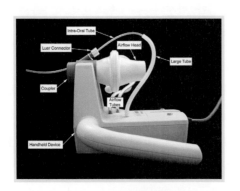

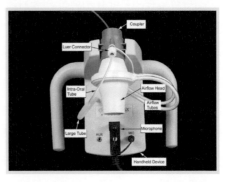

그림 8-4 PAS의 외부 모듈 및 구성단자

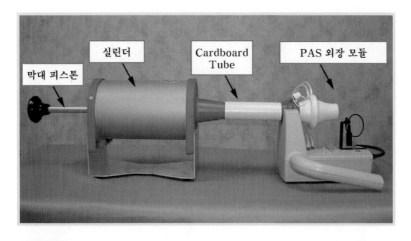

그림 8-5　PAS 외장 모듈과 1리터용 실린더를 Cardboard Tube를 통해 연결

PAS에서 측정 가능한 프로토콜에는 폐활량 프로토콜(Vital Capacity Protocol, VTCP), 기압 선별 프로토콜(Air Pressure Screening Protocol, APSC), 최대 연장발성 프로토콜(Maximum Sustatained Phonation Protocol, MXPH), 편안한 연장발성 프로토콜(Comportable Sustained Phonation Protocol, CSPH), 강도변이 프로토콜(Variation in Sound Pressure Level Protocol, VSPL), 음성효율 프로토콜(Voicing Efficiency Protocol, VOEP), 연속발화 프로토콜(Running Speech Protocol, RNSP)의 총 7가지가 있다. 위와 같은 7가지 프로토콜을 이용하여 측정 가능한 파라미터들을 보다 정확하게 측정하기 위해서는 우선 PAS의 외부 모듈에서 마스크를 분리한 다음 1리터용 영점 실린더를 연결하여 기류헤드의 영점을 조정해야 한다.

기류헤드의 영점을 조정하기 위해서는 PAS의 메뉴바에서 Options를 클릭한 뒤 Calibration Airflow Head를 클릭하면 [그림 8-6]과 같은 메시지의 내용대로 기류헤드 영점을 조정하면 된다.

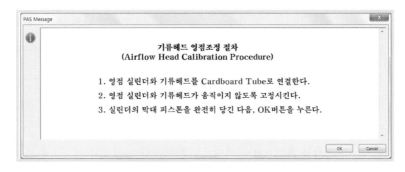

그림 8-6　기류헤드 영점조정 절차

OK 를 누르면 [그림 8-7]과 같은 메시지 창이 뜨는데, 메시지의 내용처럼 2~4초 정도 막대 피스톤을 천천히 누르게 되면 기류헤드 영점조정이 이루어진다. 만약 영점조정이 성공적으로 이루어졌다면, 다이얼로그 박스의 아래에 있는 Accept 버튼을 클릭하면 되는데, 이때 영점 조정값이 반드시 1.0리터에 가까워야 한다. 만약 영점 조정값이 1리터보다 1~2% 이상 초과된다면 영점조정이 실패한 것이고, 만약 영점조정에 실패했다면 문제에 대한 간단한 설명이 제시되며, Restart 혹은 Cancel 버튼을 눌러 재설정해야 한다.

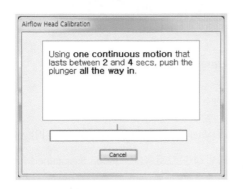
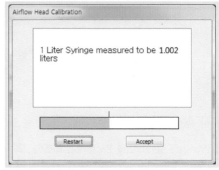

그림 8-7   기류헤드 영점조정 절차 메시지 창 및 영점조정 성공 시 메시지 창

2. 폐활량 프로토콜 관련 프로파일 분석하기

폐활량 프로토콜(Vital Capacity Protocol, VTCP)은 호흡이나 발성을 목적으로 잠정적으로 사용할 수 있는 총 공기량을 측정하기 위해서 이용하는 프로토콜로, 호기 지속시간(expiratory airflow duration), 최고 호기류율(peak expiratory airflow), 호기량(expiratory volume) 등과 같은 파라미터들을 측정할 수 있다. 앞서 설명한 바와 같이 폐활량(Vital Capacity)은 호흡이나 발성을 목적으로 사용할 수 있는 총 공기량이기 때문에, 폐 속에 포함되어 있는 총 공기량을 의미하는 폐기량(Lung Capacity)과는 다소 차이가 있다. 왜냐하면 최대호기 후에도 폐 속에 항상 존재하는 잔기량(Residal Volume, 정상 성인 남성의 경우 평균 1000~1500cc 정도임)이 있기 때문이다.

PAS의 경우, 폐 기능을 검사할 목적으로 설계되지는 않았지만 임상에서 필요로 하는 다양한 말 과제를 통해 호흡 관련 파라미터를 측정할 수 있다. 중요한 것은 폐활량의 크기는 연령이나 성(性)에 따라 달라질 수 있다는 것이다.

폐활량 프로토콜 관련 분석 프로파일은 다음과 같은 절차로 실시하면 된다.

1단계 PAS의 메뉴바에서 Protocols 메뉴를 클릭한 다음, Vital Capacity를 클릭하고, 그 이후에 New Live Input(새로운 데이터를 수집할 때) 혹은 Previously Saved Data(기존의 수집한 데이터를 불러올 때)를 클릭한다.

2단계 1단계를 실시하면(New Live Input을 클릭하였을 경우) [그림 8-9]와 같은 자동영점 조정 메시지 창이 나타나며, 이때 오른쪽 하단의 OK 버튼을 누르면 된다.

3단계 2단계를 마치고 나면 "공기를 최대한 들이마신 후, PAS의 외장 모듈에 붙어 있는 마스크를 얼굴에 밀착시킨 후 최대한 내쉬세요."라는 메시지 창이 뜨는데, 이를 피검자에게 주지시킨 다음 OK 버튼을 누르면 된다.

4단계 3단계를 실시하고 나면, [그림 8-10]과 같은 화면이 나오는데, 이때 다음과 같은 절차로 폐활량 프로토콜 관련 분석 프로파일을 실시하면 된다.

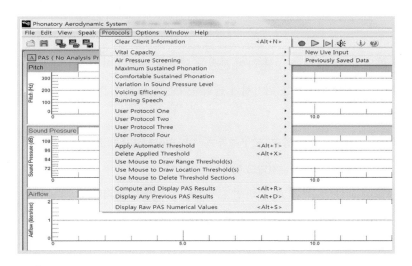

그림 8-8 메뉴바를 이용하여 폐활량 프로토콜 관련 분석 프로파일 측정하기

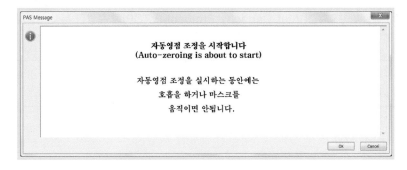

그림 8-9 자동영점 조정 메시지 창

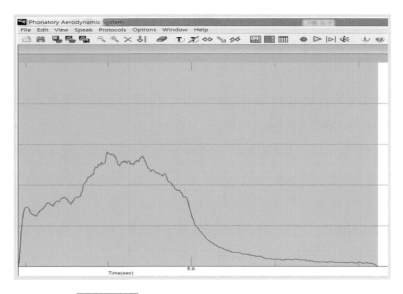

그림 8-10 폐활량 프로토콜에서 분석범위 설정하기

① Shift 키와 마우스 왼쪽 버튼을 이용하여 분석할 영역의 시점에 마우스를 위치시켜 클릭한 다음 분석할 영역의 종점에 마우스를 위치시켜 클릭하여 분석 범위를 정한다. 파란색 선이 분석할 범위를 의미한다.

② 분석할 범위를 자동으로 정하려면, 도구목록 중 **T** 를 누른다(주: Protocols 메뉴바 항목 중 Apply Automatic Threshold [Alt+T]를 클릭해도 된다).

③ 분석할 영역의 결과를 계산하고자 한다면 도구목록 중 📊 를 클릭하면 된다(주: Protocols 메뉴바 항목 중 Compute and Display PAS Result [Alt+R]를 클릭해도 된다).

폐활량 프로토콜에 포함된 분석 프로파일은 〈표 8-2〉와 같다.

표 8-2 폐활량 프로토콜(Vital Capacity Protocol, VTCP)에 포함된 분석 프로파일

파라미터	표시	단위	정의
호기 지속시간 (Expiratory Airflow Duration)	FET100	sec	선택 범위 내 양기류(positive airflow) 지속시간으로, 총 호기시간을 의미한다.
최고 호기류율 (Peak Expiratory Airflow)	PEF	Liters/sec	선택 범위 내에서 관찰된 최고 양기류율
호기량 (Expiratory Volume)	FVC	Liters	선택 범위 내 양기류의 총량

폐활량 프로토콜을 실시하기 위해서 평가자는 환자에게 PAS의 외장 모듈에 붙어 있는 마스크를 얼굴에 밀착시킨 다음 최대 흡기 후 최대 호기를 하도록 요구해야 하며, 호기류율이 초당 5리터 이상이 되지 않도록 모니터링해야 한다. 왜냐하면 PAS의 VTCP 초기값 세팅 중 Display Parameters의 Airflow Display Range의 상한선 및 하한선이 각각 5 Liter/sec, 0 Liter/sec로 설정되어 있기 때문이다. 폐활량 프로토콜에 포함된 분석 프로파일에는 〈표 8-2〉에서 알 수 있듯이 호기 지속시간(expiratory airflow duration), 최고 호기율(peak expiratory airflow), 호기량(expiratory volume)이 있는데, 이 중 호기량이 폐활량을 의미한다. 따라서 PAS를 이용하여 폐활량을 측정하고자 할 때에는 폐활량 프로토콜에 포함된 분석 프로파일 중 호기량을 이용하면 된다.

폐활량 프로토콜을 이용하면 폐질환의 유무를 선별할 수 있고 폐질환이나 치료의 진전 효과를 살펴볼 때 유용하다. 왜냐하면 발성 시 에너지원인 호기류를 담당하는 기관이 폐이기 때문에 감기나 천식 혹은 폐기종이나 폐암과 같은 폐질환 환자들이나 수술 또는 기타 외상으로 인해 폐가 손상되는 경우에 발성장애가 유발될 수 있기 때문이다. 따라서 음성검사 시 폐기능 검사는 매우 중요하다고 할 수 있다.

최근 이와 관련하여 Zraick 등(2012)과 Weinrich 등(2013)이 PAS Model 6600의 성(性)과 연령에 따른 정상 규준치를 제시하였으므로 참고하기 바란다.

3. 기압 선별 프로토콜 관련 프로파일 분석하기

기압 선별 프로토콜(Air Pressure Screening Protocol, APSC)은 말소리를 산출하기 위한 요구조건인 일정한 수준의 압력을 측정하기 위해서 사용하는 프로토콜로, 분석 프로파일은 없지만 평가 시 디스플레이 상에서 확인할 수 있다. 기압은 표면적에 수직으로 작용하는 힘으로(한지연, 최양규, 2007), 폐압이나 구강압은 말소리를 산출하거나 지각하는 데 중요한 역할을 담당한다. 말소리가 생성되기 위해서는 일정한 환경압(ambient pressure)이 특정한 방향으로 체계화된 방식으로 증가하고 감소해야 하며, 이러한 기압은 말소리의 유형에 따라 다소 차이가 있지만 일반적으로 대화가 가능한 말소리를 산출하기 위해서는 5~10cmH$_2$O의 압력이 요구된다. 특히, 한 번의 호흡으로 한 문장을 산출하기 위해서는 5 for 5 Rules가 적용된다. 5 for 5 Rules는 5cmH$_2$O의 압력을 5초간 유지할 수 있는 능력이 있어야 발화가 가능하다는 것이다(Duffy, 1995).

우리는 기압 선별 프로토콜 관련 프로파일을 분석함으로써 이와 같은 능력의 소유 유무를 판단할 수 있다. 기압 선별 프로토콜 관련 분석 프로파일은 다음과 같은 절차로 실시하면 된다.

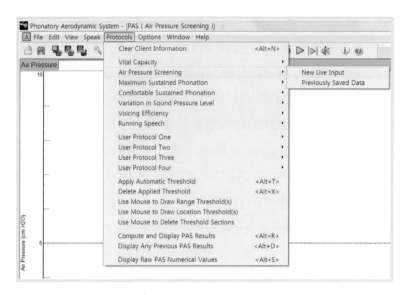

그림 8-11 메뉴바를 이용하여 기압 선별 프로토콜 관련 분석 프로파일 측정하기

(1단계) PAS의 메뉴바에서 Protocols 메뉴를 클릭한 다음, Air Pressure Screening을 클릭하고, 그 이후에 New Live Input(새로운 데이터를 수집할 때) 혹은 Previously Saved Data(기존의 수집한 데이터를 불러올 때)를 클릭한다.

(2단계) 1단계를 실시하면(New Live Input을 클릭하였을 경우) [그림 8-9]와 같은 자동영점 조정 메시지 창이 나타나며, 이때 오른쪽 하단의 OK 버튼을 누르면 된다.

(3단계) 2단계를 마치고 나면 피검자에게 "공기를 최대한 들이마시고, PAS의 외장 모듈에 붙어 있는 마스크를 얼굴에 밀착시킨 후, 구강 내 튜브(intra-oral tube) 및 누출 튜브(leak tube)를 공기가 새지 않도록 입으로 다문 다음, 5cmH₂O의 압력을 유지하면서 5초 이상 호기하세요."라고 지시한 다음 OK 버튼을 누르면 된다.

(4단계) 3단계를 실시하고 나면, [그림 8-13], [그림 8-14]와 같은 화면이 나오는데, 이때 다음과 같은 절차로 기압 선별 프로토콜 관련 분석 프로파일을 실시하면 된다.

기압 선별 프로토콜(APSC)에 포함되어 있는 분석파일은 아무것도 없으나, 평가자는 발화(running speech) 시 필요한 최소한의 요구조건인 5 For 5 Rules(5cmH₂O의 압력을 5초간 유지할 수 있는 능력)를 수행할 수 있는 능력이 있는가를 선별할 때 이를 사용할 수 있으며, 이 과제는 구강 구조물에 의해 만들어진 구강 내 기압이 아니라 폐에서 생성된 기압을 측정하는 것을 목적으로 하기 때문에 공기가 새지 않도록 하기 위해서 구강 내 튜브(intra-oral tube)를 입으로 잘 다물어야 한다.

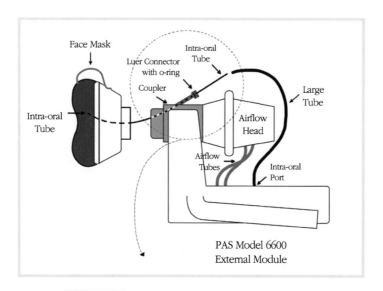

그림 8-12 구강 내 튜브(intra-oral tube)의 위치

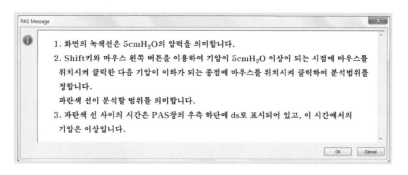

그림 8-13 기압 선별 프로토콜에서 분석범위 설정하기

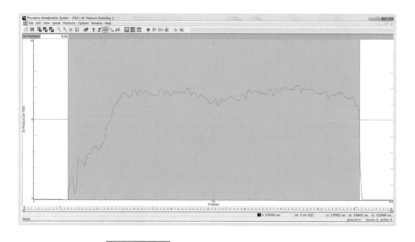

그림 8-14 기압 선별 프로토콜 분석결과

4. 최대 연장발성 프로토콜 관련 프로파일 분석하기

최대 연장발성 프로토콜(Maximum Sustained Phonation Protocol)은 발성 시 기류를 얼마나 효율적으로 사용할 수 있는지를 평가할 수 있는 가장 간단한 방법으로, 특별하거나 복잡한 기구 없이 간단하게 실시할 수 있다(Boone et al., 2014). 편안한 자세에서 일정한 음도 및 강도로 모음 /a/를 지속할 수 있는 시간을 초(sec)로 측정하며, 보통 3회 반복해서 측정하여 가장 큰 값을 선택하는 경향이 있다. 최대 연장발성 프로토콜에서는 최대와 최소 및 평균 음압(Sound Pressure Level), 최고 호기율(Peak Expiratory Volume), 호기량(Expiratory Volume) 등과 같은 파라미터들을 측정할 수 있다. 최대 연장발성 프로토콜 관련 분석 프로파일은 다음과 같은 절차로 실시하면 된다.

1단계 PAS의 메뉴바에서 Protocols 메뉴를 클릭한 다음, Maximum Sustained Phonation을 클릭하고, 그 이후에 New Live Input(새로운 데이터를 수집할 때) 혹은 Previously Saved Data(기존의 수집한 데이터를 불러올 때)를 클릭한다.

2단계 1단계를 실시하면(New Live Input을 클릭하였을 경우) [그림 8-9]와 같은 자동영점 조정 메시지 창이 나타나며, 이때 오른쪽 하단의 OK 버튼을 누르면 된다.

3단계 2단계를 마치고 나면 "공기를 최대한 들이 마시고, PAS의 외장 모듈에 붙어 있는 마스크를 얼굴에 밀착시킨 후 음도와 강도를 일정하게 유지하면서 모음 /a/를 가능한 길게 발성하세요."라고 피

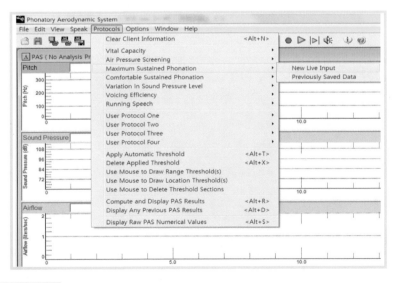

그림 8-15 메뉴바를 이용하여 최대 연장발성 프로토콜 관련 분석 프로파일 측정하기

검자에게 지시하고, OK 버튼을 누르면 된다.

4단계 3단계를 실시하고 나면, [그림 8-16]과 같은 화면이 나오는데, 이때 폐활량 프로토콜 관련 프로파일에서 실시한 것과 동일한 절차로 최대 연장발성 프로토콜 관련 분석 프로파일을 실시하면 된다.

최대 연장발성 프로토콜에 포함된 분석 프로파일은 〈표 8-3〉과 같다.

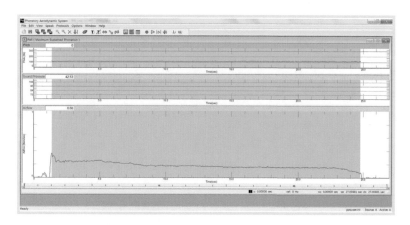

그림 8-16 │ 최대 연장발성 프로토콜 분석결과

최대 연장발성 프로토콜을 실시하기 위해서 평가자는 피검자에게 PAS의 외장 모듈에 붙어 있는 마스크를 얼굴에 밀착시킨 다음, 숨을 깊이 들이마신 후, 최대 연장발성 프로토콜의 경우 일정한 음도와 강도로 모음 /a/를 길게 발성하도록 하고 편안한 연장발성 프로토콜의 경우 편안한 음도와 강도로 모음 /a/를 길게 발성하라고 피검자에게 요구한다(일반적으로 편안한 연장발성 프로토콜은 평상 시 음성을 사용하고 최대 연장발성 프로토콜은 그보다 더 큰 음도와 강도로 발성한다). 최근 이와 관련하여 Zraick 등(2011)과 Weinrich 등(2012), 그리고 김재옥(2014)이 PAS Model 6600의 성(性)과 연령에 따른 정상 규준치를 제시한 바 있다.

최대 연장발성 프로토콜은 피검자가 발성 시 기류를 얼마나 효율적으로 사용할 수 있는지를 평가할 수 있는 가장 간단한 방법으로, 성대의 기능적 측면뿐만 아니라 호흡 능력에 대한 정보를 살펴보는 데 매우 유용하고, 음성치료 효과를 객관적으로 비교할 때도 유용하게 사용할 수 있다. 또한 성문에서 호기류가 음성으로 얼마나 효율적으로 변환되는가를 정량적으로 추정하는 데 도움이 된다. 이때 최대호기류량(FVC)은 폐활량과 유관하기 때문에 폐활량을 추가적으로 측정하면 발성 시 호기류율을 측정하지 않더라도 간접적으로 산출할 수 있다. 왜냐하면 최대발성지속시간을 측정할 때 호기량이 폐활량과 같다고 가정하면, 폐활량을 최대발성지속시간으로 나눈 발성지수(phonation quotient)는 최대발성지속시간을 측정할 시 평균 호기류율과 같기 때문이다.

표 8-3 최대 연장발성 프로토콜에 포함된 분석 프로파일

파라미터	표시	단위	정의
최대강도 (Maximum SPL[†])	MAXDB	dB	분석구간 중 강도의 최고값
최소강도 (Minimum SPL)	MINDB	dB	분석구간 중 강도의 최솟값
평균강도 (Mean SPL)	MEADB	dB	분석구간 중 강도의 평균값
강도범위 (SPL Range)	RANDB	dB	분석구간 최대강도와 최소강도의 차이 값
유성음의 평균강도 (Mean SPL During Voicing)	PHODB	dB	분석구간 내 유성음의 평균강도로, 유성음의 존재 유 무는 음도곡선을 보고 확인할 수 있음
평균음도 (Mean Pitch)	MEAP	Hz	분석구간 내 유성음에서 구한 산술적 음도의 평균값
발성시간 (Phonation Time)	PHOT	sec	분석구간에서 유성음의 산출된 시간
최고 호기류율 (Peak Expiratory Airflow)	PEF	Liters/sec	분석구간에서 관찰된 최대 양기류율
평균 호기류율 (Mean Expiratory Airflow)	MEAF	Liters/sec	최대 호기류량(FVC)을 호기시간으로 나눈 값
호기량 (Expiratory Volume)	FVC	Liters	분석구간 전체의 양기류 총량

SPL[†]: Sound Pressure Level(음압)

$$발성지수(Phonation\ Quotient) = \frac{폐활량(VC)}{최대발성지속시간(MPT)}$$

앞서 설명한 바와 같이, 최대발성지속시간 및 발성지수는 임상에서 간편하게 측정할 수 있다는 장점이 있는 반면, 발성 시 호기류율을 실제로 측정한 것이 아니라는 점과 최대 흡기 후 최대발성이라는 일상생활에서 사용하는 발성조건과 동떨어진 검사라는 점을 고려해야 할 필요가 있다. 뿐만 아니라 최대발성지속에서 사용하는 호기량이 폐활량보다 작은 것으로 알려져 있기 때문에 발성지수는 실제로 측정하였을 때보다 크다. 따라서 해석 시 주의할 필요가 있다.

최대발성지속시간은 보통 3회를 측정해서 최대치를 주로 사용한다. 주의할 사항은 일부러 호기류를 줄여서 발성지속시간을 연장하려는 것을 방지하기 위해서 평가 전에 반드시 피검자에게 선행교육 및 연습을 시켜야 한다는 것이다. MXPH 프로토콜에 포함되어 있는 분석 프로토콜은 연령 및 성(性)에 따

라 다양한 값을 가지는 것으로 알려져 있으나, 최대발성지속시간이 짧은 경우는 폐활량이 부족하거나 성대마비와 같은 신경학적 질환과 기능적 혹은 기질적 음성장애로 인해 성문폐쇄가 부적절하여 호기류율이 높은 경우이다. 따라서 최대발성지속시간의 결과를 바탕으로 추가적인 검사가 필요할 수도 있다.

편안한 발성 프로토콜도 최대 연장발성 프로토콜과 같은 방식으로 측정하지만 최대 연장발성 프로토콜과는 달리 편안한 음도와 강도를 이용하여 측정한다. 편안한 발성 프로토콜에서의 평균 호기류율은 후두장애 유무를 판단할 수 있는 실제적인 지표(기능적 질환 및 기질적 질환 모두에게 유용한)로 사용할 수 있으며, 이는 음향음성학적 평가나 후두스트로보스코피와 같은 시각적 평가와 함께 사용되는 경우가 많다. 임상적으로 편측 성대마비 환자의 경우, 정상 화자에 비해 평균 호기류율이 높은 것으로 보고되고 있다(대한후두음성언어의학, 2012).

5. 강도변이 프로토콜 관련 프로파일 분석하기

강도변이 프로토콜(Variation in Sound Pressure Level Protocol, VSPL)은 서로 다른 강도로 음절을 반복하여 산출하는 동안(예: /파: 파: 파:/) 음도와 강도 기류를 측정함으로써 말소리의 단조성(monotonicity)을 객관적으로 파악하기 위해서 실시하는 프로파일이다. 이때 평상시 강도로, 평상시 1/2배 수준의 강도로, 평상시 2배 수준의 강도로 각각 3번씩 반복하여 측정한다. 강도변이 프로토콜에서는 최대와 최소 및 평균 음압(sound pressure level), 평균 음도(mean pitch), 음도 범위(pitch range) 등과 같은 파라미터들을 측정할 수 있다.

강도 변이 프로토콜 관련 분석 프로파일은 다음과 같은 절차로 실시한다.

(1단계) PAS의 메뉴바에서 Protocols 메뉴를 클릭한 다음, Variation in Sound Pressure Level을 클릭하고, 그 이후에 New Live Input(새로운 데이터를 수집할 때) 혹은 Previously Saved Data(기존의 수집한 데이터를 불러올 때)를 클릭한다.

(2단계) 1단계를 실시하면(New Live Input을 클릭하였을 경우) [그림 8-9]와 같은 자동영점 조정 메시지 창이 나타나며, 이때 오른쪽 하단의 OK 버튼을 누르면 된다.

(3단계) 2단계를 마치고 나면 "구강 내 튜브(intra-oral tube)를 입술 사이에 위치시키고 /파: 파: 파:/ 3음절을 평상시 강도, 평상시 1/2의 강도, 평상 시 2배의 강도로 각각 발성하세요. 주의할 점은 강도의 수준에 따라 동일하게 발성해야 합니다."라고 피검자에게 지시하고 OK 버튼을 누르면 된다.

(4단계) 3단계 실시 후, [그림 8-18]과 같은 화면이 나오는데, 이때 폐활량 프로토콜 관련 분석 프로파일에서 실시한 것과 동일한 절차로 강도변이 프로토콜 관련 분석 프로파일을 실시하면 된다.

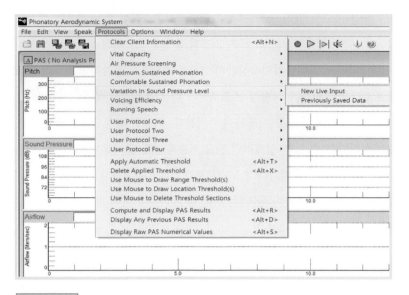

그림 8-17　메뉴바를 이용하여 강도변이 프로토콜 관련 분석 프로파일 측정하기

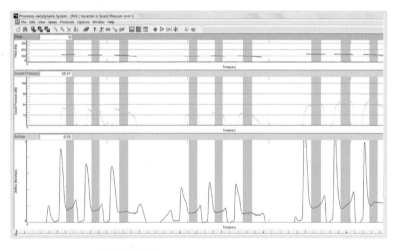

그림 8-18　강도변이 프로토콜 분석결과

　강도변이 프로토콜 관련 분석 프로파일(Variation in Sound pressure Level Protocol)을 통해 살펴볼 수 있는 파라미터는 〈표 8-4〉와 같다.

　음향학적 측면에서의 강도(intensity)는 지각적인 측면에서의 소리의 크기(loudness)에 해당하는 변수로 평균 강도, 강도 변이(intensity variability), 강도 범위(intensity range 혹은 dynamic range) 등을 측정할 수 있다. 강도는 주로 음향학적 분석도구나 소음측정기(Sound level meter)와 같은 것을 이용하여 쉽게 측정할 수 있다.

표 8-4 강도변이 프로토콜에 포함된 분석 프로파일

파라미터	표시	단위	정의
최대강도 (Maximum SPL[†])	MAXDB	dB	분석구간 중 강도의 최고값
최소강도 (Minimum SPL)	MINDB	dB	분석구간 중 강도의 최솟값
평균강도 (Mean SPL)	MEADB	dB	분석구간의 강도의 평균값
강도범위 (SPL Range)	RANDB	dB	분석구간의 최대강도와 최소강도의 차이 값
평균음도 (Mean Pitch)	MEAP	Hz	분석구간 내 유성음에서 구한 산술적 음도의 평균값
음도범위 (Pitch Range)	RANP	Hz	분석구간의 최대음도와 최소음도의 차이 값
표적 기류율 (Target Airflow)	TARF	Liters/sec	발화 중 유성음의 평균 호기류율

SPL[†]: Sound Pressure Level(음압)

문헌에 따르면, 일상 대화 시 강도 범위는 55~75dB SPL로 알려져 있지만 상황에 따라서 더 크거나 작을 수도 있다. Colton 등(2006)과 Kent(1994)에 의하면, 최대강도는 100~110dB SPL이고, 속삭이는 음성을 포함시키지 않았을 때의 최소강도는 40dB SPL로 보고하였으며, 정상 성인의 강도 범위는 약 30dB SPL이다(Rammage, Morrison, & Nichol, 2001). 최근 이와 관련하여 Zraick 등(2011)과 Weinrich 등(2012)이 PAS Model 6600의 성(性)과 연령에 따른 정상 규준치를 제시한 바 있다.

6. 음성효율 프로토콜 관련 프로파일 분석하기

음성효율 프로토콜(Voicing Efficiency Protocol, VOEF)에서 기압은 최고 기압을 유도할 수 있는 발화 (예: 파열음 /p/를 산출할 때)에서 측정하는데, 이때 측정되는 기압은 성문압(glottal pressure)이라 가정할 수 있다. 또한 평균 기류율 및 평균 강도는 발화 중 유성음(예: 모음 /a/)에서 측정하게 된다. 따라서 음성효율 프로토콜은 성문수준에서의 성문활동을 설명하는 데 매우 유용하며, 이를 측정할 때 주로 사용하는 변수에는 기류역학 효율성(aerodynamic efficiency), 기류 에너지(aerodynamic power), 기류 저항(aerodynamic resistance) 등이 문헌에서 소개되고 있다. 음성효율 프로토콜 관련 분석 프로파일을 실

시하기 위해서는 다음과 같은 절차로 실시한다.

(1단계) PAS의 메뉴바에서 Protocols 메뉴를 클릭한 다음, Voicing Efficiency를 클릭하고, 그 이후에 New Live Input(새로운 데이터를 수집할 때) 혹은 Previously Saved Data(기존의 수집한 데이터를 불러올 때)를 클릭한다.

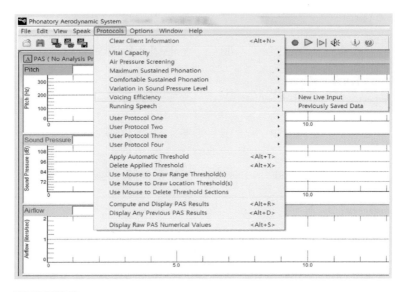

그림 8-19 메뉴바를 이용하여 음성효율 프로토콜 관련 분석 프로파일 측정하기

(2단계) 1단계를 실시하면(New Live Input을 클릭하였을 경우) [그림 8-9]와 같은 자동영점 조정 메시지 창이 나타나며, 이때 오른쪽 하단의 OK 버튼을 누르면 된다.

(3단계) 2단계를 마치고 나면 "구강 내 튜브(intra-oral tube)를 입술 사이에 위치시키고 /파/ 음절을 초당 1.5~2음절의 속도로 5~7회 반복하세요." 라고 피검자에게 지시하고 OK 버튼을 누르면 된다.

(4단계) 3단계를 실시하고 나면, [그림 8-20]과 같은 화면이 나오는데, 이때 폐활량 프로토콜 관련 분석 프로파일에서 실시한 것과 동일한 절차로 음성효율 프로토콜 관련 분석 프로파일을 실시하면 된다.

음성효율 프로토콜 관련 분석 프로파일을 통해 살펴볼 수 있는 파라미터는 〈표 8-5〉와 같다.

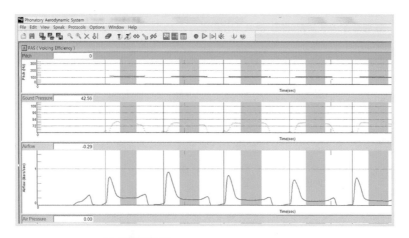

그림 8-20   음성효율 프로토콜 분석결과

　　음성효율 프로토콜(Voicing Efficiency Protocol) 관련 분석 프로파일은 피검자가 발성을 할 때 호기력 (expiration forces)을 얼마만큼 효과적으로 조절할 수 있는지를 살펴보는 데 유용한 것으로, Vocal Efficiency, Glottal Efficiency, Aerodynamic Efficiency 등과 같은 용어로 불리기도 한다. 음성 효율은 후두를 포함한 성도에서 음성이 산출되는 전반적인 양상을 보여 주는 지표이며, 음향 에너지(acoustic power)를 기류 에너지(aerodynamic power)로 나눈 값으로 정의된다. 이때 기류 에너지는 성문하압과 호기율에 의해 결정되기 때문에 결국 음성 효율이라는 것은 낮은 성문하압으로 높은 음향 에너지를 산 출할 때 증가하게 된다. 따라서 후두의 긴장도가 높거나 고음 및 고강도 음성을 산출할 때 음성 효율은 높아질 수 있다. 기류저항(aerodynamic resistance)은 성문하압을 평균 호기류율로 나눈 값인데, 주의해 야 할 것은 성문의 폐쇄 정도나 성대 내전력 등과 같은 후두의 물리적인 상태를 직접적으로 반영하는 것은 아니라는 것이다. 그러나 일반적으로 성문 폐쇄 정도가 높을수록 기류저항은 증가하는 경향이 있 고, 성대 개방 정도가 높을수록 기류저항은 감소하는 경향이 있다. 물론 기류저항은 평균 호기율과 관 련이 있기 때문에 성문의 개방 정도가 클수록 평균 호기율이 높고 성문 폐쇄 정도가 크거나 대부분의 기능적 음성장애의 경우 평균 호기율이 감소하는 특징이 있다. 정상 성인 남성 및 여성의 평균 호기율 은 각각 100~140ml/sec, 90~120ml/sec 정도이며, 남성 및 여성의 평균 호기율이 각각 195ml/sec, 153ml/sec를 넘으면 성문 폐쇄 부전을 의심해 보는 것이 좋다. 최근 이와 관련하여 Zraick 등(2011)과 Weinrich 등(2012), 김재욱(2014)이 PAS Model 6600의 성(性)과 연령에 따른 정상 규준치를 제시한 바 있다.

표 8-5 음성효율 프로토콜 관련 분석 프로파일

파라미터	표시	단위	정의
최대강도 (Maximum SPL[†])	MAXDB	dB	분석구간 중 강도의 최고값
평균강도 (Mean SPL)	MEADB	dB	분석구간의 강도의 평균값
유성음의 평균강도 (Mean SPL During Voicing)	PHODB	dB	분석구간 내 유성음의 평균강도로, 유성음의 존재 유무는 음도곡선을 보고 확인할 수 있음
평균음도 (Mean Pitch)	MEAP	Hz	분석구간 내 유성음에서 구한 산술적 음도의 평균값
음도 범위 (Pitch Range)	RANP	Hz	분석구간의 최대음도와 최소음도의 차이 값
호기지속시간 (Expiratory Airflow Duration)	FET100	sec	분석구간 내 양기류(positive airflow)의 지속시간으로, 총 호기시간을 의미한다.
최대기압 (Peak Air Pressure)	PAP	cmH₂O	음성효율 프로토콜에서 측정 가능한 파라미터로, 기압곡 선에서의 가장 높은 기압 값
평균 최대기압 (Mean Peak Air Pressure)	MPAP	cmH₂O	음성효율 프로토콜에서 측정 가능한 파라미터로, 모든 최 대 기압의 산술적 평균기압 값 만약 측정된 기압이 하나일 때에는 최대기압과 같은 값을 가지게 됨
최고 호기류율 (Peak Expiratory Airflow)	PEF	Liters/sec	분석구간 내 초당 최대 양기류율
표적 기류율 (Target Airflow)	TARF	Liters/sec	발화 중 초당 유성음의 평균 호기류율로 분석구간의 기류 량에 50%에 해당하는 평균 기류율을 의미
호기량 (Expiratory Volume)	FVC	Liters	분석구간 내 양기류의 총량
유성음의 평균 기류율 (Mean Ariflow During Voicing)	MFPHO	Liters/sec	분석구간 내 유성음과 관련된 총 공기량을 유성음이 산출 된 시간으로 나눈 값
기류 에너지 (Aerodynamic Power)	APOW	watts	MPAP*TARF*0.09806으로 구한 수치로, 입력 에너지 값을 의미함
기류 저항 (Aerodynamic Resistance)	ARES	dyne sec/cm5	MPAP/TARF*0.09806으로 구한 수치
기류 역학적 효율성 (Aerodynamic Efficiency)	AEFF		음향 에너지(Acoustic Power)를 기류 에너지로 나눈 값

SPL[†]: Sound Pressure Level(음압)

7. 연속발화 프로토콜 관련 프로파일 분석하기

연속발화 프로토콜(Running Speech Protocol, RNSP)에서는 음도, 강도, 기류 관련 파라미터를 연속발화 수준에서 측정하게 된다. 이와 같이 연속발화 수준에서 수집한 음도, 강도, 기류 관련 파라미터들은 후두 기능에 대한 정보뿐만 아니라 조음의 정확도 및 타이밍과 같은 정보를 분석하는 데 유용하게 쓸 수 있다. 뿐만 아니라 연속발화 프로토콜에서는 다른 프로토콜에서 측정할 수 없었던 흡기량 (inspiratory volume)을 측정할 수 있기 때문에 연속발화를 할 때 휴지 시 다시 흡기하는 공기량을 측정할 수 있다. 이러한 흡기량을 통해 신경언어장애 및 퇴행성 질환 환자의 피로도를 측정할 수도 있다.

(1 단계) PAS의 메뉴바에서 Protocols 메뉴의 Running Speech를 클릭하고, New Live Input(새로운 데이터를 수집할 때) 혹은 Previously Saved Data(기존의 수집한 데이터를 불러올 때)를 클릭한다.

(2단계) 1단계를 실시하면(New Live Input을 클릭하였을 경우) [그림 8-9]와 같은 자동영점 조정 메시지 창이 나타나며, 이때 오른쪽 하단의 OK 버튼을 누르면 된다.

(3단계) 2단계를 마치고 나면 "1분 동안 제시된 문단을 읽어주세요."라고 피검자에게 지시하고 OK 버튼을 누르면 된다.

(4단계) 3단계를 실시하고 나면, [그림 8-22]와 같은 화면이 나오는데, 이때 폐활량 프로토콜 관련 분석 프로파일에서 실시한 것과 동일한 절차로 연속발화 프로토콜 관련 분석 프로파일을 실시하면 된다.

연속발화 프로토콜 관련 분석 프로파일을 통해 살펴볼 수 있는 파라미터는 〈표 8-6〉과 같다.

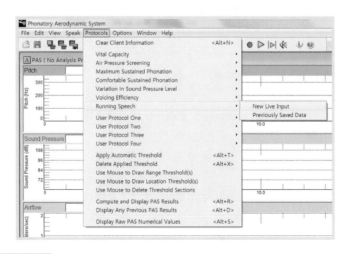

그림 8-21 메뉴바를 이용하여 연속발화 프로토콜 관련 분석 프로파일 측정하기

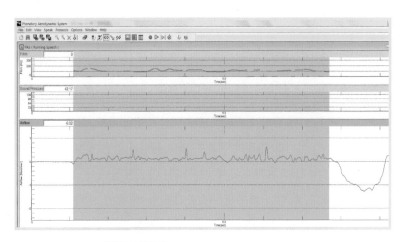

그림 8-22   연속발화 프로토콜 분석결과

표 8-6   연속발화 프로토콜 관련 분석 프로파일

파라미터	표시	단위	정의
최대강도 (Maximum SPL[*])	MAXDB	dB	분석구간 중 강도의 최고값
평균음도 (Mean Pitch)	MEAP	Hz	분석구간 내 유성음에서 구한 산술적 음도의 평균값
음도 범위 (Pitch Range)	RANP	Hz	분석구간의 최대음도와 최소음도의 차이 값
발성시간 (Phonation Time)	PHOT	sec	분석구간에서 유성음이 산출된 시간
호기지속시간 (Expiratory Airflow Duration)	FET100	sec	분석구간 내 양기류(positive airflow)의 지속시간으로, 총 호기시간을 의미
흡기지속시간 (Inspiratory Airflow Duration)		sec	분석구간 내 음기류(negative airflow)의 지속시간으로, 총 흡기시간을 의미
최고 호기류율 (Peak Expiratory Airflow)	PEF	Liters/sec	분석구간 내 초당 최대 양기류율
호기량 (Expiratory Volume)	FVC	Liters	분석구간 내 양기류의 총량
최고 흡기류율 (Peak Inspiratory Airflow)	PIF	Liters/sec	분석구간 내 초당 최대 음기류율
흡기량 (Inspiratory Volume)	IVC	Liters	분석구간 내 음기류의 총량

SPL[*]: Sound Pressure Level(음압)

8. 맺음말

지금까지 공기역학적 평가도구인 PAS에 대한 사용법과 측정 관련 변수에 대한 정의 및 임상적 의의에 대해서 살펴보았다. 호흡은 발성을 위한 에너지원을 제공한다는 의미가 있기 때문에 발성장애 혹은 음성장애 환자에게 반드시 살펴보아야 하는 변수 중 하나임을 강조하고 싶다. PAS는 폐활량 프로토콜 관련 프로파일, 기압선별 프로토콜 관련 프로파일, 최대 연장발성 프로토콜 관련 프로파일, 강도변이 프로토콜 관련 프로파일, 음성효율 프로토콜 관련 프로파일, 연속발화 프로토콜 관련 프로파일 등과 같은 다양한 변수를 다루고 있기 때문에 임상에서 유용하게 사용할 수 있는 도구인 것 같다. 특히 연속발화 프로토콜 관련 프로파일은 기존의 모음 발성을 중심으로 살펴본 변수와는 달리 발화 수준에서의 환자 수준을 살펴볼 수 있기 때문에 환자의 평상시 음성을 분석하는 데 매우 용이할 것이다.

참고문헌

고도흥(2009). 언어기관의 해부와 생리. 서울: 도서출판 소화.

권택균, 임윤성(2008). 공기 역학 검사. 대한음성언어의학회지, 19(2), 85-88.

김재옥(2014). KayPENTAX Phonatory Aerodynamic System Model 6600을 이용한 한국 성인의 공기역학적 변수들의 정상치. 말소리와 음성과학(미간행).

대한후두음성언어의학회(2012). 후두음성언어의학 II-후두음성질환의 이해와 치료-. 서울: 일조각.

이인애, 윤주원, 황영진(2013). 기능적 음성장애인의 발성역치압력과 발성역치기류 특성 연구. 말소리와 음성과학, 5(1), 63-69.

안회영(1997). 음성검사법-임상편-. 서울: 군자출판사.

한지연, 최양규(2007). 언어임상을 위한 음성과학. 서울: 시그마프레스.

황영진, 유재연, 정옥란(2007). 음성과 음성치료. 서울: 시그마프레스.

Boone, D. R., Mcfarlane, S. C., Von Berg, S. L., & Zraick, R. I. (2014). *The Voice and Voice therapy* (9th ed.). Boston: Pearsonhighered.

Duffy, J. R. (1995). *Motor speech disorders-substrtates, differential disagnosis, and management-*. St. Louis: Mosby.

Schuttem, H. K. (1992). Intergrated aerodynamic measurements. *Journal of Voice, 6*, 127-134.

Weinrich, B., Brehm S. B., Knudsen, C, McBride, S., & Hughes, M. (2012). Pediatric Normative Data for the KayPENTAX Phonatory Aerodynamic System Model 6600. *Journal of Voice, 27*(1), 46-56.

Yiu, E. M., Yuen, Y., Whitehill, T. et al. (2004). Reliability and applicability of aerodynamic measures in dysphonia assessment. *Clinical Linguistics & Phonetics, 18*(6-8), 463-478.

Zraick, R. I., Smith-Olinde, L., & Shotts, L. L. (2011). Adult normative data for the KayPENTAX Phonatory Aerodynamic System Model 6600. *Journal of Voice, 26*(2), 164-176.

09

Analysis of Dysphonia in Speech and Voice(ADSV)의 실제와 활용

김형순 · 심희정

부산대학교 전자공학과

한림대학교 대학원 언어병리청각학과

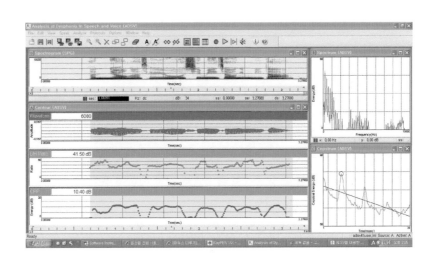

1. ADSV의 개요

다양한 컴퓨터 공학 기술 및 의학의 발달과 함께 음성을 과학적으로 연구하는 언어병리학 분야 또한 급격히 성장해 왔다. 초기에는 정밀한 음성 분석을 위해 CSpeech, Dr. Speech와 CSL의 MDVP처럼 시간과 주파수에 기초한 섭동 분석(perturbation analysis)을 토대로 한 음성 분석 도구들이 주를 이루었다. 하지만 이러한 전통적 분석방법은 음성 주기성(periodicity)의 정확한 측정을 요하기 때문에 심각한 음성장애 환자의 불규칙적이고 비주기적인 음성을 분석할 경우 낮은 신뢰성을 보고할 수 있다. 최근에는 이러한 점을 보완하고자 주기성과 밀접한 관련이 있는 스펙트럼의 배음(harmonics) 특성을 켑스트럼을 통해 분석하는 방식에 대한 관심이 대두되고 있다.

ADSV(Analysis of Dysphonia in Speech and Voice)는 음성·음향과 관련된 데이터를 정밀하게 분석하기 위해 2010년 KayPENTAX사가 개발한 소프트웨어 시스템으로 환자의 음성을 포괄적으로 이해하는 데 유용한 도구이다. ADSV는 언어치료사, 이비인후과 전문의, 음성언어학자들이 사용하기 편리하게 만들어졌으며, 켑스트럼, 스펙트로그램과 스펙트럼 등의 다양한 분석 결과를 제공할 뿐만 아니라 다음과 같은 특성을 가지고 있다.

① 간단한 조작으로 다양한 One-Step 분석 결과 제공
② 연결발화 샘플에서의 음질평가 가능
③ 심한 발성장애 음성의 신뢰도 높은 분석 가능
④ 청지각적 평가에 기초한 음성 중증도 측정으로 결과 해석에 용이
⑤ 다양한 음성 매개변수 정보 제공
⑥ 다양한 프로토콜 제공으로 평가 및 중재 시 용이
⑦ 환자 정보 입력이 가능하여 대상자 관리 및 임상 현장에서 유용

본 음성 분석 시스템은 임상 및 연구 현장에서 유용하고 신뢰할 만한 분석 결과를 살펴보고 음성장애 환자의 병리적 음성뿐만 아니라 정상 음성의 특성을 파악하는 데에도 큰 도움을 줄 수 있을 것이다. 이 장에서는 이러한 분석기기의 유용성을 반영하여 ADSV의 사용 및 분석과 결과 해석방법을 소개하고자 한다. 이는 ADSV의 보다 더 효율적이고 적절한 사용을 도모할 뿐만 아니라 음성 특성의 정확한 분석에 도움을 줄 것이다.

2. ADSV 배경지식

1) 음성의 스펙트럼 및 켑스트럼 분석

시간의 함수인 음성 파형을 주파수의 함수인 음성 스펙트럼으로 변환하는 과정을 푸리에 변환 (Fourier transform)이라 부르고, 음성 스펙트럼을 음성 파형으로 되돌리는 과정을 역 푸리에 변환 (inverse Fourier transform)이라고 부른다. 푸리에 변환을 이용한 음성 스펙트럼 분석방법은 스펙트로 그램을 비롯하여 널리 응용되고 있으므로 이에 대한 상세한 설명은 생략하기로 한다.

[그림 9-1]의 (a)와 (b)는 음성신호의 파형과 이를 푸리에 변환한 스펙트럼의 예를 각각 보여 준다. [그림 9-1]의 (a)에서 음성신호의 주기는 0.00625sec 또는 6.25msec이고, 주기와 역수 관계에 있는 기 본주파수는 1/0.00625 = 160Hz가 된다. 따라서 [그림 9-1] (b)의 스펙트럼을 보면 160Hz의 배수가 되 는 위치마다 기본주파수의 배음 성분에 해당하는 스펙트럼 피크들이 나타나는 것을 볼 수 있다. 음성신 호 파형이 매우 주기적이면 스펙트럼 상에서 기본주파수의 배음 성분들도 선명하게 드러나게 되며, 파 형의 주기성이 떨어지면 스펙트럼의 기본주파수 배음 성분이 잘 드러나지 않는다.

음성 스펙트럼에 로그 함수를 취한 로그 스펙트럼을 역 푸리에 변환한 것을 켑스트럼(cepstrum)이라 고 부른다(Oppenheim & Schafer, 2004). 켑스트럼이라는 용어는 1963년 Bogert 등의 논문(Bogert, 1963)에서 처음 소개된 것으로서, 이는 spectrum의 처음 네 철자(spec)의 순서를 뒤집어서 만든 단어이 다. 이후에 Noll이 켑스트럼 분석방법을 음성신호의 주기 추정에 처음으로 적용했다(Noll, 1964, 1967).

[그림 9-1] (c)는 음성신호의 켑스트럼 분석 결과를 나타낸다. 이미 [그림 9-1] (b)에서 음성신호의 스 펙트럼 값들에 로그 함수를 취해서 로그 스펙트럼 형태로 표현하고 있기 때문에, [그림 9-1]의 (c)의 결 과는 (b)의 결과를 역 푸리에 변환함으로써 얻어진다. 수식적인 설명은 제외하겠지만, 사실상 푸리에 변환과 역 푸리에 변환의 수식은 매우 유사하기 때문에, 개념적으로만 설명하면 [그림 9-1] (b)의 스펙 트럼을 시간 영역 파형이라고 간주할 때에(물론 시간 영역이 아님) 이를 푸리에 변환한 결과가 [그림 9-1] (c)라고 말해도 틀린 말은 아니다. 따라서 [그림 9-1]의 (c)의 켑스트럼 그림을 보면, (b)의 스펙트럼에 서 간격으로 마치 주기적으로 나타나는 것처럼 보이는 기본주파수의 배음 성분들이 (역) 푸리에 변환 을 통해 $T_0 = 1/F_0$의 배수가 되는 위치에서 켑스트럼 피크로 표현된다. 즉, [그림 9-1] (c)에서 1/160 = 0.00625sec 또는 6.25msec의 배수에 해당되는 위치에서 피크들이 나타나는 것을 볼 수 있다. 이들 켑스트럼 피크들을 스펙트럼 영역에서의 배음(harmonic) 성분에 대응된다고 해서 라모닉 (rahmonic)이라 부르는데, 이 역시 harmonic의 처음 세 철자(har)를 뒤집어 만든 단어다(Bogert, Healy, & Tukey, 1963). 그리고 스펙트럼을 역 푸리에 변환하면 시간 영역으로 되돌아오듯이, 로그 스펙트럼

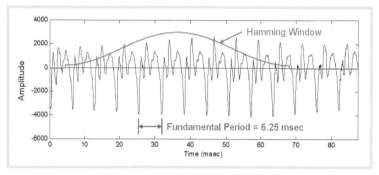

(a) 해밍(Hamming) 창을 씌운 음성신호 파형

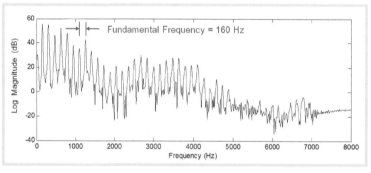

(b) 음성신호의 로그 스펙트럼

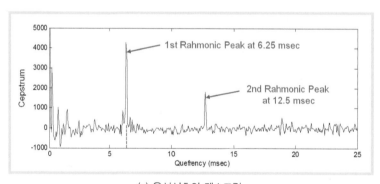

(c) 음성신호의 켑스트럼

> **그림 9-1**　음성신호와 그 스펙트럼 및 켑스트럼 분석결과의 예

을 역 푸리에 변환시킨 켑스트럼도 사실상 시간 영역으로 돌아오는 것이지만, 일반적인 시간 영역과 구별하기 위해 주파수(frequency)의 철자들을 변형 배치해서 만든 큐프렌시(quefrency) 영역이라 부르며 (Bogert, Healy, & Tukey, 1963), 단위는 시간과 동일하다.

　[그림 9-1] (c)에서 첫 번째 라모닉 피크의 위치가 음성 파형의 주기와 동일하게 되므로, 켑스트럼 분

석방법은 음성 신호의 주기를 찾는 방법의 한 가지로 널리 사용된다(Noll, 1967). 또한 대략 0msec에서 1msec 사이의 매우 낮은 큐프렌시 범위에서의 켑스트럼 특징은 음성의 로그 스펙트럼에서 주파수에 따라 매우 천천히 변하는 성분, 즉, 포먼트를 비롯한 스펙트럼의 포락선(envelope) 정보를 잘 표현해 주기 때문에, 음성의 포먼트 주파수를 추정하는 용도 및 음성 인식을 위한 특징 분석 수단으로 널리 사용된다(Huang, Acero, & Hon, 2001).

2) CPP(Cepstral Peak Prominence)

ADSV에서 사용하는 가장 핵심적인 분석 파라미터는 CPP이며, 이 파라미터는 Hillenbrand 등이 기식음(breathy voice)의 분석을 위해 처음 도입한 것이다(Hillenbrand, Cleveland, & Erickson, 1994). CPP는 말 그대로 켑스트럼 피크의 현저성을 의미하며, 음성신호의 주기성의 정도를 나타내는 매우 효과적인 도구의 하나다. [그림 9-1]에서 살펴본 바와 같이 음성신호 파형의 주기성이 명료할수록 음성 스펙트럼의 기본주파수 배음 성분이 일관되게 나타나며, 그 결과 [그림 9-1] (c)에서 보는 것처럼 켑스트럼의 첫 번째 라모닉 위치에서의 피크가 뚜렷해진다. 따라서 CPP는 이 위치에서의 켑스트럼 피크가 그 주변의 값들에 비해 얼마만큼 두드러지는지를 통해 주기성의 정도를 표현한다. 물론 앞서 언급한 바와 같이 첫 번째 라모닉 성분의 위치가 음성신호의 주기를 나타내는 것이기는 하나, CPP 파라미터의 대표적인 장점 중 하나는 CPP 값을 구하기 위해 음성신호 주기를 정확히 추정해야 한다는 가정을 사용하지 않는다는 점이다. 실제로 CPP는 켑스트럼의 첫 번째 라모닉 피크가 존재할 수 있는 범위(3.3msec에서 16.7msec의 큐프렌시 범위를 사용)에서의 최대 피크를 찾은 다음 이 피크가 1msec 이상의 전체 큐프렌시 범위에 대한 켑스트럼 값들의 선형회귀 직선보다 얼마나 더 높은 값을 가지는지를 나타낸다.

[그림 9-2]에 CPP를 구하는 과정이 나타나 있다. [그림 9-2]에서 (a)는 앞서 [그림 9-1] (c)의 결과에 절댓값 및 로그 함수를 취해 dB 스케일로 표현한 로그 켑스트럼이고, (b)는 현재 프레임을 중심으로 시간 영역에서 전후 여러 프레임의 켑스트럼들의 평균을 취해 평활화(smoothing)한 로그 켑스트럼이며, (c)는 (b)의 결과를 다시 큐프렌시 영역에서 좌우로 인접한 샘플들에 대해 평균을 취하여 추가적으로 평활화한 로그 켑스트럼이다.

[그림 9-2]의 (a), (b), (c)는 모두 dB 스케일로 표현된 로그 켑스트럼이다. 그림에서 1msec 이상의 큐프렌시 범위에 대해 로그 켑스트럼 곡선을 선형회귀 분석하여 직선으로 근사화한 결과를 각각 빨간 실선으로 표시하였다. (이때 0msec에서 1msec 사이의 큐프렌시 구간을 제외하는 이유는, 앞 절에서 언급한 바와 같이 이 구간의 켑스트럼 값은 음성 스펙트럼의 포락선 정보를 나타내며, 따라서 발성하는 음가에 따라 변동이 매우 크기 때문이다.) 그다음 켑스트럼의 첫 번째 라모닉 피크가 존재할 수 있는 범위(보통 3.3msec에서 16.7msec의 큐프렌시 범위를 사용하며, 이는 기본주파수 관점에서는 60Hz에서 300Hz 범위에

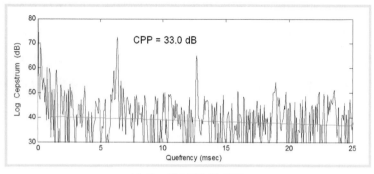

(a) 로그 켑스트럼 및 CPP

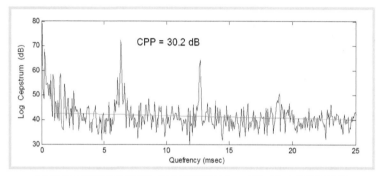

(b) 인접 프레임들의 평균을 취해 평활화한 로그 스펙트럼과 CPP(CPPS)

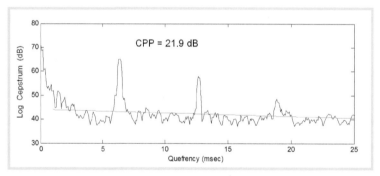

(c) 인접 프레임 및 인접 큐프렌시 값들의 평균을 취해 평활화한 로그 켑스트럼과 CPP(CPPS)

그림 9-2 CPP를 구하는 과정

해당됨)에서의 최대 피크를 찾아서, 이 피크가 앞서 말한 선형회귀 직선보다 얼마나 더 높은 값을 가지는지를 dB 스케일로 표현한 것을 CPP라고 한다. [그림 9-2] (a)에서 6.25msec의 큐프렌시 위치에서 현저한 켑스트럼 피크가 관찰되는 것을 볼 수 있으며, 피크 값이 선형회귀 직선보다 33.0dB 높기 때문에 CPP 값은 33.0dB이 된다.

[그림 9-2] (a)의 켑스트럼이 음성신호 주기 위치에서 매우 선명한 피크를 나타내기는 하나, 그보다

작은 크기를 가지는 매우 많은 피크가 존재하기 때문에, 주기성이 상대적으로 떨어지는 장애음성의 경우 라모닉 위치를 잘못 찾는 오류가 발생할 가능성이 있다. 이 문제를 해결하기 위해 Hillenbrand 등은 일정 범위의 인접 프레임 및 인접 큐프렌시 영역에 대해 켑스트럼 값들의 평균을 취해 줌으로써 음성신호의 주기성 관점에서 유의미하지 않은 켑스트럼 피크들을 평활화하는 방법을 제안하였다(Hillenbrand & Houde, 1996). 이러한 평활화 작업의 결과가 [그림 9-2]의 (b)와 (c)에 나타나 있으며, 실제로 [그림 9-2](c)와 같이 일정 범위의 인접 프레임 및 인접 큐프렌시 영역 모두에 대해 평활화 작업을 거친 로그 켑스트럼으로부터 구한 CPP를 CPP-Smoothed 또는 CPPS라고 부른다. Hillenbrand 등을 비롯한 다수의 연구에서 CPP보다 CPPS가 장애음성의 장애도를 측정하는 데 더 유용하다고 보고되었으며, 실제로 ADSV에서 사용하는 CPP 파라미터도 CPPS이다. CPPS를 구할 때 현재 프레임 전후 몇 개의 인접 프레임에 대해, 그리고 현재 큐프렌시 값을 기준으로 좌우 몇 개의 샘플(이를 bin이라고 표현함)에 대해 평균을 취할지에 따라 CPPS 값이 달라지기 때문에, 실험과정에서 이들 범위는 일정하게 설정할 필요가 있다. ADSV의 기본 설정에 따르면, 현재 프레임 전후 3프레임씩을 포함한 총 7프레임의 켑스트럼 값들의 평균을 구하고, 추가적으로 큐프렌시 상에서 좌우로 인접한 5개 bin 값들을 포함한 총 11개의 켑스트럼 계수 값들에 대해 평균을 취해 준다.

[그림 9-3]은 실제로 ADSV를 통해 정상 음성, 중등도 장애음성, 그리고 심도 장애음성으로부터 구한 음성 스펙트럼과 켑스트럼의 예들을 보여 주고 있다. 그림에서 스펙트럼과 켑스트럼 모두 dB 스케일로 표현된 로그 스펙트럼과 로그 켑스트럼 형태로 나타내었고, 로그 켑스트럼들은 인접 프레임 및 인접 큐

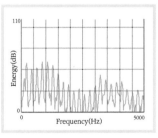

(a) 정상 음성 스펙트럼

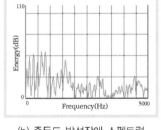

(b) 중등도 발성장애 스펙트럼

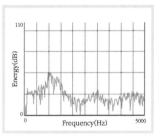

(c) 심도 발성장애 스펙트럼

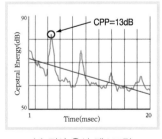

(d) 정상 음성 켑스트럼

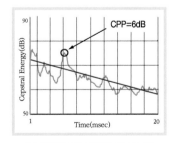

(e) 중등도 발성장애 켑스트럼

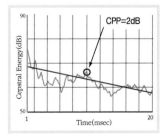

(f) 심도 발성장애 켑스트럼

그림 9-3 발성장애 정도에 따른 음성 스펙트럼, 켑스트럼 및 CPP

프렌시 영역에 대한 평활화를 거친 뒤의 결과이다. [그림 9-3]의 (a), (b), (c)를 비교하면 발성장애가 심할수록 음성신호의 주기성이 떨어져서, 스펙트럼 상에서 기본주파수의 배음 성분들이 점차 불명료해지는 것을 관찰할 수 있다. 그 결과로 [그림 9-3]의 (d), (e), (f)에서 보는 평활화된 로그 켑스트럼 그림에서 발성장애가 심할수록 CPP, 좀 더 정확히는 CPPS 값들이 점차 작아지는 것을 확인할 수 있다.

앞서 언급한 바와 같이 CPP의 장점은 음성신호의 주기성 정도를 나타내면서도, 이를 구하는 과정에서 음성신호의 주기를 별도로 측정할 필요는 없다는 점이다. 물론 [그림 9-3]의 (d)와 (e)에서 CPP 값은 첫 번째 라모닉 성분으로부터 구해지며, 첫 번째 라모닉 피크 위치의 큐프렌시 값이 음성신호의 주기를 의미하기 때문에, 그림으로부터 CPP 값과 더불어 음성신호의 주기도 함께 구할 수 있다. 그러나 [그림 9-3] (c)와 같이 심한 발성장애로 인해 모음 등 유성음 발성에서도 음성신호의 주기성이 드러나지 않는 경우, 음성신호 파형이나 스펙트럼으로부터 직접 구하는 주기성 파라미터들, 구체적으로 예를 들면 지터(jitter)나 쉼머(shimmer) 및 NHR(Noise-to-Harmonic Ratio)와 같은 파라미터들은 분석 자체가 안 되는 문제가 발생한다. 이에 비해 [그림 9-3] (f)에서 보는 바와 같이 켑스트럼 분석에서는 비록 CPP를 구하는 켑스트럼 피크가 첫 번째 라모닉 성분도 아니고, 따라서 피크 위치로부터 음성신호의 주기를 구할 수도 없지만, CPP 값이 작다는 결과로부터 음성신호의 주기성이 매우 떨어진다는 사실은 신뢰도 높게 측정이 가능하다.

CPP 및 CPPS 사용과 관련해서 주의해야 할 사실 중 하나는 CPP 값이 발성하는 음성 내용 및 발성 방식 등에 영향을 받는다는 점이다. 일례로 Awan 등은 음성 강도(vocal intensity)와 발성하는 모음 종류 및 발성자의 성별이 CPP 값에 영향을 미친다고 보고하였다(Awan, Giovinco, & Owens, 2012). 특히 문장 단위의 발성에 대해서 CPP를 구하는 경우, 단모음 발성에 대해 구한 결과와 많은 차이가 발생하며, 문장 내에 어떤 음소들이 어떤 비율로 포함되어 있는지에 직접 영향을 받는다. 특히 문장 내 무성음 구간에 대해서는 음성의 주기성과 관련되는 CPP를 구하는 것이 유의미하지 않기 때문에, 무성음 구간을 제외하고 유성음 구간에 대해서만 CPP를 구하는 것도 한 가지 방법이다. 그러나 Hillenbrand 등은 장애음성의 경우 자동적인 방법을 통해 유성음/무성음 구분을 신뢰도 높게 실행하기 어렵다는 이유로 문장 전체에 대해 CPP를 구하는 방법을 사용하였다(Hillenbrand & Houde, 1996). Lowell 등은 자동 또는 수작업에 의한 무성음 구간의 제외 여부가 CPP의 절대적인 값에는 큰 영향을 미치나, 서로 다른 그룹들 사이의 CPP 차이는 무성음 구간 제외 여부에 상관없이 비슷한 경향을 보임을 보고하였다(Lowell et al., 2013).

3) L/H 스펙트럼 비율

ADSV에서 사용하는 또 하나의 분석 파라미터는 L/H 스펙트럼 비율(L/H spectral ratio 또는 줄여서 L/H ratio라 부름)이다. ADSV에서는 4kHz 이하의 낮은 주파수 스펙트럼의 에너지와 4kHz 이상의 높은 주파수 스펙트럼의 에너지의 비율을 L/H 스펙트럼 비율로 표현한다. 따라서 낮은 주파수 성분의 에너지가 상대적으로 클수록 L/H 스펙트럼 비율이 증가하고, 반대로 높은 주파수 성분의 에너지가 상대적으로 크면 L/H 스펙트럼 비율이 감소한다. 따라서 L/H 스펙트럼 비율은 주파수 스펙트럼의 기울기와도 밀접한 연관을 가지게 된다.

정상 음성, 특히 모음 발성의 경우, L/H 스펙트럼 비율이 큰 값을 가지고, 장애음성의 경우 L/H 스펙트럼 비율이 낮은 경향이 있다. 특히 음성의 기식 정도를 평가하는 데 L/H 스펙트럼 비율이 어느 정도 유용한 것으로 보고되었다(Awan & Roy, 2009b; Hillenbrand & Houde, 1996). 그러나 CPP에 비해서는 L/H 스펙트럼 비율이 발성장애의 중증도를 평가하는데 상대적인 기여도가 떨어지므로, CPP를 보조하는 수단으로서의 의미가 더 크다고 본다. 특히 문장 발화에 대해 유성음/무성음 구분 여부에 따른 서로 다른 그룹들 사이의 값 차이는 CPP에 비해 상대적으로 일관성이 떨어진다고 보고되었다(Lowell et al., 2013).

3. ADSV 사용하기

1) 프로그램 들어가기

ADSV는 오디오 및 그래픽 카드를 갖춘 윈도우 7/vista/XP 컴퓨터와 소프트웨어 보안키(USB)가 필요하다. 설치 후 프로그램을 실행하기 위해서는 다음 순서를 따른다.

(1) 설치 후 프로그램을 실행하기 위해 ADSV 아이콘 클릭하기

① Contour 창, 스펙트럼, 켑스트럼, 스펙트로그램, LTA Power 스펙트럼 창이 표시됨
② Contour 창은 음성의 파형, L/H ratio, CPP 값을 제공하는 세 개의 창으로 구성
③ LTA Power 스펙트럼 정보를 제공하는 E창은 B창 뒤에 위치함

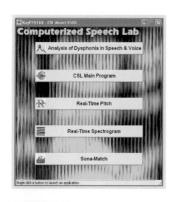

그림 9-4 ADSV 아이콘 클릭

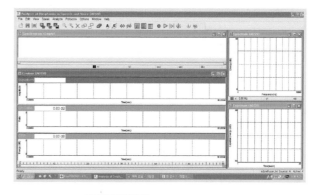

그림 9-5 ADSV 초기 화면

(2) 툴바는 ADSV의 기능을 처리하는 데 편리한 방법을 제공하므로 숙지하기

표 9-1 툴바 버튼과 기능 설명

버튼	설명
Ⓐ	ADSV 결과에 대하여 자동으로 강조된 영역을 선택한다.
A̶	자동으로 선택된 영역을 해제한다.
⟷	수동으로 분석할 ADSV 결과를 선택한다.
⟷̶	수동으로 선택된 영역을 해제한다.
🗐	현재 ADSV 데이터의 결과를 대화상자에 표시한다.
▦	이전에 계산된 ADSV 결과를 대화상자에 표시한다.
▦	활성된 창에 있는 모든 ADSV 데이터에 대한 수치 결과를 표시한다.
●	Contour 창에 있는 ADSV 데이터를 녹음한다.
▷	활성창에 모든 ADSV 신호 데이터의 오디오 출력을 시작한다.
▷⏐	Contour 창과 관련된 ADSV 신호 데이터의 시작 음성을 출력한다.

2) 녹음하기

(1) 음성을 녹음하기 전에 ADSV Option 설정하기

① Duration: 시간 설정

② Sampling Rate: 표본채취율 설정

③ Advanced set: 고급 환경 설정

④ Display: 분석창의 색상, 선, 크기 등의 디스플레이 설정

⑤ Statistics: 측정치 설정

⑥ Default Profile: 기본 값 설정

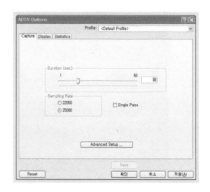

그림 9-6   ADSV Option 설정

(2) 마이크가 켜져 있는지 확인하고 ⬤ 버튼을 눌러 녹음하기

① Contour 창에서 녹음되는 파형은 실시간으로 표시됨

② 녹음 중지는 스페이스바 또는 Waveform 창을 누름

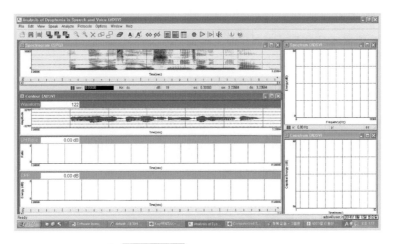

그림 9-7   ADSV 녹음 화면

3) 데이터 다루기

ADSV로 녹음을 마친 후 특정 영역을 선택하여 편집하거나 저장하는 등의 작업이 필요하다. 이와 같은 작업을 실행하기 위해서는 다음의 순서를 따른다.

(1) 데이터 커서 파악하기

ADSV에는 세 가지 유형의 커서가 있다.

① 빨간색 커서: 실시간으로 활성화되고 있는 지점을 표시

② 녹색 커서: 빨간색 커서로부터의 지점을 표시

③ 파란색 커서: 데이터의 처음과 끝을 표시

(2) 데이터 선택하기

① 음성 녹음 후 선택할 음성 데이터 영역의 시작점에 마우스를 두고 드래그할 때 Shift 키를 누르면 두 개의 파란색 커서로 특정 영역을 선택할 수 있음

② 모든 데이터를 선택하기 위해서는 View-Select All Data 또는 Ctrl + A 클릭

③ 선택을 제거하기 위해서는 View-Remove Selection Cursors 또는 Shift + Del 클릭

(3) 데이터 보기

① 모든 데이터를 보기 위해서는 View-All Data 클릭

② 두 개의 파란색 커서 안의 특정 영역을 보기 위해서는 View-Selected Data 클릭

(4) 데이터 편집하기

① 데이터를 편집하기 위해서는 Edit-Trim Portion of Signal의 하위 메뉴를 선택함

② 예를 들어, 두 개의 파란색 커서 안의 데이터만 분석하고 싶다면 Remove Signal Outside Selection을 클릭하여 커서 밖의 음성은 잘라 냄

(5) 데이터 듣기

① 모든 데이터를 듣기 위해서는 Speak-Speak All 또는 ▷ 버튼이나 F3를 클릭

② 선택된 데이터를 듣기 위해서는 Speak-Speak Selected 또는 ▷│ 버튼을 클릭

(6) 저장 및 불러오기

① File-Save 또는 🖫 버튼이나 Ctrl + S를 눌러 저장하기

② 데이터를 저장할 때 사용하며 A창에 있는 파형과 D창의 스펙트로그램이 저장됨

③ 저장된 파일을 불러오기 위해서는 File-Open File 또는 📂 버튼이나 F5를 클릭

4) 분석하기

녹음한 음성 파일을 분석하는 방법은 분석 범위를 자동 또는 수동으로 선택하는 두 가지 방법이 있다. 이때 그 절차 및 방법이 매우 간단하여 언어치료사, 이비인후과 전문의, 음성언어학자들이 사용하기 편리하고, 켑스트럼, 스펙트로그램과 스펙트럼 등의 다양한 분석 결과를 제공한다. 위와 같은 작업을 실행하기 위해서는 다음의 순서를 따른다.

① 분석 범위를 자동으로 선택할 때는 Analyze-Apply Automatic Data Selection 또는 Ⓐ 버튼을 눌러 자동으로 범위를 선택하여 분석

② 수동으로 선택할 때는 ⟷ 버튼을 눌러 수동으로 범위를 선택하여 분석

- ⇔ 버튼 사용방법은 A창에서 분석할 파형 시작점에서부터 마우스 왼쪽 버튼을 끌어서 놓기
(Drag and Drop)

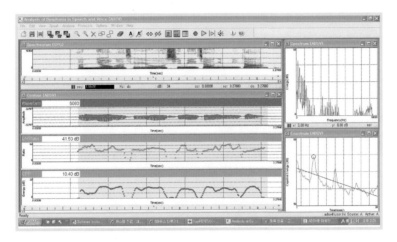

그림 9-8   수동으로 선택한 ADSV 분석 화면

③ Analyze-Compute and Display ADSV Results 또는 ⊞ 버튼을 눌러 결과 보기
  - 결과는 분석 시 파란색으로 하이라이트된 파형의 결과를 보여 줌
  - ⊞ 버튼을 눌러 이전에 분석한 데이터의 결과를 볼 수 있음
  - ⊞ 버튼을 눌러 현재 활성화된 데이터의 시간당 전체 결과를 볼 수 있음

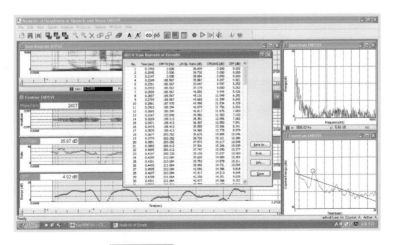

그림 9-9   ADSV 전체 결과 화면

5) ADSV 기능 활용하기

ADSV는 임상가와 연구자가 녹음 및 분석을 편리하게 할 수 있도록 고안된 프로그램이다. 특히 다양한 음성 녹음 프로토콜과 환자 정보 관리 기능은 임상에서 평가 및 중재에 유용하므로 다음의 ADSV 기능들을 활용할 필요가 있다.

(1) 환자 정보 관리하기

① ADSV는 저장 및 분석한 음성 파일에 환자의 세부 정보와 음성 치료과정 정보를 기록할 수 있어 임상 현장에서 유용함
② 환자의 정보를 입력하기 위해서는 분석한 결과 창에 환자의 정보를 입력한 뒤, 우측 하단의 Save AS 버튼을 클릭하면 .text 파일로 저장됨
③ 추후에 음성 파일을 불러오면 이전에 입력했던 환자의 기록을 살펴볼 수 있음

(2) 프로토콜 사용하기

① 프로그램 상단의 Protocols 메뉴에서 원하는 프로토콜 선택하기
    - 이 프로그램에서는 개별모음뿐만 아니라 연결발화로도 분석이 가능하기 때문에 다양한 프로토콜을 제시함. Easy Onset Sentence, All Voiced Sentence, Glottal Attack Sentence, Voiceless Plosive Sentence는 ASHA에서 개발된 CAPE-V를 바탕으로 만든 문장임(American Speech-Language-Hearing Association, 2002).
② 프로토콜 유형 및 지문은 〈표 9-2〉와 같으며 경우에 따라 읽기와 따라 말하기 과제로 실시할 수 있음.
③ 프로토콜을 사용하여 데이터 수집하기 (예: Sustained Vowel 프로토콜)
    - 모음연장발성은 과제가 간단하고 화자의 발화 속도, 억양, 음성언어학적 영향을 통제한 과제이기 때문에 언어, 인종, 연령에 관계없이 결과를 손쉽게 비교할 수 있어 음성분석에 자주 사용됨
    - 모음연장발성 프로토콜은 Protocols-Sustained Vowel-New Live Input에서 실행 가능하며 OK 버튼을 누른 뒤 3~5초 동안 모음 /a/를 연장 발성함
    - 분석은 Ⓐ 또는 ⟷ 버튼을 눌러 실시하며 ▤ 버튼을 눌러 결과를 볼 수 있음

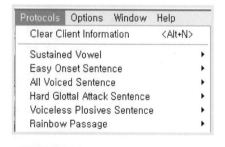

그림 9-10 ADSV 프로토콜 선택하기

표 9-2 프로토콜 유형 및 읽기 지문

프로토콜	영문 및 국문 읽기 지문
Sustained Vowel	/a/ 아
Easy Onset	How hard did he hit him? 하마가 하루 종일 하품을 하네요.
All Voiced	We were away a year ago. 이 아이는 이름이 나영이에요.
Glottal Attack	We eat eggs every Easter. 우리는 익은 감자를 다 같이 먹었어요.
Voiceless Plosive	Peter will keep at the peak. 드넓은 바다에 배 한 척이 떠 있어요.
Rainbow Passage	The rainbow is a division of white light into many beautiful colors. These take the shape of a long round arch, with its path high above, and its two ends apparently beyond the horizon. 나라마다 나라의 꽃이 있다. 미국은 주마다 주의 꽃이 정해져 있다. 하지만 우리나라에서는 법으로 정한 일도 없이 자연스럽게 무궁화가 국화로 굳어졌고, 또 국민들은 이 꽃을 사랑해 왔다.

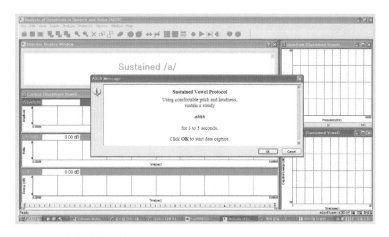

그림 9-11 Sustained Vowel Protocol 실행 화면

(3) CSID 활용하기

① CSID 이해하기

- Cepstral/Spectral Index of Dysphonia(CSID)는 Awan과 동료들이 연구한 새로운 측정치이다. CSID는 평가자의 청지각적 판단 결과들과의 상관관계로부터 다중회기식으로 계산된 지수로 음

성장애 중증도 정보를 100-pt로 표시할 수 있다. 이는 CAPE-V에서 청지각적으로 음성장애의 정도를 100mm로 표시하는 시각적 아날로그 척도(visual analog scale, VAS)와 유사하여 청지각 평가 결과와 상관성이 매우 높아 결과 해석에 용이하다. CSID 산출 공식은 다음과 같다.

 표 9-3 모음과 문장 과제의 CAPE-V 중증도 예측 공식

$S_S = 148.68 - (5.91 \times CPP) - (11.17 \times \sigma_{CPP}) - (1.31 \times SR) - (3.09 \times \sigma_{SR})$

$S_V = 84.20 - (4.40 \times CPP) - (10.62 \times \sigma_{CPP}) - (1.05 \times SR) + (7.61 \times \sigma_{SR}) - (10.68 \times G)$

S_S는 문장 과제의 CAPE-V, S_V는 모음 과제의 CAPE-V, σ_{CPP}는 CPP의 표준편차, SR은 L/H 스펙트럼의 비율, σ_{SR}는 L/H 스펙트럼 비율의 표준편차, G는 성별(남자＝0, 여자＝1)을 나타냄.

출처: Awan et al.(2010).

② ADSV Option과 프로토콜 기능을 사용하여 CSID 확인하기

- 프로그램 상단의 ADSV Options에서 CSID 관련 측정치를 결과 값에 나오도록 설정할 수 있음
- ADSV Options-CSID 측정치 체크-적용-확인 클릭
- 프로토콜 기능을 사용하면 ADSV 옵션 설정 없이 결과에서 CSID를 확인할 수 있음
- 이때 Sustained Vowel 프로토콜을 실행한다면 모음 과제의 CSID, 다양한 Sentence 프로토콜을 실행한다면 문장 과제의 CSID를 확인할 수 있음

Parameter	Value	Units
ustained Vowel (Updated)		
Start of Selected Range	0.000	sec
End of Selected Range	0.000	sec
CPP	11.691	dB
CPP Std Dev	0.169	dB
CPP Max	12.043	dB
CPP Min	11.386	dB
L/H Spectral Ratio	37.417	dB
L/H Spectral Ratio Std Dev	1.266	dB
L/H Spectral Ratio Max	40.014	dB
L/H Spectral Ratio Min	34.083	dB
Mean CPP F0	183.575	Hz
Mean CPP F0 Std Dev	1.220	Hz
CSID - for female sustained vowel	-7.299	
CSID - for male sustained vowel	3.381	

그림 9-12 프로토콜로 CSID 값 확인

(4) Multiple Tokens 기능 활용하기

① 임상 현장에서 환자에게 다양한 프로토콜을 반복적으로 사용하는 경우, 방금 실시했던 평가 결과와 지금 수행한 결과를 비교하거나 여러 번 반복한 결과의 평균값에 대한 정보가 필요함

② ADSV의 Multiple Tokens 기능은 이전 결과와 함께 보여 주는 Append, 새로운 결과 값만 제시하는 Replace, 이전 결과와 새로운 결과 값의 평균값을 보여 주는 Average 기능들이 있음. ADSV 값은 누적 방식으로 이루어지기 때문에 토큰 기능을 사용할 때 주의할 것

4. ADSV 결과의 해석

ADSV를 사용할 때 그 결과를 정확하게 분석하고 해석하는 것이 필요하다. 이 절에서는 녹음한 음성 데이터 분석 결과를 어떻게 해석하는지 그 방법에 대해 배워 보고, ADSV가 제시하는 측정치들이 갖는 의미에 대해 살펴보고자 한다.

1) ADSV의 1차 분석 결과

ADSV는 [그림 9-13]에서 보는 것처럼 5개의 창이 나타나면서 1차적 분석 결과를 보여 준다. 먼저 A창은 파형, L/H ratio, CPP에 대한 정보를 제시하고, B창은 스펙트럼, C창은 켑스트럼, D창은 스펙트로그램, B창 뒤에 숨어 있는 E 창은 LTA Power 스펙트럼에 대한 정보를 제시한다. [그림 9-13]은 20대 정상 여성이 연장 발성한 /a/ 모음을

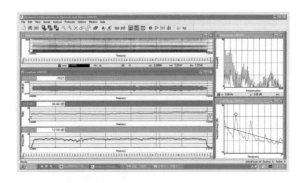

그림 9-13 ADSV 1차 분석 완료 후 화면

분석한 결과로, 세부적으로 살펴보면 다음과 같다.

먼저 음성 강도와 주파수 정보를 나타내는 A와 D 창의 파형과 스펙트로그램이 끊임없이 곧게 그려 지고 있어 전반적으로 안정된 발성 수행력을 보인다고 예측할 수 있다. 또한 B창의 스펙트럼의 정보를 보면 기본주파수의 배음 성분들이 잘 형성되어 있어 듣기 좋은 정상 음성임을 예측해 볼 수 있다. 마지막으로 켑스트럼 정보를 나타내는 C창에서 검정색 동그라미로 표시된 부분은 켑스트럼 피크가 회귀선보다 아주 높고 두드러지게 나타나는 것을 볼 수 있는데 이는 CPP 수치가 높으며, 이는 음성신호의 주기성이 규칙적이고 일정함을 말해 주므로 정상 음성의 특성을 보인다고 볼 수 있다.

2) ADSV의 2차 분석 결과

1차 분석 후 ADSV의 2차 분석을 통해 객관적인 결과 값을 살펴볼 수 있다. ADSV에서 제시하는 대표적인 음성 매개변수들은 배음의 정도를 나타내는 CPP, 4kHz 이상과 이하 값의 에너지 비율을 나타내는 L/H ratio, 60~300Hz 범위에 해당하는 CPP 평균주파수를 나타내는 Mean CPP F_0가 있다. [그림 9-14]를 통해 각 음성 매개변수의 값을 자세히 해석해 보면 다음과 같다.

CPP는 11.413dB로 높은 배음의 양을 나타내며 정상 음성은 높은 CPP를 보이고, 음성 중증도가 심할수록 낮아지는 양상을 보인다(Heman-Ackah, Michael, & Goding, 2002). CPP의 표준편차 값을 나타내는 CPP SD는 1.658dB로 표준편차 범위가 적어 다소 규칙적인 음성 패턴을 나타낸다. CPP SD는 CPP의 변동률을 나타낸다고 볼 수 있어 음성의 중증도가 심할수록 높아지는 양상을 보인다.

L/H ratio는 31.603dB로 고주파수 영역에 비해 저주파수 영역의 에너지 비율이 높아 정상 음성 특성을 나타낸다. 다시 말하면 정상 음성의

Parameter	Value	Units
Statistical Analysis		
Start of Selected Range	0.000	sec
End of Selected Range	7.221	sec
CPP	11.413	dB
CPP Std Dev	1.658	dB
CPP Max	12.832	dB
CPP Min	0.045	dB
L/H Spectral Ratio	31.603	dB
L/H Spectral Ratio Std Dev	3.518	dB
L/H Spectral Ratio Max	42.687	dB
L/H Spectral Ratio Min	3.539	dB
Mean CPP F0	205.159	Hz
Mean CPP F0 Std Dev	12.211	Hz

그림 9-14 ADSV 2차 분석 완료 후 결과

L/H ratio는 높으며, 장애음성은 비주기적이고 소음 요소가 많아 고주파수 영역대에서 높은 에너지를 보이기 때문에 L/H ratio가 낮은 양상을 보인다. L/H ratio의 표준편차 값을 나타내는 L/H ratio SD는 3.518dB로 평균 에너지 비율이 고르게 나타난다. 이는 과제에 따라서 다른 양상을 보이는데 모음 과제에서는 음성장애의 중증도가 심할수록 SD 값이 높아지는 반면 연결발화 과제에서는 다양한 자음과 모음의 음향학적 영향으로 SD 값이 낮아지는 경향을 보인다(Awan, Roy, & Dromy, 2009; Moers et al., 2012; Watts & Awan, 2011).

Mean CPP F_0는 205.159Hz로 60~300Hz 범위로부터 구한 CPP의 평균주파수를 나타낸다. 예를 들어, 정상 음성을 가진 여성은 Mean CPP F_0 값이 높고, 남성은 여성에 비해 낮은 양상을 보이는데 정상 음성의 경우 기존 음성 분석기기에서 제시하는 F_0 값과 유사한 결과 값을 제시한다. 반면 장애음성의 경우는 발성 노력에 의해 Mean CPP F_0가 매우 높게 측정되는 양상을 보이는데(Lowell et al., 2012), 식도발성 환자의 경우 노인 남성임에도 불구하고 200Hz 이상의 높은 Mean CPP F_0 결과 값을 보고하기도 한다(심희정 외, 2014).

CSID는 음성장애의 중증도를 나타내는 지수로 중증도가 높을수록 CISD 값도 높아지는 양상을 보인다. 특히 CSID는 청지각적 평가도구인 CAPE-V의 문장을 바탕으로 만들었기 때문에 청지각적 평가 결과와도 상관성이 높으며, 모음연장발성, 연결발화 과제에서 모두 측정 가능하다.

3) ADSV의 측정치

ADSV에서 제시하는 측정치들에 대한 상세한 설명은 '2) ADSV의 2차 분석 결과'에 기술하였으며

표 9-4

측정치	단위	설명
Start of Selected Range	sec	분석한 데이터의 처음 시간
End of Selected Range	sec	분석한 데이터의 끝 시간
CPP	dB	전체 켑스트럼의 회귀선과 cepstral peak 간 강도의 차이
CPP SD	dB	CPP의 표준편차 값
CPP Max	dB	CPP의 최댓값
CPP Min	dB	CPP의 최솟값
L/H Ratio	dB	4000Hz를 기점으로 위/아래의 평균 에너지 비율
L/H SD	dB	L/H ratio의 표준편차 값
L/H Ratio Max	dB	L/H ratio의 최댓값
L/H Ratio Min	dB	L/H ratio의 최솟값
Mean CPP F_0	Hz	선택된 유성음 데이터 프레임의 60~300Hz 범위에서 CPP를 통해 구한 평균 F_0 주파수
Mean CPP F_0 SD	Hz	Mean CPP F_0의 표준편차 값
CSID-for CAPE-V Sentence	–	CAPE-V 문장 과제에서 CSID 값
CSID-for Female Sustained Vowel	–	모음 과제에서 여성의 CSID 값
CSID-for Male Sustained Vowel	–	모음 과제에서 남성의 CSID 값

여기에서는 이를 표로 간략하게 도식화하여 제시한다. ADSV에서는 규준치나 정상 역치에 대한 정보를 제공하지 않으므로 수치가 의미하는 바를 잘 이해할 필요가 있다(〈표 9-4〉).

5. ADSV 분석의 실례

여기에서는 실제 음성장애 환자를 대상으로 ADSV 분석을 적용해 보고자 한다. 특히 환자의 음성 특성을 비교하기 위해 정상 음성의 경우에 대해 제시하고, 실제 환자의 음성은 음성장애의 중증도에 따른 결과를 살펴보고자 한다.

1) 정상(normal) 음성의 경우

(1) 정상적인 성대를 가진 21세 남성의 /a/ 모음연장발성 과제 수행 결과

- A창의 파형의 포락선, CPP, L/H ratio 선이 큰 변동 없이 그려져 전반적으로 안정된 발성 수행력을 보이며, B창의 스펙트럼도 4kHz 이하의 저주파수 영역대에서 높은 에너지를 보이고, 배음 구조가 잘 형성되어 있으며, C창의 켑스트럼도 켑스트럼 피크가 아주 높고 두드러지게 나타나 정상 음성임을 예측해 볼 수 있다.

- CPP는 15.102dB로 높은 배음의 양과 배음 구조를 나타내며 L/H ratio는 32.646dB로 저주파수 영역 에너지 비율이 높아 정상 음성 양상을 보인다. Mean CPP F_0도 117.636Hz로 남성 성인의 정상 음도 범위에 속함을 알 수 있다. CPP SD는 0.489dB, L/H ratio SD는 1.922dB, Mean CPP F_0 SD는 0.505Hz로 각 측정치의 작은 표준편차 값에서도 알 수 있듯이 매우 규칙적인 정상 음성의 특성을 나타낸다.

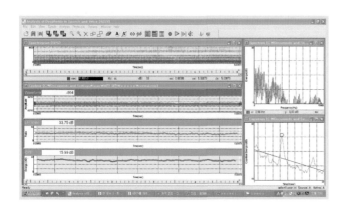

| 그림 9-15 | 정상(normal) 음성 분석 결과 |

2) 중등도(moderate) 음성의 경우

(1) 노인성 음성장애를 가진 72세 여성의 /a/ 모음연장발성 과제 수행 결과

- A창의 파형의 포락선, CPP, L/H ratio 선의 시간에 따른 변화 폭이 비교적 커서 전반적으로 다소 불안정한 발성 수행력을 보였으며, B창의 스펙트럼도 4kHz 이상의 고주파수 영역대에서 높은 에너지를 보여 소음이 많이 포함된 양상을 보인다. 또한 스펙트럼 상에서 기본주파수의 배음 성분들이 점차 불명료해지는 것을 관찰할 수 있다. C창의 켑스트럼 결과를 보면 켑스트럼 피크의 높이가 낮아 음성신호의 주기성이 떨어져서 음질이 다소 좋지 않은 음성임을 예측해 볼 수 있겠다.

- CPP는 7.589dB로 정상 성인 음성에 비해 배음의 양이 매우 적었으며, L/H ratio도 불안정한 음성으로 인해 고주파수 영역 에너지 비율이 높아져 정상 성인에 비해 낮은 L/H ratio 값을 보인다. Mean CPP F_0는 138.158Hz로 여성 화자임에도 불구하고 낮은 음도를 보인다. Mean CPP F_0는 60 ~300Hz 범위에 해당하는 CPP 평균주파수를 나타내기 때문에 음질이 좋지 않은 경우 낮아질 수 있다. CPP SD는 3.084dB, L/H ratio SD는 1.985dB, Mean CPP F_0 SD는 46.751Hz로 정상 성인에 비해 커진 각 측정치의 표준편차 값에서도 알 수 있듯이 불규칙적인 장애음성의 특성을 살펴볼 수 있다. 특히 SD 값은 장애의 중증도와 상관성이 높기 때문에 정상 음성에 비해 큰 SD 값을 나타낸 것으로 볼 수 있다.

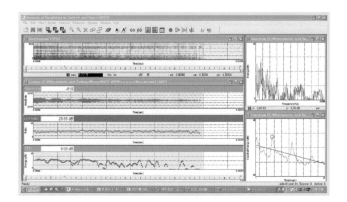

Statistical Analysis (Updated)		
Start of Selected Range	0.000	sec
End of Selected Range	0.000	sec
CPP	7.589	dB
CPP Std Dev	3.084	dB
CPP Max	11.917	dB
CPP Min	0.005	dB
L/H Spectral Ratio	25.587	dB
L/H Spectral Ratio Std Dev	1.985	dB
L/H Spectral Ratio Max	30.809	dB
L/H Spectral Ratio Min	17.375	dB
Mean CPP F0	138.158	Hz
Mean CPP F0 Std Dev	46.751	Hz

그림 9-16　중등도(moderate) 음성 분석 결과

3) 심도(severe) 음성의 경우

(1) 후두전적출 후 식도발성 음성재활을 사용하는 69세 남성의 /a/ 모음연장발성 과제 수행 결과

- 파형 포락선, CPP, L/H ratio 선의 변동 폭이 크고 음성 강도도 매우 약해서 매우 불안정한 발성 수행력을 가지며, 켑스트럼 피크도 매우 완만하고 낮으며, 스펙트럼도 고주파수 영역대에서 매우 높은 에너지와 기본주파수의 배음 성분들이 매우 불명료해서 음성신호의 주기성을 찾아볼 수 없으므로 심도의 장애음성임을 예측해 볼 수 있다.

- CPP는 4.488dB로 배음의 양이 매우 적고 비주기적인 파동을 나타내며 L/H ratio는 16.257dB로 정상과 중등도 음성장애 환자의 음성과 비교했을 때보다 고주파수 영역 에너지 비율이 매우 높아서 심각한 음질 문제를 보임을 알 수 있다. Mean CPP F_0는 128.398Hz로 남성 성인의 정상 음도 범위에 속한다. CPP SD는 2.075dB, L/H ratio SD는 3.131dB, Mean CPP F_0 SD는 14.049Hz로

각 측정치의 표준편차 값이 큰 것을 볼 수 있는데, 이는 음성장애의 중증도와 비례하는 양상을 보인다.

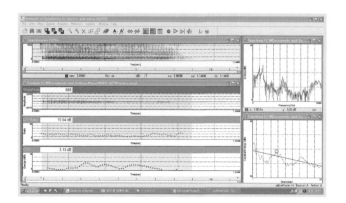

Statistical Analysis (Updated)		
Start of Selected Range	0.000	sec
End of Selected Range	0.000	sec
CPP	4.488	dB
CPP Std Dev	2.075	dB
CPP Max	8.612	dB
CPP Min	0.854	dB
L/H Spectral Ratio	16.257	dB
L/H Spectral Ratio Std Dev	3.131	dB
L/H Spectral Ratio Max	24.612	dB
L/H Spectral Ratio Min	10.565	dB
Mean CPP F0	128.398	Hz
Mean CPP F0 Std Dev	14.049	Hz

그림 9-17 심도(severe) 음성 분석 결과

4) 중증도에 따른 CSID 변화

CSID는 음성장애의 정도를 수량하기 위해 다변수 알고리즘(multi-variable algorithm)을 사용하여 계산된 지수이다. 특히 CSID는 CAPE-V의 시각적 아날로그 척도(VAS)처럼 100포인트로 음성장애의 정도를 표시하는 평가방법에 기초하였기 때문에 청지각적 평가와 상관성이 매우 높다. [그림 9-18]은 앞서 살펴보았던 중증도에 따른 음성을 분석한 CSID 지수와, VAS로 청지각적 평가를 실시한 결과를 그래프로 도식화한 것이다. 그림을 자세히 보면 음성장애의 중증도가 높아짐에 따라 CSID 지수와 VAS 수치가 모두 증가하는 양상을 보이는 것을 알 수 있다. 이는 음성장애의 중증도와 CSID가 서로 높은 상관성을 갖는다고 볼 수 있으며, 특히 CSID가 청지각적 평가 결과와 밀접한 관계가 있음을 알 수 있다. 이는 환자의 음성 평가 시 유용한 정보가 될 수 있다.

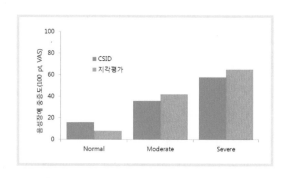

그림 9-18 중증도에 따른 CSID와 VAS 변화

6. 맺음말

ADSV는 간단한 조작으로 다양하고 정밀한 음성 분석 결과를 얻을 수 있기 때문에 임상현장과 연구 분야에서 광범위하게 응용될 수 있다. 예를 들어 성대폴립, 성대마비, 성대부종 등의 음성장애 환자들과 신경 손상이나 뇌 손상으로 인한 말·운동장애 환자들의 음성에 대해 켑스트럼과 스펙트럼을 분석하여 CPP, L/H ratio, Mean CPP F_0 등의 값을 살펴볼 수 있다. 또한 연결발화에서의 음질평가와 음성장애의 분석이 가능하기 때문에 연구분야뿐만 아니라 임상현장에서도 유용하게 사용되길 기대해 본다.

참고문헌

심희정, 장효령, 신희백, 고도흥(2014). 식도발성화자 음성의 spectral & cepstral 분석. 말소리와 음성과학, 6(2), 47-54.

American Speech-Language-Hearing Association. (2002). Consensus auditory-perceptual evaluation of voice (CAPE-V). Auditory Perceptual Assessment of Voice Disorders. Consensus Conference. University of Pittsburgh, Department of Communication Sciences and Disorders. Pittsburgh, PA.

Awan, S., Roy, N., & Dromey, C. (2009). Estimating dysphonia severity in continuous speech: Application of a multi-parameter spectral/cepstral model. *Clinical Linguistics and Phonetics, 23* (11), 825-841.

Awan, S., & Roy, N. (2009b). Outcomes measurement in voice disorders: application of an acoustic index of dysphonia severity. *Journal of Speech, Language and Hearing Research, 52* (2), 482-499.

Awan, S. N., Giovinco, A., & Owens, J. (2012). Effects of vocal intensity and vowel type on cepstral analysis of voice. *Journal of Voice, 26* (5), 15-20.

Awan, S. N., Roy, N., Jetté, M. E., Meltzner, G. S. & Hillman, R. E. (2010). Quantifying dysphonia severity using a spectral/cepstral-based acoustic index: Comparisons with auditory-perceptual judgements from the CAPE-V. *Clinical Linguistics and Phonetics, 24* (9), 742-758.

Bogert, B. P., Healy, M. J. R., & Tukey, J. W., (1963). The quefrency analysis of time series for echoes: Cepstrum, pseudo-autocovariance, cross-cepstrum, and saphe cracking, in Time Series Analysis, Rosenblatt, M., Ed., Ch. 15, pp. 209-243.

Heman-Ackah, T., Michael, D., & Goding, G. (2002). The relationship between cepstral peak prominence and selected parameters of dysphonia. *Journal of Voice, 16* (1), 20-27.

Hillenbrand, J., Cleveland, R., & Erickson, R. (1994). Acoustic correlates of breathy vocal quality. *Journal of Speech, Language, and Hearing Research, 37*, 769-778.

Hillenbrand, J., & Houde, R. (1996). Acoustic correlates of breathy vocal quality dysphonic voices and continuous speech. *Journal of Speech, Language, and Hearing Research, 39*, 311-321.

Huang, X., Acero, A., & Hon, H.-W. (2001). *Spoken Language Processing: A Guide to Theory, Algorithm and System Development.* Prentice-Hall.

Lowell, S. Y., Kelley, R. T., Awan, S. N., Colton, R. H., & Chan, N. H. (2012). Spectral- and cepstral-based acoustic features of dysphonic, strained voice quality. *Annals of Otology, Rhinology and Laryngology, 121*(8), 539-548.

Lowell, S. Y., Colton, R. H., Kelley, R. T., & Mizia, S. A. (2013). Predictive value and discriminant capacity of cepstral- and spectral-based measures during continuous speech. *Journal of Voice, 27*(4), 393-400.

Moers, C., Mobius, B., Rosanowski, F., Noth, E., Eysholdt, U., & Haderlein, T. (2012). Vowel- and text-based cepstral analysis of chronic hoarseness. *Journal of Voice, 26*(4), 416-424.

Oppenheim, A. V., & Schafer, R. W. (2004). From frequency to quefrency: a history of the cepstrum. *IEEE Signal Processing Magazine, 21* (5), 95-106.

Watts, C. R., & Awan, S. N. (2011). Use of spectral/cepstral analyses for differentiating normal from hypo-functional voices in sustained vowel and continuous speech contexts. *Journal of Speech, Language, and Hearing Research, 54* (6), 1525-1537.

10
Dr. Speech의 사용법

한지연 · 고도흥

대구사이버대학교 언어치료학과

한림대학교 언어청각학부

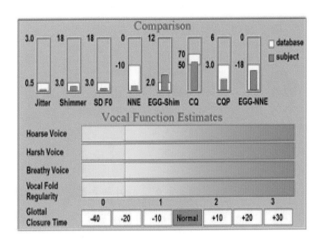

음성의 측정, 분석, 평가를 위한 도구는 인간의 말소리를 탐구하고 이를 적용하기 위하여 음성학자, 언어치료사, 이비인후과 전문의 등의 전문가의 사용 목적에 따라 그 특징을 달리한다. 이러한 도구 중 특히 Dr. Speech는 필수 분석 파라미터(parameter)의 사용과 명료한 시각화, 그리고 음성의 생리학적, 음향학적, 청지각적 상관관계를 고려한 측면에서 현장 언어치료사를 위하여 개발된 도구라고 할 수 있다. Dr. Speech 4.0의 영어로 운영되는 프로그램으로는 Vocal Assessment, Real Analysis, Electroglottograph, NasalView, Speech Therapy, Speech Training, Pith Master로 총 7가지이다. 이 7가지의 프로그램 중 Vocal Assessment와 Real Analysis는 음향학적 및 생리학적 음성평가 도구이며, Electroglottograph는 전기성문도 측정으로 Vocal Assessment의 EGG Assessment로 사용될 수 있다. 그리고 비성도 측정은 NasalView를 사용할 수 있다. Speech Therapy, Speech Training, Pith Master는 환자를 대상으로 발성 및 조음 훈련에 유용하도록 애니메이션이 결합된 프로그램이다.

이 장에서는 Dr. Speech의 여러 프로그램 중 언어치료사의 임상적 유용성이 높은 Vocal Assessment와 Real Analysis를 중심으로 Dr. Speech의 사용법과 분석 사례의 적용 등을 알아보고자 한다.

1. Vocal Assesment

1) 개관

Vocal Assessment는 마이크를 이용하여 녹음하는 음향학적 음성검사인 Voice Assessment와 전기성문도(electroglottographic, EGG)를 이용한 EGG Assessment가 동시에 가능하다. EGG Assessment를 Vocal Assessment 프로그램에서 동시에 실시하기 위해서는 EGG의 외부 하드웨어를 추가적으로 설치해야 한다. 이와 같이 음향학적 음성 검사와 생리학적 음성검사를 동시에 실시 가능한 Vocal Assessment의 장점은 다음과 같다.

- 시각적 용이성과 확연성: 작업창과 버퍼(buffer)창으로 구성되어 검사자와 환자 간의 음성검사에 대한 시각적 확인이 매우 용이하다.
- 실시간 음향학적 검사와 생리학적 검사의 동시 실시: 성대 진동에 대한 정보를 음향학적 영역뿐만 아니라 생리학적 검사를 동시에 실시함으로써 이에 대한 상관성을 규명할 수 있다.
- 검사에 대한 통계 결과 제시: 임상적으로 유용한 통계적 수치에 대한 결과를 제시한다.

- 임상적으로 유용한 음성 측정 파라미터 사용: F_0, 지터(jitter), 쉼머(shimmer), NNE, HNR 등
- 배음과 소음 성분에 대한 추출
- 음성의 청지각적 판단 제시: 음질의 청지각적인 목쉰 소리, 거친 소리, 기식적 소리에 대한 중등도를 음향학적 상관성에 근거하여 제시한다.
- 음성 치료 모니터링

2) 워크 스페이스(Workspace)

(1) 작업창

Vocal Assessment는 Voice Assessment만을 진행할 경우 단일 화면을 이용하게 되지만, EGG Assessment를 동시에 진행하게 되면 이중 화면으로 작업이 진행된다.

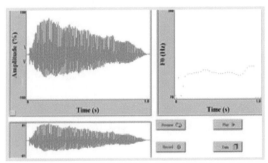

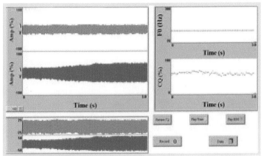

| 그림 10-1 | Vocal Assessment 단일 화면

| 그림 10-2 | Vocal Assessment 이중 화면

(2) 녹색프레임(Green frame)

Dr.Speech의 Vocal Assessment와 Real Analysis는 버퍼창에 파형을 그대로 두고 분석하고자 하는 구간을 버퍼창의 녹색프레임을 이용하여 설정할 수 있는데, 녹색프레임 이동과 확대 또는 축소를 통하여 분석 구간을 쉽게 설정할 수 있다([그림 10-3]). 검사자는 버퍼창의 녹색프레임의 크기를 조정하여 분석 구간을 설정하고 확대한다([그림 10-4]). 그리고 녹색프레임으로 최대한 확대한 후 더 확대하고자 할

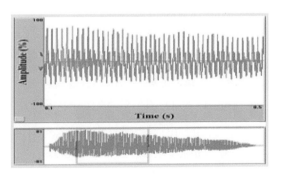

| 그림 10-3 | 녹색프레임을 이용한 구간 선택

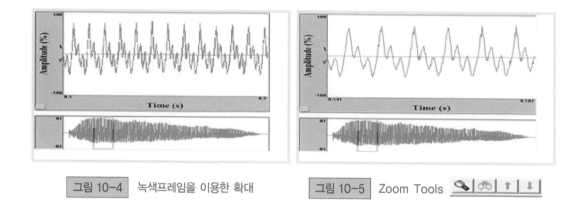

그림 10-4	녹색프레임을 이용한 확대		그림 10-5	Zoom Tools

때에는 작업창의 Zoom In 아이콘을 사용한다([그림 10-5]).

3) 메뉴바, 툴바, 쇼트컷 박, 쇼트컷 키

메뉴바, 툴바를 사용하여 빠른 메뉴를 사용할 수 있다. 각 메뉴는 아이콘에 마우스를 대어 주면 확인이 가능하다.

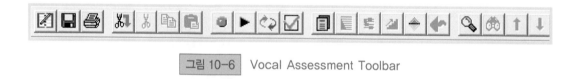

그림 10-6	Vocal Assessment Toolbar

4) 메뉴 세팅하기

(1) 실시간 녹음 및 분석 파라미터 세팅

① 메뉴에서 Settings > Real-time Recording and Analysis Parameter Setting (Prefer) 선택 또는 툴바에서 ☑를 클릭한다.

② 파라미터 세팅은 좌우 양쪽으로 구분되어 있으며, Voice Assessment와 EGG Assessment에 해당된다. 검사자는 좌우 구분된 선택 창을 미리 확인하여 피험자에게 제시하거나 분석할 항목을 선택할 수 있다.

(2) 녹음과 재생 설정하기

① 메뉴에서 Settings 〉 Recording and Playback Settings를 선택한다.

② 녹음 설정을 위한 설정은 다음과 같다.

Device	컴퓨터 사운드카드에 맞는 입력을 선택한다.
Sampling Frequency	음성평가를 위한 가장 높은 표본채취율 44,100Hz로 고정되어 있다.
Recording Time	☒, 4, 5, 10 sec / 선택창에서는 10초까지 최대임을 제시하고 있으나 음성녹음 시간에 적절하게 최소 0.2초부터 최대 15초까지 조절할 수 있다.
Volume	녹음에 필요한 적정 크기를 조절할 수 있다.
Input Selection	audio, EGG, audio+EGG–Vocal Assessment를 사용하는 용도에 따라 입력 장비를 선택한다.
count down	0, 1, 2, ☒, 4, 5, 10 sec / 녹음 시작을 피험자에게 알려주는 방법으로 0초~10초까지 조절할 수 있다.

*프로그램 초기 설정 값은 ☐로 표기한다.

③ 재생 설정하기

Device	음성 출력 장비를 선택한다.
Volume	음성 재생 동안의 출력 크기를 선택한다.
Play Rate	음성 재생 속도를 조절한다.

5) 녹음하기

Vocal Assessment는 대상자 정보를 등록하여 관리하며 개인 정보 〉 치료 회기에 대한 자료 파일을 녹음하고 저장하여 관리할 수 있다. 간단한 기존 파일 열기나 삭제하기 기능에 대한 설명은 생략하고 가장 중요한 음성 녹음을 하는 순서부터 살펴보면 다음과 같다.

(1) 음성 녹음 수준 설정하기

Vocal Assessment의 음성 녹음을 시작하기 전 분석하기에 가장 최적의 음성을 녹음할 수 있도록 배경소음과 음성 입력 수준을 설정하며 과정은 다음과 같다.

① 메뉴 Audio에서 Background Noise Setting을 선택한다.

② 녹색 선 아래에 막대가 표시되어야 Background Noise Setting이 적절한 것으로 확인한다.

③ 메뉴 Audio에서 Voice Recording Level Setting을 선택한다.

④ 피험자는 바른 자세로 5초 동안 /ae/를 연장 발성한다. Vocal Assessment에서 기본 모음은 /a/ 보다도 /ae/를 사용하는데, 스트로보스코프 검사에서 사용되는 모음이 /ae/이므로 생리학적 검 사 결과와 음향학적 검사 결과 간 동일 모음을 사용하여 상관성을 제시하고자 하는 데에 목적이 있다.

⑤ 음성 입력 수준이 녹색 선 사이에 있는지 확인한다.

⑥ 음성 입력 수준이 낮거나 높으면 컴퓨터의 증폭 수준을 조정하거나, 외부 pre-amplifier를 이용하 거나, 마이크와 피험자의 입과의 거리를 조정한다.

(2) 음성과 EGG 녹음

음성을 녹음하기 위해서는 Real Time Record를 선택하거나 ◉를 클릭한다. 대상자는 편안한 강도 로 'bat'의 /ae/를 연장 발성하게 한다. Vocal Assessment의 표본채취율(sampling rate)은 44kHz로 설 정되어 있다. 음성 평가를 위한 분석을 진행하기 전 녹음 단계에서의 음성 입력 수준은 아주 중요하다.

따라서 [그림 10-7]과 같이 입력 수준이 전체 진 폭 영역에 충분히 커야 한다. 그렇지 않고 [그림 10-8]과 같이 너무 약하거나, [그림 10-9]와 같 이 과도할 경우 음성 분석에 적절하지 않다. 이 와 같은 경우 다음의 세 가지 방법을 사용하여 적정 진폭 수준으로 음성을 입력할 수 있도록 한다.

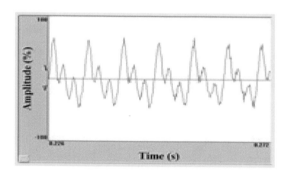

그림 10-7 　최적의 음성 입력 수준

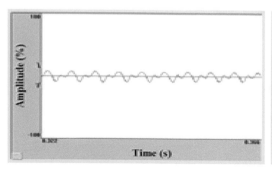

그림 10-8 　약한 음성 입력 수준

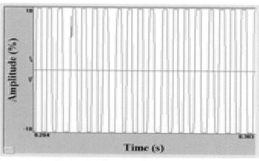

그림 10-9 　과도한 음성 입력 수준

- 피험자의 입과 마이크와 거리 조정
- 컴퓨터 사운드 카드에서의 입력 수준을 조정
- 외부 증폭기를 이용한 입력 수준 조정

6) 분석하기

(1) Vocal Analysis Data

① 음성 녹음을 한 후 녹색프레임을 사용하여 분석하고자 하는 구간을 설정한다.

② 메뉴 Analysis 〉 Vocal Analysis Data를 선택한다.

Voice Data		(0.0s to 2.9s)		**EGG Data**			
Habitual F_0(Hz)	151.66	NNE(dB)	-18.06	Habitual F_0(Hz)	152.08	NNE(dB)	-22.09
Jitter(%)	0.15	HNR(dB)	27.18	Jitter(%)	0.51	HNR(dB)	25.17
Shimmer(%)	1.69	SNR(dB)	26.20	Shimmer(%)	3.73	SNR(dB)	23.86
F_0 Tremer(Hz)	1.64	Amp Tremer(Hz)	3.62	F_0 Tremer(Hz)	12.67	Amp Tremer(Hz)	3.04
Mean F_0(Hz)	152.10	MPT(s)	0.00	Mean F_0(Hz)	152.08	CQ(%)	55.33
SD F_0(Hz)	1.16	s/z ratio	0.00	SD F_0(Hz)	1.38	CI	-0.59
Max F_0(Hz)	155.28	Ratio(%)	45.00	Max F_0(Hz)	156.94	OR(%)	79.39
Min F_0(Hz)	149.49			Min F_0(Hz)	148.48	CR(%)	20.51
						CQP(%)	1.32
						CIP(%)	6.83

그림 10-10 Vocal Analysis Data

③ Voice Data 파라미터의 정의와 해석은 다음과 같다.

- Habitual F_0(Hz): 습관적인 음도의 기본주파수로 Dr. Speech의 기본주파수 F_0 추출은 BIPD(Bilinear Interpolation Pitch Detection) 방법을 사용한다. BIPD 방법을 이용한 음도 주기(Pitch Period, PP)를 결정하는 알고리즘은 다음과 같다.

$$PP = P_{i+1} - P_i \, (i=1, \, \cdots \, N-1)$$

- Jitter(%) : 주파수 변동률([그림 10-11])로서 초기 설정된 Jitter 알고리즘은 Jitter(PPQ)이며 이에 대한 자세한 설명은 '7) 파라미터 설정과 해석'에서 제시하였다.

- Shimmer(%): 진폭 변동률([그림 10-12])로 초기 설정된 Shimmer 알고리즘은 Shimmer (APQ) 이며 이에 대한 자세한 설명은 '7) 파라미터 설정과 해석'에서 제시하였다.

- F_0 Tremer(Hz): 기본주파수 진전으로 음성신호의 주기에서 1~5kHz 사이의 변동을 나타낸다.

- Amp Tremer(Hz): 진폭 진전으로 음성신호의 주기의 진폭에 매우 작은 주기적인 변동을 나타낸다.

- NNE(dB): 정규화된 소음 에너지(normalized noise energy)라고 하며([그림 10-13]) HNR보다 병리적 음성을 정상 음성으로부터 판별하는 데 더 유의하다고 본다. NNE 알고리즘은 다음과 같다.

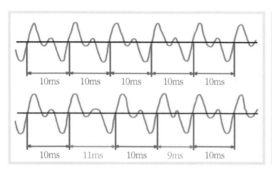

그림 10-11 주파수 변동률 측정을 위한 Jitter

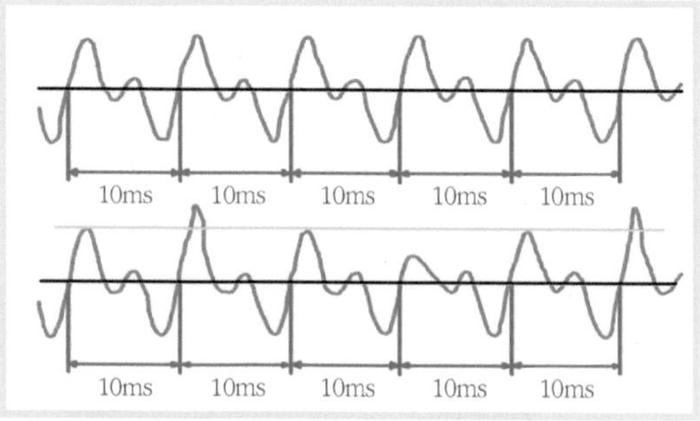

그림 10-12 진폭 변동률 측정을 위한 Shimmer

$$NNE = 10 \times \log \frac{\sum_n \omega(n)^2}{\sum_n x(n)^2} + BL(dB)$$

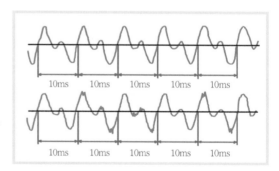

그림 10-13 성문 소음에너지 측정을 위한 NNE

- HNR(dB): 배음대소음비(Harmonic-to-Noise Ratio)는 소음 에너지와 비교했을 때 배음의 에너지가 차지하는 비율을 나타낸다.

- SNR(dB): 신호대소음비(Signal-to-Noise Ratio)는 소음 에너지와 비교했을 때 소리 신호가 지니는 에너지 비율을 나타낸다.

- 주파수, 진폭, 주기에 관한 기초 통계 결과

기본주파수	진폭	주기
Mean F_0 : 평균 기본주파수	Mean Amp : 평균 진폭	Mean Period: 평균 주기
SD F_0 : 기본주파수 표준편차	SD Amp : 진폭 표준편차	SD Period : 주기 표준편차
Max. F_0 : 최대 기본주파수	Max. Amp : 최대 진폭	Max. Period : 최장 주기
Min. F_0 : 최소 기본주파수	Min. Amp : 진폭	Min. Period : 최단 주기

• MPT(s): 최대연장발성시간

• Ratio(%): 2~4kHz 범위 내에 있는 스펙트럼 에너지를 나타낸다.

④ EGG Data 파라미터의 정의와 해석은 다음과 같다.

EGG Assessment의 CQ, CI 등의 파라미터는 EGG 파형을 ccp = closing phase(폐소기), cop = opening phase(개대기), cp = contact phase(접촉기), t = time(주기)로 구분하여 설정하였다([그림 10-14]). 임상적으로 EGG는 성대의 개방보다는 폐쇄에 대한 생리학적 정보로 유용하게 사용될 수 있다. CQ는 성대의 폐쇄 정도, CI는 성대 진동의 동시성에 대한 정보와 관련된다. 그리고 CQP와 CIP는 성대 진동에서의 폐쇄와 동시성에 대한 정규성을 측정한다.

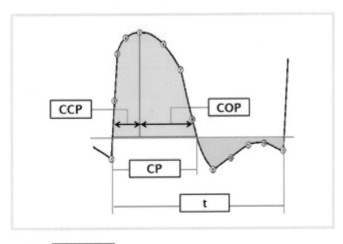

ccp = closing phase (폐소기)
cop = opening phase (개대기)
cp = contact phase (접촉기)
t = time (주기)

그림 10-14 EGG 파형과 성대 폐쇄 및 개방 구간

EGG-F$_0$	음향학적 F$_0$와 동일한 알고리즘으로 측정된다.	
EGG-Jitter	음향학적 Jitter와 동일한 알고리즘으로 측정된다.	
EGG-Shimmer	음향학적 Shimmer와 동일한 알고리즘으로 측정된다.	
CQ	Contact Quotient	$$CQ = \frac{cp}{t}$$
CI	Contact Index	$$CI = \frac{ccp - cop}{cp}$$
CQP	Contact Quotient Perturbation	CQ의 주기 변동률 측정으로 Jitter(k = 5)와 유사하다.
CIP	Contact Index Perturbation	CI의 주기 변동률 측정으로 Jitter(k = 5)와 유사하다.
EGG-NNE	음향학적NNE 측정과 유사한 알고리즘으로 측정된다.	

(2) Vocal Analysis Profile

① 메뉴 Analysis 〉 Vocal Analysis Profile을 선택한다.

② Vocal Analysis Profile의 첫 번째 창은 음성의 F$_0$와 진폭, 두 번째 창은 스펙트로그램, 세 번째 창은 EGG의 Contact Quotient를 제시한다.

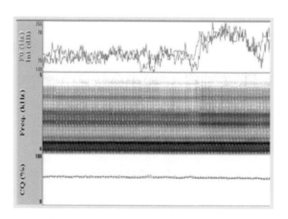

(3) Vocal Quality Assessment

그림 10-15 Vocal Analysis Profile

① 메뉴 Analysis 〉 Vocal Quality Assessment 를 선택한다.

② Vocal Quality Assessment 결과로 제시된 그래프를 해석한다.

각 그래프 결과 수치 측정 파라미터 도출은 음향학적 측정 영역인 Voice Assessment와 생리학적 영역인 EGG Assessment에 있으므로 이를 분리하여 확인한다. 각 파라미터의 정의와 해석은 '7) 파라미터 설정과 해석'에서 제시하였다.

Voice Assessment에서 청지각적 평가결과는 목쉰 음성(Hoarse Voice), 거친 음성(Harsh Voice), 기식적인 음성(Breathy Voice)이 0, 1, 2, 3의 4점 척도의 중등도로 나타난다. 이와 같은 결과는 Jitter가 목쉰 음성과 거친 음성과 높은 상관관계를 가지고, Shimmer는 목쉰 음성과, NNE는 목쉰 음성과 기식적인 음성과 높은 상관관계를 가진다는 연구결과에 근거한다.

Voice Assessment	EGG Assessment
jitter	EGG-Shim
shimmer	CQ
SD F_0	CQP
NNE	EGG-NNE
Hoarse Voice	Vocal Fold Regularity
Harsh Voice	Glottal Closure Time
Breathy Voice	

Huang(1995)에서 실시한 음성합성을 이용한 음향학적 파라미터와 청지각적 평가의 상관관계에 관한 연구를 살펴보면 다음과 같다.

$F_0 = 125Hz$, shimmer = 1%, glottal noise energy = 50dB, amplitude of voicing = 60dB, spectral tilt = 0dB 로 설정하고 Jitter 수치만을 변경시킨 음성합성음에 대한 청지각적 평가 결과는 다음과 같다.

Jitter Level	Hoarseness Mean(SD)	Harshness Mean(SD)	Breathness Mean(SD)
0.00%	0.25(0.43)	0.25(0.43)	0.13(0.33)
0.35%	0.50(0.50)	0.63(0.48)	0.25(0.43)
0.51%	1.13(0.33)	1.25(0.43)	0.25(0.43)
0.80%	1.38(0.48)	1.50(0.50)	0.25(0.43)
1.02%	2.00(0.50)	2.13(0.60)	0.38(0.48)
1.35%	2.38(0.48)	2.25(0.43)	0.38(0.48)
1.79%	2.63(0.48)	2.75(0.43)	0.50(0.50)
2.06%	2.88(0.33)	3.00(0.00)	0.50(0.50)

Shimmer와 청지각적 평가 간의 상관관계에 관한 연구에서는 $F_0 = 125Hz$, jitter = 0.3%, glottal noise energy = 50dB, amplitude of voicing = 60dB, spectral tilt = 0dB로 설정하고 shimmer 수치만을 변경시킨 음성합성음에 대한 청지각적 평가 결과는 다음과 같다.

Shimmer Level	Hoarseness Mean(SD)	Harshness Mean(SD)	Breathness Mean(SD)
0.51%	0.13(0.33)	0.13(0.33)	0.13(0.33)
0.77%	0.25(0.43)	0.13(0.33)	0.13(0.33)
1.36%	0.88(0.33)	0.50(0.50)	0.25(0.43)
1.92%	1.75(0.66)	0.50(0.50)	0.25(0.43)
2.67%	2.13(0.60)	0.63(0.48)	0.38(0.48)
3.28%	2.75(0.43)	0.63(0.48)	0.63(0.48)
3.93%	2.63(0.48)	0.63(0.48)	0.50(0.50)
4.84%	3.00(0.00)	1.13(0.60)	0.63(0.48)

NNE와 청지각적 평가 간의 상관관계에 관한 연구에서는 $F_0 = 125Hz$, jitter = 0.3%, shimmer = 1%, amplitude of voicing = 60dB, spectral tilt = 0dB 로 설정하고 NNE 수치만을 변경시킨 음성합성음에 대한 청지각적 평가 결과는 다음과 같다.

NNE Level	Hoarseness Mean(SD)	Harshness Mean(SD)	Breathness Mean(SD)
-23.63 dB	0.13(0.33)	0.00(0.00)	0.00(0.00)
-22.25 dB	0.25(0.43)	0.25(0.43)	0.25(0.43)
-20.25 dB	0.75(0.43)	0.13(0.33)	1.13(0.60)
-17.35 dB	1.38(0.48)	0.38(0.48)	1.63(0.48)
-13.96 dB	1.88(0.33)	0.25(0.43)	2.38(0.48)
-10.64 dB	2.25(0.43)	0.50(0.50)	2.38(0.48)
-7.33 dB	2.50(0.50)	0.75(0.43)	2.75(0.43)
-4.82 dB	2.88(0.33)	0.75(0.43)	3.00(0.00)

(4) Advance Measure

① 메뉴 Analysis 〉 Advance Measure를 선택한다.

② Advance Measure 결과를 그래프를 통해 해석한다. 파형의 원신호에서 배음과 소음 부분을 분리하여 분석하는 사례는 '8) Vocal Assessment의 분석 사례'에서 제시하였다.

Signal	파형의 원신호를 나타낸다.
Har	원신호에서 배음 부분만을 추출하여 나타낸다.
Noise	원신호에서 소음 부분만을 추출하여 나타낸다.

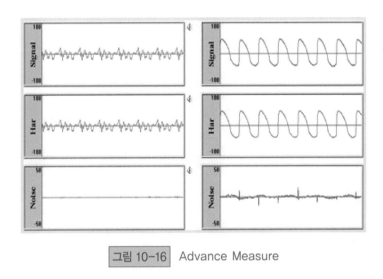

그림 10-16 Advance Measure

7) 파라미터 설정과 해석

Voice Assessment 관련 분석을 위한 파라미터 설정과 이에 대한 해석은 다음과 같다.

(1) Audio Wave Tab

실시간 녹음에서의 파형 보여 주기 및 분석과 관련되며, 프로그램의 초기 설정 값은 □로 표기하였다.

audio unit	digital, analog	digital 녹음에서 진폭이 -100 ～ +100% 사이에서 제시될 수 있음을 나타낸다.
Time Display unit	seconds, samples	초 단위로 파형이 제시된다.
audio phage	up, down	Up이면 일반적인 파형 형태로 녹음이 된다.

(2) Power Spectrum Tab

Power Spectrum Tab은 Power Spectrum과 Ratio에 관한 설정과 관련된다. 파워 스펙트럼(Power Spectrum)은 주파수 성분에 따른 에너지 분포를 제시하여 주며, Ratio는 2~4kHz 에너지를 0~5kHz의 FFT 에너지와의 비율로 나타낸다.

FFT 분석을 실시하기 전 분석창을 설정해야 하며 Vocal Assessment는 해밍창(Hamming window)이 초기 설정되어 있다. Rectangular window 적용은 원신호의 데이터 변화가 없으며, Hanning window와 Hamming window는 창의 중앙에 있는 데이터를 제외하고는 0에 가깝게 된다([그림 10-17], [그림 10-18], [그림 10-19]).

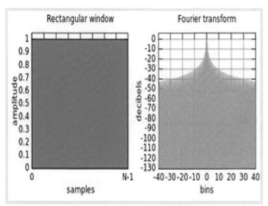

그림 10-17 Rectangular window가 적용된 스펙트럼 결과

출처: http://en.wikipedia.org/wiki/Window_function

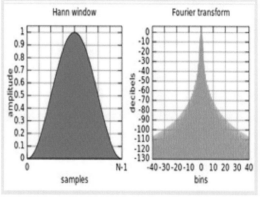

그림 10-18 Hanning window가 적용된 스펙트럼 결과

출처: http://en.wikipedia.org/wiki/Window_function

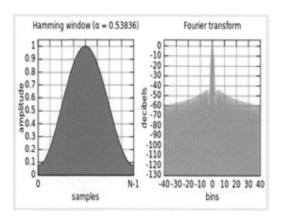

그림 10-19 Hamming window와 적용된 스펙트럼 결과

출처: http://en.wikipedia.org/wiki/Window_function

FFT order	8, 9, 10	FFT(Fast Fourier Transform) 알고리즘에 근거한 수치이다.
Pre-emphasis	0, 90, 98	소음으로 인하여 주파수가 변조되지 않게 사전에 강조하는 것으로, % 단위로 설정되어 있다.
Window Type	Rectangular, Hamming, Hanning	FFT를 이용하여 신호를 분석하기 전 분석의 목적에 맞게 분석창을 적용하여 신호를 조절한다.
Amplitude Display	Min. -40, -30, -20, -10, 0, 10, 20	Power Spectrum에서 사용되는 진폭 수준을 설정한다.
	Max. 40, 50, 60, 70, 80, 90, 100, 110, 120,	

*프로그램의 초기 설정 값은 □로 표기하였다.

Hamming window를 MatLab을 이용하여 10Hz 사인파에 적용한 결과를 보면 Hamming window 가 적용됨에 따라 신호 0.5초의 window 중앙에서는 원신호를 유지하지만 그 밖에는 에너지가 감소되는 것을 볼 수 있다([그림 10-20]).

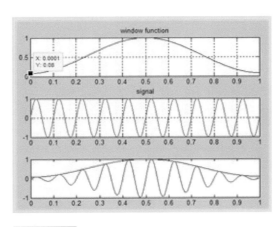

그림 10-20 | MatLab을 이용한 Hamming window 가 적용된 신호

(3) Formant (LPC Spectrum) Tab

Power Spectrum을 완만한 곡선으로 제시하는 Linear Predictive Coding(LPC)은 모음의 포먼트 분석에서 아주 중요한 사항이다. 프로그램의 초기 설정 값은 □로 표기하였다.

LPC order	10, 12, $\boxed{14}$, 16	Power Spectrum을 완만한 곡선으로 제시한다.
Pre-emphasis	$\boxed{0}$, 90, 98	소음으로 인하여 주파수가 변조되지 않게 사전에 강조하는 것으로, % 단위로 설정되어 있다. 0%로 설정되면 소음 성분 에너지가 포먼트 분석 결과에 반영된다.
Window Type	Rectangular, $\boxed{Hamming}$, Hanning	FFT를 이용하여 신호를 분석하기 전 분석의 목적에 맞게 분석창을 적용하여 신호를 조절한다.

(4) Fundamental Frequency (F_0) Tab

주기적 신호의 가장 낮은 주파수인 기본주파수는 첫 번째 배음 주파수라고도 한다. F_0는 성대 진동에 대한 주기성을 제시하는 데 가장 중요한 수치가 된다. 프로그램의 초기 설정 값은 □로 표기하였다.

F_0 Range	male	남성, 여성, 아동, 가수를 대상으로 주파수 범위를 다르게 설정한다.
	female	
	child	
	singer	
Low Pass Filter Order	0, 7, $\boxed{33}$, 67	저역통과 필터는 차단주파수(cutoff frequency)보다 낮은 주파수의 경우 신호를 통과시키며 높은 경우 감쇠시킨다. Vocal Assessment에서는 수치가 높을수록 더 정교하게 F_0를 측정할 수 있다.
Voice Sensitivity	High, $\boxed{Medium}$, Low	녹음에서 음성 민감도에 관한 사항이다.

(5) Intensity Tab

시간에 따른 강도(intensity) 그래프를 제시한다.

Low Limit	0, $\boxed{10}$, 20, 30, 40, 50, 60 dB
High Limit	70, 80, $\boxed{90}$ dB

(6) Spectrogram Tab

Band Width	wideband(240Hz), middleband(120Hz), narrowband(60Hz)	일반인 음성 분석에서는 광대역을 사용하고 전문 가수의 음성 분석에서는 협대역을 사용하여 vibrato 특성을 분석하는 것이 좋다. 협대역은 배음을 분석하기에 좋으며 광대역은 기본주파수에 따른 저주파수대 특성을 분석하기에 좋다.
Sensitivity	0, 10, 20, 30, 40, 50dB	감쇠(attenuation) 수치로서 낮은 수치의 dB일수록 소음에 대한 감쇠가 적다.
Dynamic Range	50, 60, 70, 80, 90, 100, 110, 120dB	역동범위 수치가 낮을수록 스펙트로그램의 명암 대비가 크다.
Pre-emphasis	0, 90, 98 %	소음으로 인하여 주파수가 변조되지 않게 사전에 강조하는 것으로, % 단위로 설정되어 있음. 0%로 설정되면 소음 성분 에너지가 포먼트 분석 결과에 반영된다.
Window Type	Rectangular, Hamming, Hanning	FFT를 이용하여 신호를 분석하기 전 분석의 목적에 맞게 분석창을 적용하여 신호를 조절한다.

(7) Perturbation Tab

지터(jitter)는 주파수 변동률을 나타내는 것으로, 지터 측정은 측정하고자 하는 주기의 몇 개를 사용하여 서로 간에 얼마나 주기가 다른지를 측정하느냐에 따른 알고리즘에 근거하여 몇 가지 측정법이 있다. Vocal Assessment에서는 Jitter(RAP), Jitter(PPQ), Jitter(11pts)가 Jitter(abs), Jitter(%)보다 병리적 음성을 분석하기에 적절하다고 제안한다.

쉼머(shimmer)는 진폭 변동률을 나타내는 것으로, 쉼머 측정은 측정하고자 하는 주파수의 진폭이 서로 간에 얼마나 다른지를 측정하는 알고리즘에 근거하여 몇 가지 측정법이 있다. Vocal Assessment 에서는 Shimmer(3pt), Shimmer(APQ), Shimmer(11p)가 Shimmer(%)보다 병리적 음성을 분석하기에 적절하다고 제안한다.

(8) Voice database Tab과 EGG database Tab

데이터베이스 탭에서는 음향학적 검사와 EGG 검사에서 각각 Vocal Assessment에서 적용하고 있는 정상규준치 수치를 제시한다. 따라서 임상적으로 환자에게 점차적인 목표를 제시하기 위한 방법으로 그래프를 제시하고자 할 때, 검사자는 이 수치를 다른 수치로 적용할 수 있다. 또한 Vocal Assessment 에서 제시하는 정상규준치는 모음 /ae/에 대한 수치이므로 검사자는 다른 모음을 이용한 검사결과나 연구결과를 적용하고자 할 때 수치를 달리 적용하여 진행할 수 있다.

8) Vocal Assessment의 분석 사례

가성대 발성을 사용하는 15세 여학생의 파형과 이에 대한 분석 결과를 보면, 습관적인 기본주파수는 436.58Hz, NNE는 -12.71dB로 측정되었다([그림 10-21], [그림 10-22]). 이에 대한 음성 치료 전후의 소음 분석 결과, 소음 그래프에서 분명한 차이를 확인할 수 있다([그림 10-23], [그림 10-24]).

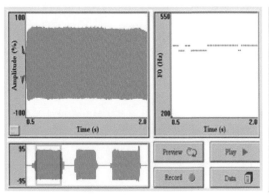

그림 10-21 가성대 발성의 파형

Voice Data

(Start: 0.6s End: 2.0)

Habitual F_0(Hz)	436.58	NNE(dB):	-12.71	MPT(s)	0.00
Jitter(%)	0.50	HNR(dB)	25.54	s/z ratio	0.00
Shimmer(%)	0.46	SNR(dB)	24.34	Ratio(%)	0.00
F_0 Tremor(Hz)	5.42	Amp Tremor(Hz)	4.61		
Mean F_0(Hz)	433.29				
SD F_0(Hz)	7.59				
Max F_0(Hz)	454.64				
Min F_0(Hz)	412.15				

그림 10-22 가성대 발성에 대한 음성 분석 결과

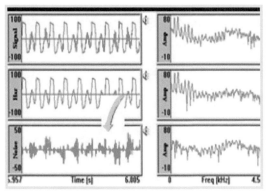

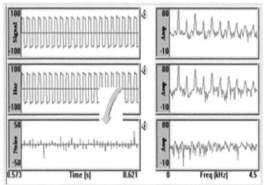

그림 10-23 음성 치료 전 소음 성분

그림 10-24 음성 치료 후 소음 성분

또한 성대마비 환자의 EGG 파형에서 성대폐쇄가 정상적인 폐쇄 구간에 비해 현저하게 적은 것과 이에 따른 CQ 수치가 매우 낮은 것을 확인할 수 있다([그림 10-25]).

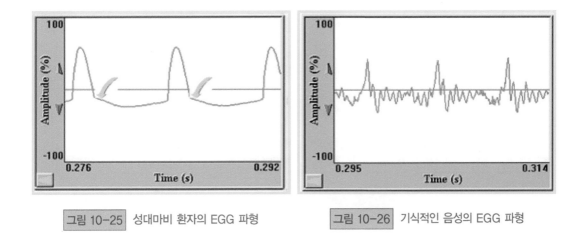

그림 10-25 | 성대마비 환자의 EGG 파형   그림 10-26 | 기식적인 음성의 EGG 파형

기식적인 음성의 실제 분석 사례의 파형과 이에 따른 분석 결과를 보면 EGG 파의 소음 성분이 NNE 수치로 나타나고, 이는 청지각적으로 기식적인 음성과 상관되어 분석 결과가 나타난다([그림 10-26]).

2. Real Analysis

1) 개관

Dr. Speech의 Vocal Assessment가 발성 단계에서의 병리적 음성평가를 위한 분석도구라면, Real Analysis는 발성 단계뿐만 아니라 조음 음성학적 분석까지 실시할 수 있는 유용한 도구이다.

2) 워크 스페이스(Workspace)

(1) 작업창과 녹색프레임(Green frame)

Real Analysis는 작업창과 파형을 그대로 두고 구간을 설정할 수 있는 버퍼창이 있다. Vocal Assessment와 마찬가지로 녹색프레임을 사용하여 분석구간을 설정한다.

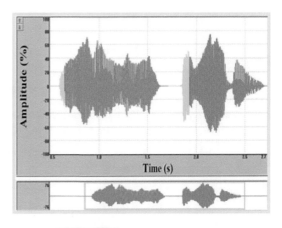

그림 10-27 | Real Analysis 화면

3) 메뉴바, 툴바, 쇼트컷박, 쇼트컷키

메뉴바, 툴바를 사용하여 빠른 메뉴를 사용할 수 있다. 각 메뉴는 아이콘에 마우스를 대어 주면 확인이 가능하다.

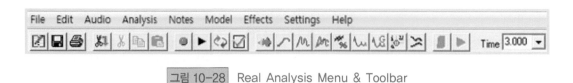

그림 10-28 Real Analysis Menu & Toolbar

4) 메뉴 세팅하기

(1) 실시간 녹음 및 분석 파라미터 세팅

① 메뉴에서 Settings 〉 Real-time training setting (Prefer)을 선택하거나 툴바에서 ☑를 클릭한다.

② 파라미터 세팅은 좌우 양쪽으로 구분되어 있으며, Basic Training과 Advanced Training에 해당된다. 검사자는 좌우 구분된 선택 창을 미리 확인하여 피험자에게 제시하거나 분석할 항목을 선택할 수 있다.

③ Silence Criteria는 3dB로 초기 설정되어 있으며 소음 환경이 심할수록 더 높은 수치를 적용하면 소음 에너지는 입력되지 않게 된다.

(2) 녹음과 재생 설정하기

① 메뉴에서 Settings 〉 Recording and Playback Settings를 선택한다.

② 녹음 설정을 위한 선택사항은 다음과 같다.

Device		컴퓨터 사운드카드에 맞는 것을 선택한다.
Sampling Frequency		표본채취율은 11,025Hz로 고정되어 있다.
Recording Time	3, 4, 5, 10 sec	선택 창에서는 10초까지 최대임을 제시하고 있으나 음성 녹음시간에 적절하게 최소 0.5초부터 최대 60초까지 조절할 수 있다.
Volume		녹음에 필요한 적정 크기를 조절할 수 있다.
Input Selection	mic, lin in	녹음방법에 따라 입력장비를 선택한다.
count down	0, 1, 2, 3, 4, 5, 10 sec	녹음 시작을 피험자에게 알려 주는 방법으로 0초~10초까지 조절할 수 있다.

*프로그램의 초기 설정 값은 □로 표기하였다.

③ 재생 설정을 위한 선택사항은 다음과 같다.

Device	음성 출력 장비를 선택한다.
Volume	음성 재생 동안의 출력 크기를 선택한다.
Play Rate	음성 재생 속도를 조절한다.

5) 녹음하기

(1) 음성 녹음 수준 설정하기

Real Analysis의 음성 녹음을 시작하기 전 분석하기에 가장 최적의 음성을 녹음할 수 있도록 배경소음과 음성 입력 수준을 설정하며, 과정은 다음과 같다.

① 메뉴 Audio에서 Background Noise and Speech Level Settings를 선택한다.

② 녹색 선 아래에 막대가 표시되어야 Background Noise Setting이 적절한 것으로 확인한다.

③ 동일 창에서 speech level setting을 선택한다.

④ 피험자는 바른 자세로 5초 동안 모음 /ae/를 연장 발성한다.

⑤ 음성 입력 수준은 녹색 선 사이에 있는지 확인한다.

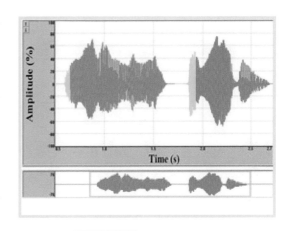

그림 10-29 녹음된 전체 파형

⑥ 음성 입력 수준이 낮거나 높으면 컴퓨터의 증폭 수준을 조정하거나, 외부 pre-amplifier를 이용하거나, 마이크와 피험자의 입과의 거리를 조정한다.

(2) 음성 녹음

Audio 〉 Real Time Recording을 선택하거나 🔘 을 클릭하면 된다. 검사자는 대상자에게 필요로 하는 발화를 하게 한다. 이때 음성 입력 수준이 진폭 수준에 적절하도록 확인한다. 자세한 사항은 앞서 Vocal Assessment에서 설명한 음성 녹음에 대한 사항을 확인한다.

6) 분석하기

(1) Audio Wave

① 음성 녹음을 한 후 녹색프레임을 사용하여 분석하고자 하는 구간을 설정한다. 이때 작업창에서 녹색으로 표시되는 구간은 무성음(unvoiced)에 해당되고, 붉은색은 유성음(voiced) 구간에 해당 된다([그림 10-30], [그림 10-31]).

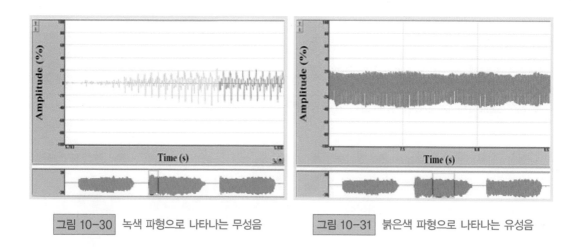

| 그림 10-30 | 녹색 파형으로 나타나는 무성음 | 그림 10-31 | 붉은색 파형으로 나타나는 유성음 |

② 메뉴 Analysis 〉 Audio Wave Analysis를 선택한다.
③ audio wave 분석을 위한 파라미터 설정은 Audio Wave Tab에서 실시한다.

(2) F_0 분석

① 메뉴 Analysis 〉 F_0 extraction을 선택한다.
② 기본주파수 분석을 위한 파라미터 설정은 다음과 같다. F_0 범위는 남성, 여성, 아동, 가수에 따른 최소~최대 범위가 다르므로 검사 대상자에 따라 달리 설정한다.

	남성	여성	아동	가수
최저 주파수	70	150	200	70
최고 주파수	300	350	550	800

	male	남성, 여성, 아동, 가수를 대상으로 주파수 범위를 다르게 설정
F0 Range	female	한다.
	child	
	singer	
Low Pass Filter Order	0, 7, 33, 67	저역통과필터는 차단주파수(cutoff frequency)보다 낮은 주파수의 경우 신호를 통과시키며 높은 경우 감쇠시킨다. 수치가 높을수록 더 정교하게 F_0를 측정할 수 있다.
Voice Sensitivity	High, Medium, Low	녹음에서 음성 민감도에 관한 사항이다.

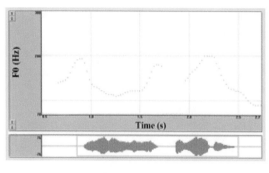

그림 10-32 F_0 분석 화면

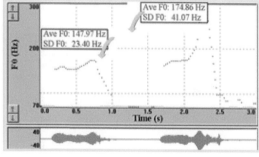

그림 10-33 억양 변화에 따른 F_0 변화

(3) 강도 분석

① 메뉴 Analysis 〉 Intensity Calculation을 선택한다.

② 강도 측정을 위하여 파라미터 분석 설정 Tab을 사용한다.

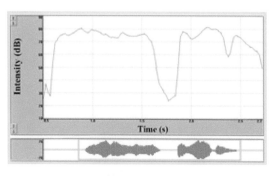

그림 10-34 강도 분석 화면

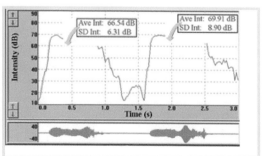

그림 10-35 강세 변화에 따른 강도 변화

강도는 말의 강세에 따라 변화하며 강도 곡선 그래프로 제시될 수 있고, 평균 강도 및 표준편차 값을 활용할 수 있다.

(4) 기본주파수 및 강도 분석과 F_0 히스트로그램

① 메뉴 Analysis 〉 F_0 & Intensity Analysis를 선택한다.

② 메뉴 Analysis 〉 F_0 Histrogram을 선택한다.

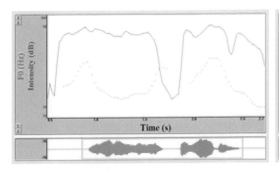

그림 10-36 기본주파수와 강도

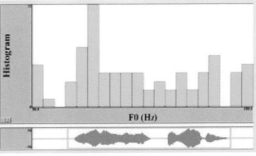

그림 10-37 F_0 히스트로그램

(5) 통계 결과

① 메뉴 Analysis 〉 F_0 & Intensity Analysis를 선택한다.

② Real Analysis의 통계 결과는 기본주파수와 강도에 대한 평균, 표준편차, 최대, 최소에 대한 수치를 나타낸다. 또한 분석 파형의 말소리 구간, 묵음 구간, 유성음 구간, 무성음 구간을 %로 확인할 수 있다.

Statistic Report
(Start: 0/5s End: 2.7s)

Ave F_0:	143.68Hz	Ave Int:	67.46dB
SD F_0:	31.73Hz	SD Int:	16.20dB
Max F_0:	200.45Hz	Max Int:	81.77dB
Min F_0:	90.37Hz	Min Int:	24.08dB

Percent Speech Time: 100.00%
Percent Silence Time: 0.00%
Percent Voiced Time: 82.61%
Percent Voiceless Time: 17.39%
F_0 Range: 110.09Hz, 13semitone

그림 10-38 통계 결과

(6) 파워 스펙트럼

① 메뉴 Analysis 〉 Power Spectrum을 선택한다.

② 파워 스펙트럼 측정을 위한 파라미터 설정은 다음과 같다.

FFT order	8, 9 ,10	FFT 알고리즘에 근거한 수치이다.
Pre-emphasis	0 , 90, 98	소음으로 인하여 주파수가 변조되지 않게 사전에 강조하는 것으로, % 단위로 설정되어 있다.
Window Type	Rectangular, Hamming , Hanning	FFT를 이용하여 신호를 분석하기 전 분석의 목적에 맞게 분석창을 적용하여 신호를 조절한다.

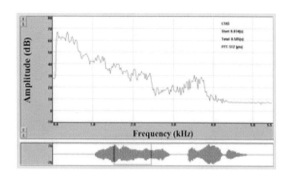

그림 10-39 파워 스펙트럼

(7) LPC 스펙트럼

① 메뉴 Analysis 〉 LPC Spectrum을 선택한다.

② LPC 스펙트럼 측정을 위한 파라미터 설정은 다음과 같다.

LPC order	10, 12, 14 , 16	Power Spectrum을 완만한 곡선으로 제시한다.
Pre-emphasis	0 , 90, 98	소음으로 인하여 주파수가 변조되지 않게 사전에 강조하는 것으로, % 단위로 설정되어 있다. 0%로 설정되면 소음 성분 에너지가 포먼트 분석 결과에 반영된다.
Window Type	Rectangular, Hamming , Hanning	FFT를 이용하여 신호를 분석하기 전 분석의 목적에 맞게 분석창을 적용하여 신호를 조절한다.

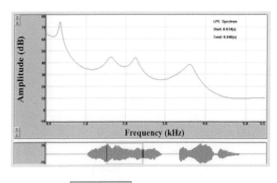

그림 10-40 LPC 스펙트럼

(8) Power 스펙트럼과 LPC 스펙트럼

① 메뉴 Analysis 〉 Power Spectrum & LPC Spectrum을 선택한다.

스펙트럼은 주파수 성분에 따른 에너지 특성을 분석하고자 할 때 사용하는 것이다. 주파수 1개의 순음이라면 1개의 스펙트럼 봉우리를 나타내고, 2개의 주파수로 구성된 복합음일 때는 2개의 스펙트럼 봉우리를 확인할 수 있으며, 4개의 주파수로 구성된 복합음은 4개의 스펙트럼 봉우리를 분석을 통해 확인할 수 있다([그림 10-42], [그림 10-43], [그림 10-44]).

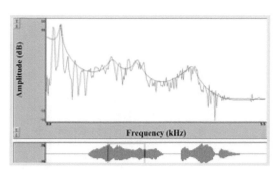

그림 10-41 Power 스펙트럼과 LPC 스펙트럼

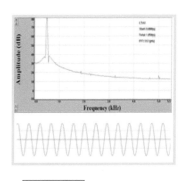

그림 10-42 순음의 스펙트럼

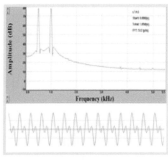

그림 10-43 주파수 2개의 스펙트럼

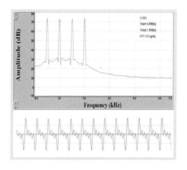

그림 10-44 주파수 4개의 스펙트럼

(9) 모음 공간

① 메뉴 Analysis 〉 Vowel Space를 선택한다.

② 모음 공간 분석을 위한 파라미터 설정한다.

③ IPA를 비롯한 5개 언어(Chinese, English, IPA, Japanese, Portuguese, Spanish)를 선택할 수 있으며, IPA로 초기 설정되어 있다.

④ IPA에서의 남성, 여성, 아동의 F1과 F2 수치는 다음과 같다.

	i		ε		ae	
	F1	F2	F1	F2	F1	F2
남성	270	2290	530	1840	725	1600
여성	310	2790	610	2330	870	1600
아동	370	3200	690	2610	725	1600

	a		α		ɔ		u	
	F1	F2	F1	F2	F1	F2	F1	F2
남성	660	1720	730	1090	570	840	300	870
여성	860	2050	850	1220	590	920	370	950
아동	980	2320	990	1370	680	1060	430	1170

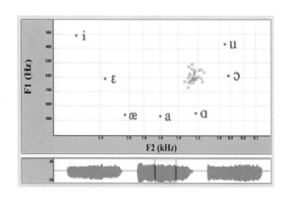

그림 10-45 F1과 F2 값에 근거한 모음 공간

(10) 스펙트로그램

① 메뉴 Analysis 〉 Spectrogram을 선택한다.

② 스펙트로그램을 이용한 파라미터 설정은 다음과 같다.

Band Width	wideband(240Hz), middleband(120Hz), narrowband(60Hz)	일반인 음성 분석에서는 광대역을 사용하고 전문 가수의 음성 분석에서는 협대역을 사용하여 vibrato 특성을 분석하는 것이 좋다. 협대역은 배음을 분석하기에 좋으며 광대역은 기본주파수에 따른 저주파수대 특성을 분석하는 데 활용한다.
Sensitivity	0, 10, 20, 30, 40, 50 dB	감쇠(attenuation) 수치로서 낮은 수치의 dB일수록 소음에 대한 감쇠가 적다.
Dynamic Range	50, 60, 70, 80, 90, 100, 110, 120 dB	역동범위 수치가 낮을수록 스펙트로그램의 명암 대비가 크다.
Pre-emphasis	0, 90, 98 %	소음으로 인하여 주파수가 변조되지 않게 사전에 강조하는 것으로, % 단위로 설정되어 있다. 0%로 설정되면 소음 성분 에너지가 포먼트 분석 결과에 반영된다.
Window Type	Rectangular, Hamming, Hanning	FFT를 이용하여 신호를 분석하기 전 분석의 목적에 맞게 분석 창을 적용하여 신호를 조절한다.

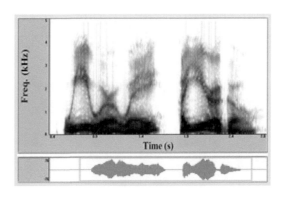

그림 10-46 스펙트로그램

7) Real Analysis의 분석 사례

(1) 광대역 스펙트로그램과 협대역 스펙트로그램 분석

정상 음성과 병리적 음성을 Real Analysis의 스펙트로그램 분석을 통해 비교해 보면 정상 음성은 기본주파수와 포먼트 에너지를 확인할 수 있으며 그 밖의 주파수대에서는 소음 성분이 강하게 나타나지 않는다. 그러나 병리적 음성은 스펙트로그램의 시간에 따른 전체 주파수대에서 소음 성분이 심하게 나타나는 것을 분석할 수 있다([그림 10-47], [그림 10-48]).

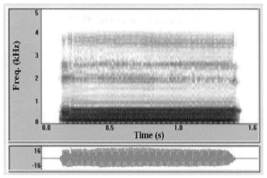 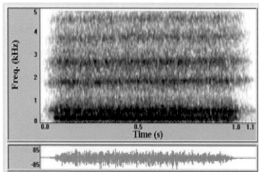

그림 10-47 정상 음성의 광대역 스펙트로그램 분석   그림 10-48 병리적 음성의 광대역 스펙트로그램 분석

광대역과 협대역 설정 차이에 따른 스펙트로그램 분석 결과를 보면 [그림 10-49]은 광대역 스펙트로그램 분석으로 포먼트의 변화를 확인할 수 있고, [그림 10-50]의 협대역 스펙트로그램 분석으로 배음 성분이 뚜렷하게 나타나는 것을 볼 수 있다.

가수의 비브라토(vibrato) 분석을 위해서는 광대역 스펙트로그램 분석([그림 10-51])보다 협대역 스펙트로그램 분석([그림 10-52])을 사용하였을 때 뚜렷한 배음 성분이 나타난다. 또한 말소리와 노래를 비교해 보면 말소리 보다 노래에서 풍부한 배음 성분을 협대역 스펙트로그램 분석을 통해서 확인할 수 있다([그림 10-53], [그림 10-54]).

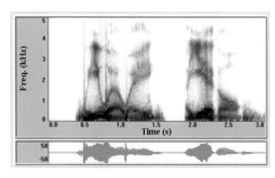 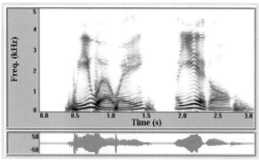

그림 10-49 광대역 스펙트로그램 분석   그림 10-50 협대역 스펙트로그램 분석분석

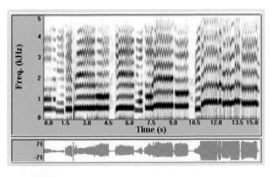

그림 10-51　광대역 스펙트로그램을 이용한 가수의 비
　　　　　　브라토 분석

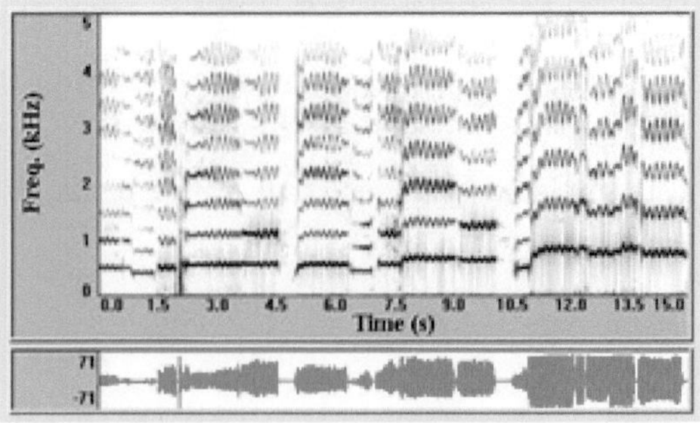

그림 10-52　협대역 스펙트로그램을 이용한 가수의 비
　　　　　　브라토 분석

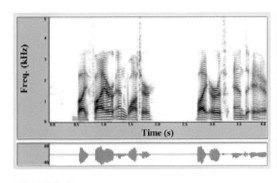

그림 10-53　협대역 스펙트로그램을 이용한 말소리
　　　　　　분석

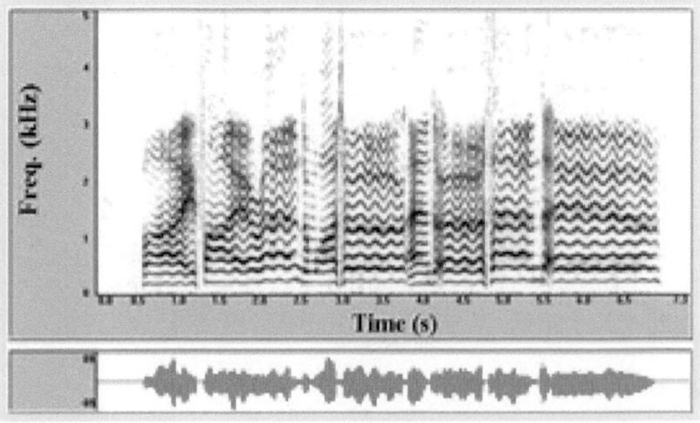

그림 10-54　협대역 스펙트로그램을 이용한 노래 분석

(2) 모음의 포먼트 측정

Real Analysis의 분석방법 중 모음의 포먼트 측정을 위한 방법으로는 모음 공간을 이용한 포먼트 측
정([그림 10-55]), LTAS 분석 및 LPC 스펙트럼을 이용하여 첫 번째 에너지가 가장 높은 주파수와 두 번
째 에너지가 가장 높은 주파수를 확인하는 방법([그림 10-56], [그림 10-57])이 있다. 그리고 광대역 스펙

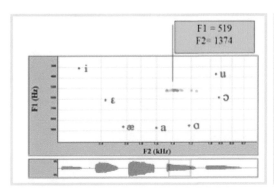

그림 10-55　모음 공간을 이용한 포먼트 측정

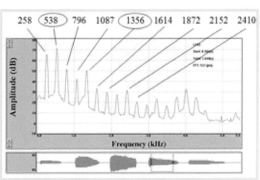

그림 10-56　LTAS를 이용한 포먼트 측정

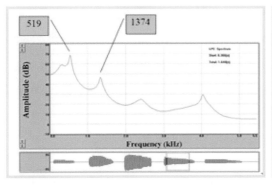

그림 10-57 LPC 스펙트럼을 이용한 포먼트 측정

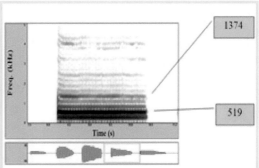

그림 10-58 광대역 스펙트로그램을 이용한 포먼트 측정

트로그램을 이용하여 저주파수부터 가장 에너지가 강한 주파수대를 확인하는 방법을 사용할 수 있다 ([그림 10-58]).

(3) 모음 공간을 이용한 모음 발음 훈련

Real Analysis의 모음 공간은 F1 값과 F2 값에 근거한 것([그림 10-59])으로 혀의 고저 및 전후에 따른 모음 사각도([그림 10-60])의 모음 위치와 일치한다. 따라서 Real Analysis의 모음 공간을 시각적 피드백 으로 활용하여 모음의 발음을 위한 훈련을 실시할 수 있다.

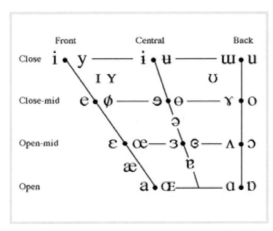

그림 10-59 혀의 고저 및 전후에 따른 모음 사각도

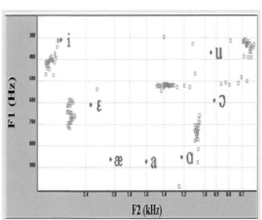

그림 10-60 모음 공간을 이용한 모음 발음 훈련 사례

(4) 음성의 지속시간과 성대 접촉방법 분석

음성 파형을 사용하여 음성의 지속시간을 측정할 수 있다([그림 10-61]).

완전한 주기성을 나타내는 성대 진동의 발성 단계 이전의 발성전 단계(pre-phonation time)는 Real Analysis에서는 비주기적이므로 무성음으로 처리하여 녹색파형으로 나타난다. 이 녹색 파형의 기울기가 정상 발성에서는 완만하지만, 강한 성대 접촉(hard glottal attack)에서는 기울기가 급하게 되고, 부드러운 성대 접촉(soft glottal attack)에서는 정상 발성의 발성시작 단계보다 더욱 완만하게 나타난다([그림 10-62]).

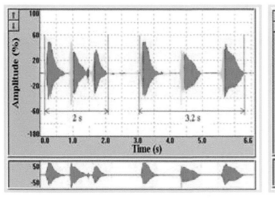

그림 10-61 말소리의 지속시간 측정

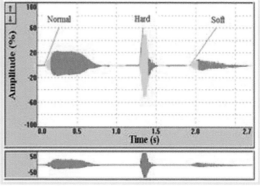

그림 10-62 성대 접촉 방법에 따른 발성전 단계 분석

관련 홈페이지

www.drspeech.com Tiger Electronics, Inc.

www.hongikmall.com 홍익무역

3. 맺음말

이 장에서는 Dr. Speech의 Vocal Assessment와 Real Analysis의 사용법과 몇 가지 분석 사례를 적용하여 제시하였다. 음성의 분석과 평가 결과가 신뢰성 있고 타당성을 확보하기 위해서는 측정 원리를 알고, 각 측정을 가장 적절하게 할 수 있는 파라미터 설정을 선택할 수 있어야 한다. 따라서 검사자는 기본 사용법을 중심으로 표준화된 측정 과정을 숙지하는 한편, 이에 따라 결과를 해석하여야 할 것이다. 그리고 무엇보다도 Dr. Speech는 음성 검사 및 평가 목적뿐만 아니라 임상 적용의 활용도도 매우 높다. 그러므로 각 분석방법의 기본 절차를 바탕으로 하여 대상자에게 음성 목표를 제시하고 시각적 피드백, 청각적 피드백 등을 위한 적극적인 활용이 가능할 것으로 기대한다.

참고문헌

안종복, 유재연, 권도하, 정옥란(2002). 일반학생과 성악도를 대상으로 Dr. Speech의 음향학적 측정치와 EGG 측정치의 상관관계 비교 연구. 대한후두음성언어의학회지, 13(1), 28-32.

유재연, 황영진, 한지연, 이옥분 역(2014). 음성과 음성치료. 서울: 시그마프레스.

유재연, 정옥란, 장태엽, 고도흥(2003). MDVP와 Praat, Dr. Speech간의 음향학적 측정치에 관한 상관연구. 말소리와 음성과학, 10(3), 29-36.

채수동(2004). Dr. Speech를 이용한 발성훈련이 인공와우 이식 아동의 음성 조절에 미치는 영향. 대구대학교 대학원 미간행 석사학위논문.

한지연(2007). 공기역학적 음성검사의 이론과 실제. 서울: 시그마프레스.

한지연, 최양규 역(2007). 언어임상을 위한 음성과학. 서울: 시그마프레스.

Han, J., & Huang, D. (2004). Effects of Mandarine vowel and tone on pre-phonation stage. Proceedings of the 2nd International Conference on Speech Science, 157-164.

Han, J., & Huang, D. (2005). Speech developmental link between intelligibility and phonemic contrast. American Speech & Hearing Association Convention. Poster249. San Diego.

Han, J., Lee, O., & Kim, H. (2010). Effects of Hang-In, Korean oriental medicine, on phonation in professional voice users. Proceedings of the 4th World Voice Congress. 212.

Huang, D. (1995). Multidimensional Measures of Voice. Unpublished Ph D. dissertation. University of Washington.

Smits, I., Ceuppens, P., & De Bodt M. S. (2005). A comparative study of acoustic voice measurements by means of Dr. Speech and Computerized Speech Lab. *Journal of Voice, 19*(2), 187-196.

11

Praat의 사용법

양병곤

부산대학교 영어교육학과

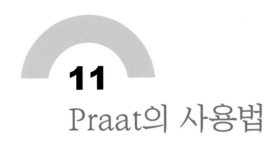

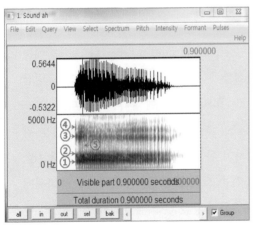
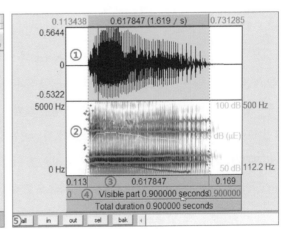

1. Praat 소개

Praat는 Paul Boersma와 David Weenink가 개발한 음성분석도구로서, 프로그램에 대한 자세한 안내는 http://www.fon.hum.uva.nl/praat/에 접속하여 볼 수 있다. 설치는 위 사이트에서 다운로드한 파일을 두 번 누르면 자동으로 압축된 파일이 풀리고 Praat 실행 프로그램이 만들어진다. 이 프로그램은 윈도우즈, 매킨토시, 유닉스 시스템 등에서 모두 사용할 수 있다. Praat는 공유 프로그램이지만, 제한된 수의 메뉴로 되어 있는 상업용 음성분석 프로그램보다 더 다양한 조합의 분석 기능을 갖추고 있다. 이런 방대한 기능은 기존의 음성분석 프로그램을 사용해보지 않는 사람들에게는 매우 복잡하고 이해하기 힘든 부분이 많을 것으로 여겨진다. 이 장에서 하나씩 직접 실행해 보고, 더 자세한 정보는 Praat 속의 Help 메뉴에서 찾아보기 바란다.

2. 개체창의 메뉴와 단추의 기능

Praat를 두 번 눌러 실행하면 개체창(Praat objects)과 그림창(Praat picture)이 나타난다. 개체창에는 음성을 녹음하거나, 하드디스크에 저장한 파일을 불러와 분석할 수 있는 메뉴와 단추들이 있다. 그림창에는 분석한 여러 가지의 결과를 고해상도의 중첩된 그림으로 나타내어 논문에 삽입할 수 있다.

[그림 11-1]의 개체창은 일종의 통제박스로서 기본메뉴(Praat, New, Open, Save, Help)가 화면 맨 위 ①에 리본 형태로 나와 있다. 기본메뉴는 직관적으로 이해하기 쉬운데 Praat는 프로그램의 환경설정, 자동으로 실행하는 스크립트 만들기, 끝내기 등의 하위메뉴가 있다. 새로운 파일을 만들 때는 New를, 기존의 파일을 불러올 때는 Open을, 어떤 개체든 저장할 때는 Save를 사용하고, 마지막의 Help에서는 이 프로그램에 대한 용어나 전문적인 도움말을 찾아볼 수 있다. 왼쪽 열의 중간 ②에 연구자가 불러온 음성파일(Sound new)이나 분석한 개체들(Pitch new, Spectrogram new)이 개체 칸에 나타나고, 왼쪽 열의 아래 ③에는 각 개체의 이름을 바꾸거나(Rename), 복사하여 새로운 개체로 올리거나(Copy), 클래스로 나타낸 실제값을 보고 수정하거나(Inspect), 개체의 아이디와 유형 등의 상세한 정보를 보거나(Info), 개

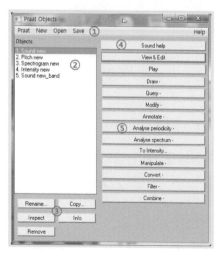

그림 11-1　Praat 개체창의 메뉴와 단추

체창에서 없애는(Remove) 단추들이 있다. 오른쪽 열의 위 ④에는 해당 개체에 대한 도움말(Sound help) 내용을 보거나, 선택된 음성을 보면서 편집(View & Edit)하거나, 재생(Play), 그림창에 그리기 (Draw), 음성파일의 실제값이나 최솟값과 같은 통계치를 알아보기(Query), 음성파일의 실제값을 일정하게 곱하거나 나누어 바꾸기(Modify), 음성파일에 계층구조로 발음기호나 단어표기(Annotate)를 할 수 있다. 오른쪽 열의 아래 ⑤에는 일반적인 음성분석을 하기 위한 메뉴단추가 있다. 먼저 성대의 진동을 볼 수 있는 피치분석(Analyse periodicity), 목소리의 지문인 성문을 분석하기(Analyse spectrum), 소리의 크기를 나타내는 세기분석(To intensity) 등이 있다. 그 아래에는 소리의 크기나 속도, 피치를 바꿀 수 있는 조작하기(Manipulate), 선택한 개체의 음성을 모노에서 스테레오로 바꾸거나 표본속도를 바꾸기(Convert), 일정한 주파수 영역만 통과시키거나 제외하는 여과기능(Filter)과 여러 개의 음성을 연결하여 하나로 만드는 결합(Combine) 등이 있다.

이번에는 기본메뉴의 하위메뉴를 살펴보기로 하자.

[그림 11-2]에 나타나 있는 Praat 메뉴 아래에는 여러 가지 연속된 작업을 차례로 실행해 주는 스크립트를 만들거나 불러오는 하위메뉴가 있고, Praat를 사용자가 편리하게 환경을 설정하는 Preferences에서는 환경설정을 통해 Praat 개체창의 분석 단추를 보이게 하거나, 사라지게 할 수 있는 단추(Buttons)를 지정한다. Sound recording preferences는 녹음할 때 메모리를 얼마로 할당할지(기본값 60Mb)를 정한다. 긴 음성을 녹음할 때는 더 큰 숫자로 바꾸면 된다.

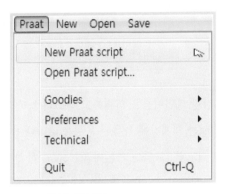

그림 11-2 Praat 하위메뉴

[그림 11-3]의 New 메뉴에는 Record mono sound 기능이 있어서, 마이크로 음성을 컴퓨터에 직접 녹음할 수 있다. 이 메뉴를 클릭하면 [그림 11-4]와 같은 녹음창이 나타난다.

그림에서 ①번 지점의 기본메뉴 File에서 녹음한 음성을 다양한 파일형태로 하드디스크에 저장할 수 있고, 녹음되고 있는 음성의 크기를 나타내는 방식을 선택하는 Meter 메뉴와 이 창에 대한 도움말을 볼 수 있다. ②번 지점에서는 Mono와 Stereo로 녹음을 선택할 수 있는데, 음성분석에서는 두 가지 방식의 차이가 없다. ③번 지점에

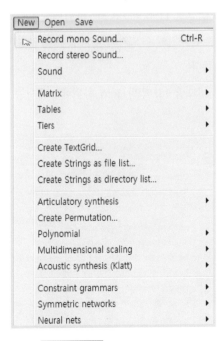

그림 11-3 New의 하위메뉴

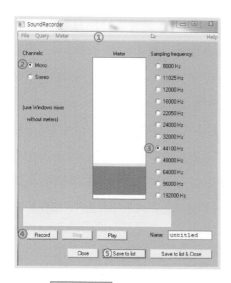

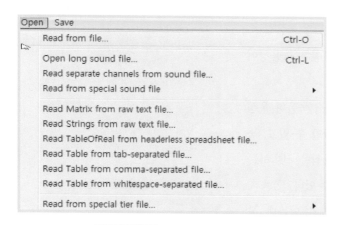

서는 표본채취율(Sampling rate)을 나타내는데 보통 기본값이 44100Hz로 설정되어 있다. 이는 1초라는 단위시간을 44100으로 나눈 1/44100초마다 소리의 크기를 컴퓨터에 파일로 저장하는 것을 나타낸다. ④번 지점에서는 Record 단추를 일단 누르면 마이크로 들어가는 소리가 기록되고, Stop단추를 눌러 녹음을 멈추고 Play를 눌러 녹음한 음성을 들어볼 수 있다. 맨 오른쪽의 Name은 파일이름을 지정할 때 입력하면 된다. 녹음될 때 Meter의 초록색 막대가 음성의 크기를 나타내 주는데 가능하면 큰 목소리로 녹음하되 붉은 띠가 생기지 않는 범위 내에서 녹음을 해야 한다. 적절한 크기로 녹음이 되었으면 File 메뉴로 가서 Write left channel to AIFC file을 선택하면 저장할 파일이름을 입력하고 하드디스크에 쓰게 된다. ⑤번 지점의 Close는 녹음창을 닫게 하고, Save to list는 개체창에 녹음된 음성을 나타내어 준다.

[그림 11-5]는 기본메뉴 New의 하위메뉴를 보여 준다. Read from file은 다양한 형태의 음성파일을 불러들일 수 있다. Read separate channels from sound file은 스테레오로 녹음한 파일을 ch1과 ch2로 분리하여 개체창에 올려준다.

[그림 11-6]의 Save의 하위메뉴에도 녹음한 음성을 단순한 숫자의 배열로 나타낸 텍스트 파일에서, 이진파일에 이르기까지 다양한 파일형태로 저장할 수 있게 해 준다.

[그림 11-7]의 Help 하위메뉴에서는 컴퓨터 자체의 도움말

그림 11-4   녹음창의 구성

그림 11-5   Open의 하위메뉴

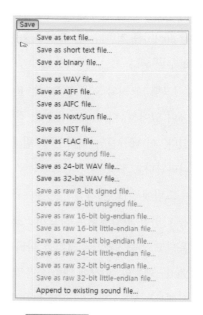

그림 11-6   Save의 하위메뉴

이 있고, Object window를 선택하면 개체 창에 나타나 있는 각각의 메뉴들이 한꺼번에 나와 있기 때문에 쉽게 설명을 찾아갈 수 있다. Praat Intro는 프로그램 전반에 대한 소개를 하고 있으며, 각각의 내용을 마우스로 누르면 하이퍼링크를 통해 쉽게 필요한 정보를 얻을 수 있다. Object window를 누르면 프라트에 사용된 개체들의 목록과 메뉴를 한눈에 볼 수 있고 링크를 따라갈 수 있게 했다. Go to manual page는 모든 용어목록을 알파벳 순서로 보여 주고, Search Praat manual은 중심 단어를 입력하여 관련 정보를 찾아볼 수 있다. 마지막으로 About Praat를 클릭하면 현재 컴퓨터에 설치된 버전을 보여 준다.

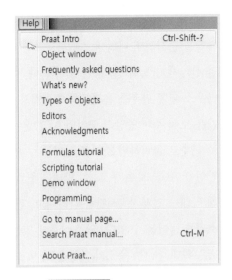

그림 11-7　Help 하위메뉴

3. 음성녹음과 편집창의 메뉴와 기능

처음 컴퓨터에 음성을 녹음하려면 먼저 Praat를 실행한 뒤 나타난 개체창의 기본 메뉴 New를 선택하고 하위메뉴인 Record Sound를 실행한다. 앞서 보인 [그림 11-4]의 녹음창이 나타나면 왼쪽 맨 아래의 Record 단추를 누른 뒤 녹음을 중지하는 Stop단추를 누르고 대화창의 File 메뉴에서 Save as WAV file을 누른다. 원하는 파일이름을 입력하고 저장할 폴더를 선택하고 저장단추를 누르면 된다. 녹음창을 닫으려면 Close 버튼을 누른다. 일단 개체창에 가져와 살펴보려면 맨 아래의 Save to list 단추를 누르고 이어서 Close 단추를 누른 다음 개체창으로 돌아간다. 녹음이 안 될 경우는 윈도우즈의 제어판에 있는 소리설정으로 마이크를 선택하거나 녹음 음량을 조절한다.

개체창에 녹음된 음성의 특징은 View & Edit 단추를 눌러 나타나는 편집창에서 개괄적으로 볼 수 있다. 이미 녹음하여 저장한 파일은 개체창의 기본메뉴 Open의 하위메뉴인 Read from file로 불러오면 된다. 저장했던 음성 ah를 개체창에 불러온 뒤 View & Edit 단추를 눌러 편집창을 불러오면 [그림 11-8]과 같이 나타난다.

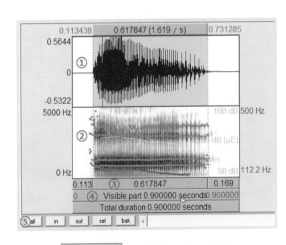

그림 11-8　편집창에 보인 ah 발음

[그림 11-8]에서 ①번 부분은 음성파형(Sound waveform)을 나타내고 있으며, ②번 부분은 음성의 특징을 분석하여 나타낸 스펙트로그램(바탕의 검은 무늬 모양)과 포먼트(붉은 띠 모양의 선), 피치(파란 선), 세기(노란 선) 등을 보여 준다. 이런 음향적 특징 변수는 뒤에서 자세히 설명한다. ③번 부분은 마우스 왼쪽 단추를 음성파형에 클릭하여(0.113초 지점) 끌어간 뒤 놓으면서(0.731초 지점) 선택된 구간을 보여 주며 중앙의 숫자인 0.617은 선택구간의 지속시간을 나타낸다. ③번 막대 부분을 마우스 왼쪽 단추로 클릭하면 소리를 들어볼 수 있다. ④번 부분은 현재의 편집창에 보이는 음성 전체의 지속시간인 0.9초를 보여 주고, 이 막대를 클릭하면 편집창에 보이는 부분의 소리를 들어볼 수 있다. ④번 아래 막대는 전체지속시간을 나타내고, 편집창에 보이지 않는 음성파형까지 포함한 이 음성파일의 모든 소리를 들어볼 수 있다. 왼쪽 아래에 있는 ⑤ all 단추는 모든 음성파형을 편집창에 나타낼 때 사용하고, in은 확대, out은 축소의 기능을 가지고 있으며, sel은 마우스로 선택한 부분만을 편집창에 보일 때 사용한다.

편집창의 기본메뉴를 살펴보면 먼저 File은 마우스로 선택한 부분을 따로 추출하거나 저장하는 데 사용하고 Edit는 선택한 부분을 잘라 다른 곳으로 붙이거나 삭제하는 기능이 있으며, Query는 편집창이나 음성의 정보와 선택된 위치의 시간값, 측정값을 기록하는 기능이 있다. View는 소리를 증폭하거나 분석창을 보이고 확대하여 소리를 재생해 들어볼 수 있다. Select는 특정한 시간에서부터 다음 시간까지 숫자로 입력하여 정확하게 선택하거나 주변의 가장 가까운 영점교차점을 찾는 데 사용한다.

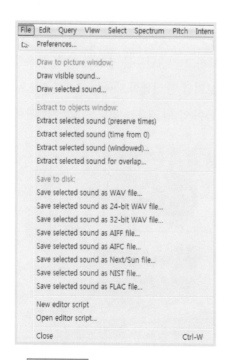

그림 11-9 편집창의 File 하위메뉴

Spectrum은 음성의 음향적 특징을 스펙트로그램으로 나타내고, 특정 지점의 주파수값을 확인한다. Pitch는 성대의 진동을 나타내는 피치값을 구하는데 사용하고, Intensity는 소리의 세기 측정에 사용하며, Formant는 성도의 공명주파수인 포먼트값을 구하는데 사용하며, 마지막으로 Pulses는 성대의 여닫음을 확인할 수 있도록 파란 막대로 나타내어 준다.

이번에는 편집창의 기본메뉴 아래의 하위메뉴에 대해 알아보기로 한다. 편집창의 기본메뉴 File에는 [그림 11-9]와 같은 하위메뉴가 있다.

먼저 Preferences를 클릭하면 키보드의 아래 위 화살표를 이용해서 음성파형의 위치를 이동하는 간격을 초단위로 지정할 수 있다. Draw visible sound는 편집창에 보이는 부분을 그림창에 그릴 수 있고, Draw selected sound는 마우스로 선택한 부분만 그림창에 그릴 수 있다. Extract selected sound는 선택한 음성을 개체창 목록에 새로운 개체로 올려준다. 이 기능을 이용하면 필요한 부분만을 분석하여 결과를 그림으로 만드는 데 편리하다.(preserve times)는 편집창의 파일에 지정된 시간값을 그대로 보존해 주고 (time from 0)는 시작부분이 0초라는 새로운 시간값으로 나타난다. 선택된 부분을 WAV형식으로 저장하기 위해서는 Save selected sound as WAV file을 클릭하면 된다.

[그림 11-10]은 편집창의 Edit 하위메뉴를 보여 준다. Cut은 마우스로 선택한 부분을 잘라내어 없앤다. 바로 위의 Undo Cut은 이렇게 자른 부분을 원래대로 복원한다. Copy selection to Sound clipboard는 선택한 부분을 복사하여 컴퓨터의 임시메모리에 보관해 준다. 다음의 Paste after selection을 누르면 마우스로 선택한 부분에 삽입해 준다. Set selection to zero는 선택한 부분의 값을 모두 0으로 만들어 묵음구간과 같은 효과를 낸다. 주변 잡음이나 필요 없는 음성부분을 제거할 때 이 기능이 편리하다. 다음의 Reverse selection은 원래대로 복원해 준다.

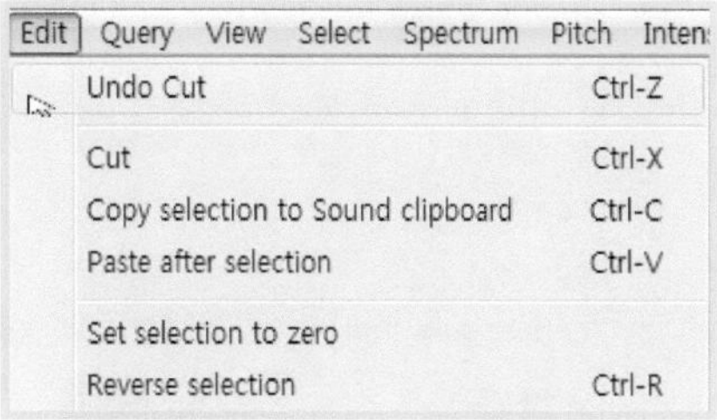

[그림 11-11]은 편집창의 Query 하위메뉴를 보여 준다. Editor info를 누르면 편집창의 모든 속성을 한꺼번에 볼 수 있고, Sound info를 누르면, 해당 음성에 대한 모든 속성을 한꺼번에 볼 수 있다. Get start of selection은 마우스로 선택한 음성파형의 시작지점의 시간값을 나타내 주며, Get cursor는 마우스로 클릭한 지점의 시간값을 나타내 준다. 마우스로 클릭한 다음 F6 키를 누르면 정보창에 시간값이 바로 나타난다. Get end of selection은 마우스로 선택한 음성파형의 끝지점의 시간값을 나타내고, Get selection length를 클릭하면 선택구간의 끝지점값에

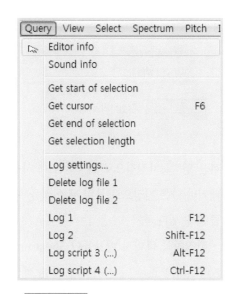

그림 11-10　편집창의 Edit하위메뉴

그림 11-11　편집창의 Query 하위메뉴

서 시작지점값을 뺀 지속시간을 보여 준다. Log settings는 포먼트, 피치값 등 음향 측정값의 기록을 정보창이나 바탕화면에 어떤 형태로 나타내거나 저장할지를 설정한다.

[그림 11-12]는 편집창의 View 하위메뉴를 보여 준다. Sound scaling은 편집창의 음성파형의 크기를 자동으로 조절하여 나타내거나 고정값으로 나타낼 때 사용한다. 기본값은 자동조절이 되어 창에 보이는 부분의 최댓값을 기준으로 확대하여 보인다. fixed range로 최대 1에서 −1로 바꾸면, 소리의 크기를 비교해 볼 수 있다. Show analyses는 스펙트로그램, 피치, 세기, 포먼트, 펄스 등을 보이게 하거나 숨길 때 사용한다. Time step settings는 얼마의 시간간격으로 분석을 할 것인지 지정한다. Zoom은 음

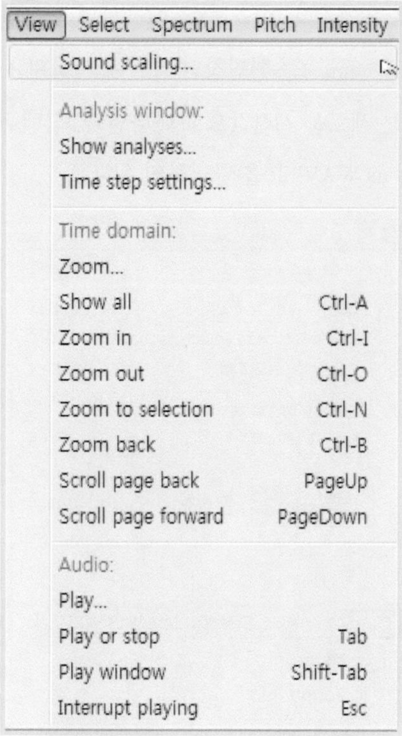

성파형을 확대하거나 축소할 때 정확히 시작지점과 끝지점의 시간값을 입력하는 데 사용하고, Zoom in은 확대할 때, Zoom out은 축소할 때 사용한다. 마우스로 음성파형의 일정구간을 선택한 다음 Scroll을 이용해서 그 시간간격으로 앞으로(forward)가거나 뒤로(back) 갈 수 있다. Play는 선택된 구간의 음성을 재생시켜 준다. Tab 키를 누르면 재생과 중지를 되풀이해 주기 때문에 소리를 듣다가 잠깐 멈추고 그 다음 부분부터 차례로 재생할 때 편리하다.

[그림 11-13]은 편집창의 Select 하위메뉴를 보여 준다. Select는 시작지점과 끝지점값을 수치로 입력할 때 사용한다. 마우스 커서를 시작지점으로 또는 끝지점으로 옮기려면 Move를 사용하고 구체적인 증가값이나 감소값을 넣으려면 by가 들어간 메뉴를 클릭한다. 마지막 구간에 들어 있는 nearest zero crossing은 마우스로 선택한 지점에 가장 가까운 영점교차지점으로 이동하는 데 사용한다. 음성을 잘라내거나 다른 지점으로 붙일 때 이것을 사용하면 찌그러짐을 줄일 수 있다.

그림 11-12 편집창의 View 하위메뉴

편집창의 나머지 메뉴들인 Spectrum, Pitch, Intensity, Formant, Pulses 등은 아래에 개별 섹션으로 만들어 좀 더 전문적인 설명을 하기로 한다. 개체창의 분석단추를 이용하여도 이런 분석을 할 수 있는데, 그 방법을 간략하게 첨가하여 설명하기로 한다.

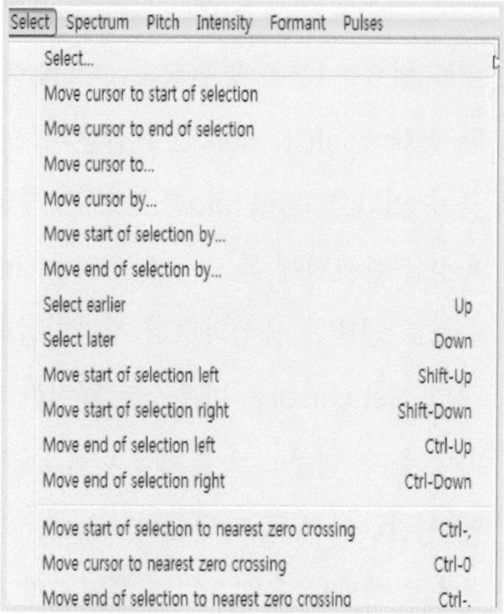

그림 11-13 편집창의 Select 하위메뉴

4. 스펙트럼 분석

스펙트럼은 음성파형을 푸리에 분석을 통해 음향적인 특징을 그림으로 나타내어 준다. 푸리에 분석은 햇볕을 삼각프리즘에 통과시키면 빨강, 주황, 노랑 등의 색띠로 햇볕의 구성 성분을 알 수 있듯이,

사람의 복잡한 음성파형의 특징을 주파수대별로 분해하
여 나타내어 준다. 스펙트럼이 시간마다 변하는 모양을
지문과 같은 무늬모양으로 나타낸 것이 스펙트로그램이
다. 스펙트로그램은 발성기관인 인강과 구강으로 이뤄진
성도의 변화를 볼 수 있게 한다. 사람의 손가락이나 눈동
자의 지문이 다르듯이 음성의 지문도 발음하는 소리마다
달라지는데, 편집창에서는 분석설정을 달리해서 빠른 컴
퓨터 처리 속도에 따라 거의 실시간으로 분석결과를 살펴
볼 수 있다.

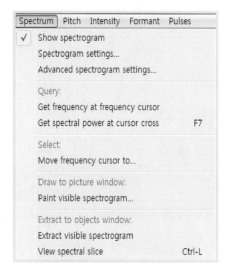

[그림 11-14]는 편집창의 Spectrum 하위메뉴를 보여
준다. 맨 처음의 Show spectrogram은 편집창 아래에 스
펙트로그램을 나타내어 준다. 스펙트로그램을 만드는 설

그림 11-14 Spectrum의 하위메뉴

정은 다음의 Spectrogram settings에 나타나는 변수를 지정하면 된다. Advanced spectrogram
settings는 좀 더 세부적으로 컴퓨터 화면에 맞추어 스펙트로그램을 나타내거나 분석용 창문의 모양을
지정한다.

이번에는 Spectrum의 각 하위메뉴가 실행되었을 때 나타나는 대화창으로, 맨 처음의 Show
spectrogram을 클릭하면 편집창 아래에 [그림 11-15]와 같이 스펙트로그램을 나타내어준다. 그림에서
윗부분은 음성파형을 나타내고 아랫부분은 스펙트로그램인데, 검은 부분이 에너지가 강함을 나타내고
긴 띠모양으로 나타나는 것이 보이는데 이것을 포먼트라고 한다. 맨 아래서 차례로 제1포먼트(F1①),
제2포먼트(F2②), 제3포먼트(F3③), 제4포먼트(F4④)라고 하는데 나중에 포먼트절에서 자세히 설명하
기로 한다. ⑤번이 있는 지점은 주변에 비해 흰색이 많은데 에너지가 적은 곳이다.

⑤번이 있는 지점의 스펙트럼을 따로 보려
면 하위메뉴 가운데 View spectral slice를 클
릭하면 된다. [그림 11-16]과 같이 스펙트럼
을 보여 주는데, [그림 11-15]의 원숫자 부분
들이 어떻게 나타나는지 주목하기 바란다. 스
펙트럼의 에너지가 클수록 스펙트로그램에서
는 짙은 검은색으로 나타나고 ⑤번 지점과 같
이 에너지가 작을수록 연한 흰색에 가깝게 나
타난다.

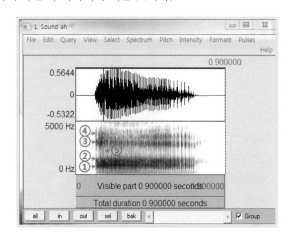

그림 11-15 모음 ah의 음성파형과 스펙트로그램

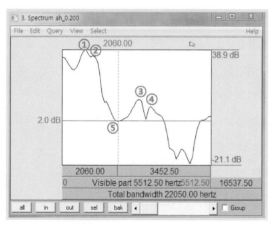

그림 11-16   모음 ah의 스펙트럼

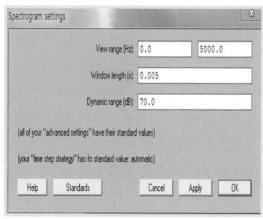

그림 11-17   Spectrogram settings 대화창

Spectrogram settings는 편집창에 보일 스펙트로그램을 어떤 변수로 분석하여 나타낼 것인지에 대한 설정메뉴이다.

[그림 11-17]에서 View range는 어떤 주파수 범위의 정보를 볼 것인지 설정하는 데 사용된다. 0~5000을 기본값으로 하면 되고, 특정한 주파수 범위를 확대하고 싶으면, 이 값을 0~600과 같이 다르게 지정한다. Window length는 기본적으로 0.005로 설정되어 있는데 이 값은 포먼트가 또렷하게 나타나지 않을 때 해상도를 높이기 위해 어린 아이일 때는 0.004로 내리면 되고, 성인남자일 때는 0.006으로 올리면 된다. 특별히 성대의 진동을 나타내는 피치값인 배음구조를 잘 볼 수 있는 좁은 대역 스펙트로그램을 만들려면 0.029를 입력하면 된다. 이것은 피치를 다루는 절에서 좀 더 자세히 설명한다.

Praat의 스펙트로그램 분석구간은 보통 남성의 음성 분석은 0.008초로 하면 125Hz 대역의 분석으로 포먼트의 해상도가 좋다. 여성의 음성분석은 0.005초 이하로 처리하여야 배음 구조보다는 포먼트 구조를 쉽게 찾을 수 있다. Dynamic range는 기본값이 70으로 되어 있는데, 이 값을 높이면 전체적으로 스펙트로그램이 매우 짙게 나타나고, 이 값을 낮추면 연하게 나타난다.

지금까지 편집창에서 스펙트럼을 설정하고 분석하는 데 필요한 메뉴에 대해 설명했다. 만약 개체창에 불러온 음성에 대해 스펙트로그램을 개체

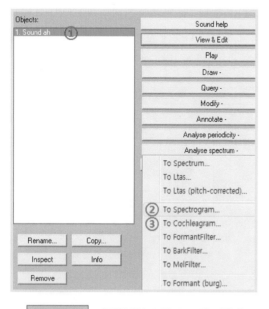

그림 11-18   개체창에서 스펙트로그램 만들기

로 만드는 과정은 먼저 기본 메뉴에서 [그림 11-18]의 ①과 같이 파일을 불러온 뒤, 개체 창의 분석 단추가운데 Analyse spectrum을 선택하고 그 아래의 ②To Spectrogram을 선택하면 스펙트로그램 생성용 대화 상자가 나타난다. Window length(s)는 분석 구간을 나타내고, Maximum frequency는 최대 분석 구간을 지정하는 데 사용한다. Time step은 시간축의 분석빈도를 정하는데, 해당 음성을 얼마의 시간간격으로 분석하는가를 지정하고, Frequency step 은 주파수 축의 분석단계를 지정한다. Window shape는 보통 가우시안창을 많이 사용한다.

분석된 결과는 [그림 11-19]와 같이 개체창에 등록되며, Spectrogram 개체가 선택된 상태에서 개체창의 메뉴가 달라진다. 먼저, View단추를 선택하여 스펙트로그램을 직접 볼 수 있다. Query는 특정 지점의 정보나 에너지 값을 구할 수 있고, 분석한 자료를 그래프로 나타내기 위해서는 Draw를 이용하여 Praat의 그림 창에 나타낼 수 있다. 이때 Paint 대화상자에서 시작점(From, time)과 끝점(To time)을 지정하면 일부 구간의 스펙트로그램만 그릴 수 있으며 주파수도 지정범위를 부여하여 해당 부분만 그릴 수 있다.

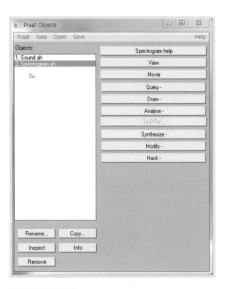

그림 11-19 모음 ah의 스펙트로그램 개체 생성 후 개체창 메뉴

5. 피치 분석

사람의 목소리 높낮이의 변화인 억양은 음향적으로는 f0 또는 피치값으로 나타난다. 편집창에 나타난 Pitch의 하위메뉴는 [그림 11-20]과 같다.

그림 맨 처음의 Show pitch는 편집창 아래에 피치를 나타내어 준다. 피치분석 설정은 다음의 Pitch settings에 나타나는 변수를 지정하면 된다. Advanced pitch settings는 좀 더 세부적으로 피치를 분석할 때 사용한다. Pitch listing은 마우스로 선택된 구간의 시간값과 해당 시간값에서의 피치값을 목록으로 보여 준다. Get pitch는 커서로 선택한 지점의 피치값을 보여 주고, Get minimum pitch

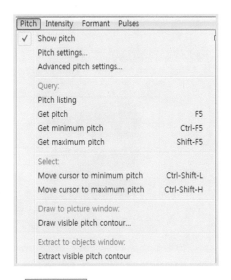

그림 11-20 편집창의 Pitch 하위메뉴

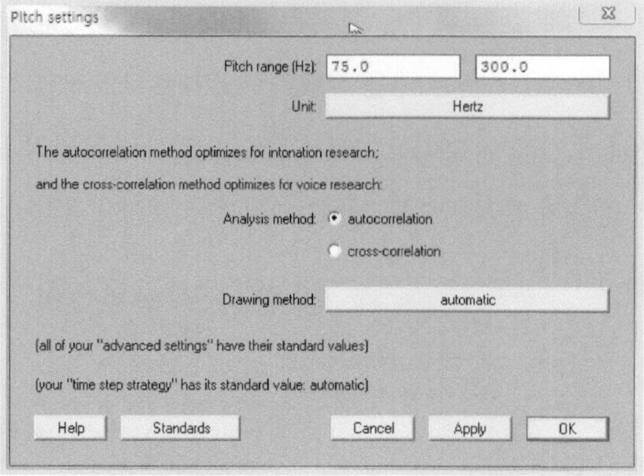

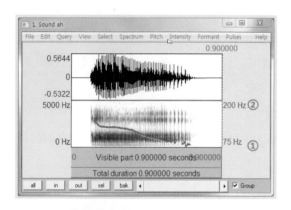

그림 11-21   Pitch settings 설정창

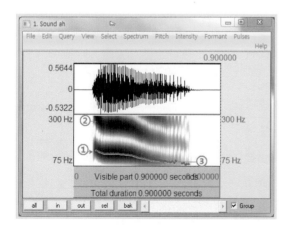

그림 11-22   피치값의 범위 변경

그림 11-23   모음 ah에 대한 좁은 대역 스펙트로그램
          과 피치곡선

는 마우스로 선택된 구간의 최소피치값을 구해주고, Get maximum pitch는 마우스로 선택된 구간의 최대피치값을 구해 준다. 이 지점들로 커서를 이동하려면 Move cursor to minimum pitch나 Move cursor to maximum pitch를 클릭하면 된다. Draw visible pitch contour를 클릭하면 그림창에 피치정보만 그래프로 나타내어 준다. Extract visible pitch contour를 클릭하면 개체창에 피치 개체를 올려주고 Query 등을 이용해서 원하는 시간지점에서의 피치값과 같은 자세한 정보를 얻을 수 있다.

Pitch settings를 클릭하면 [그림 11-21]과 같은 대화창이 나타난다. 여기서 Pitch range는 피치값의 최솟값과 최댓값을 차례로 지정하여 나타낼 수 있다.

앞의 [그림 11-8]에서는 파란 선으로 피치값의 변화를 나타내 주었는데, 저자의 목소리에서 최대피치값이 142Hz로 나타나 있으므로 Pitch range를 75에서 200Hz로 설정하면 [그림 11-22]와 같이 나타난다.

한 가지 더 피치에 대해 설명할 것은 보통 피치분석결과가 에러가 많이 나타나는데 이를 좁은 대역 스펙트로그램을 통해 확인할 수 있는 방법이다. [그림 11-23]은 스펙트로그램의 분석구간을 0.029초로 하고, 주파수 범위를 75Hz에서 300Hz로 지정했을 때 편집창의 모양을 보여 준다.

그림에서 ①번과 ②번의 검은 띠는 배음이라고 하는데 바로 발음한 사람의 기본주파수인 피치값의 정수배(1, 2, 3배 등)로 차례로 나타난다. ③번의 화살표가 가리키는 파란 띠는 피치의 변화를 보여 주는데, ①번의 검은 띠와 ③번의 파란 띠가 일치하고 있음을 확인할 수 있다. 이렇게 좁은 대역의 첫배음으로 이뤄진 검은 띠와 일치하는 파란선의 피치값은 측정값이 바른 것으로 받아들일 수 있다. 피치곡선이 갑자기 끊어지거나, 뛰어오르거나 뛰어내려가는 것과 같이 나타난다면 측정오류로 보아야 한다.

Praat 개체창에서 피치를 분석하는 방법은 File의 Read from file 메뉴를 선택하여 분석하고자 하는 파일을 불러온다. 이어서 개체창에 음성파일이 선택된 상태에서 오른쪽 분석 단추 가운데 Periodicity 단추를 누르면 다양한 피치 분석 메뉴가 [그림 11-24]와 같이 볼 수 있다. 각각의 분석방식에 대한 구체적인 알고리즘에 대한 설명은 안내서에 들어 있다.

[그림 11-24] 맨 처음의 ① To Pitch는 분석구간과 최댓값, 최솟값만 지정하면 자동으로 분석해주는 방식이다. [그림 11-24] 두 번째의 ② To Pitch(ac)는 분석구간과 최댓값, 최솟값에 덧붙여 정밀설정부분을 지정하여 걸러진 피치값만 나타내주는 방식이다. 설정에 필요한 자세한 설명은 앞부분을 참고하기 바란다.

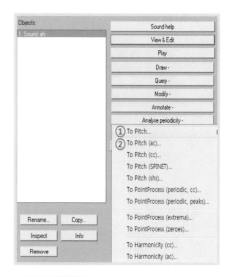

그림 11-24 개체창에서 피치 분석하기

6. 포먼트 분석

사람이 발성한 모음에서 성도의 특징은 포먼트로 측정할 수 있다. 보통 모음은 입 벌림 정도와 혀의 위치에 따라 분류할 수 있다. 입 벌림 정도는 주로 F1으로 나타나는데, 모음 '아, 애' 와 같이 많이 벌리고 발음할 때는 높게 나타나고, 모음 '이, 우' 와 같이 적게 벌리고 발음할 때는 낮게 나타난다. 혀의 위치는 주로 F2의 변화로 볼 수 있는데, 모음 '이' 와 같이 혀의 앞부분과 윗니에 가까운 입천장 주위(경구개)가 좁아지며 발음되면 높은 값을 보이고, 모음 '우' 와 같이 혀의 뒷부분과 목젖에 가까운 입천장 주위(연구개)가 좁혀지며 발음되면 낮은 값을 보인다. 편집창에서 포먼트를 측정하는 데 필요한 설정 메뉴는 [그림 11-25]와 같다.

그림에서 Show formants가 체크되어 있으면 편집창 아래의 스펙트로그램 위에 컴퓨터가 추적한 포먼트 궤적을 나타내어 준다. Formant settings는 포먼트를 측정할 때 어떤 방법으로 할 것인지 지정하고, Advanced formant settings는 좀 더 정밀하게 측정 변수값을 입력하여 바른 포먼트값을 구하는 데

Formant | Pulses

✓ Show formants
   Formant settings...
   Advanced formant settings...

   Query:
   Formant listing
   Get first formant   F1
   Get first bandwidth
   Get second formant   F2
   Get second bandwidth
   Get third formant   F3
   Get third bandwidth
   Get fourth formant   F4
   Get fourth bandwidth
   Get formant...
   Get bandwidth...

   Draw to picture window:
   Draw visible formant contour...

   Extract to objects window:
   Extract visible formant contour

그림 11-25   편집창의 포먼트 설정 메뉴

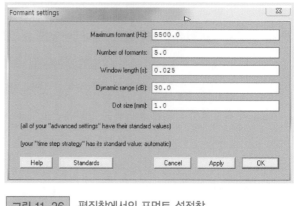

Formant settings

Maximum formant (Hz): 5500.0
Number of formants: 5.0
Window length (s): 0.025
Dynamic range (dB): 30.0
Dot size (mm): 1.0

(all of your "advanced settings" have their standard values)

(your "time step strategy" has its standard value: automatic)

Help   Standards   Cancel   Apply   OK

그림 11-26   편집창에서의 포먼트 설정창

이용한다. Formant listing은 마우스로 선택한 구간의 시간점과 해당 포먼트값을 목록으로 정보창에 나타내어 준다. 스펙트로그램 위에 마우스로 선택한 지점의 하나하나의 포먼트값을 정보창에 나타내려면 Get first formant, Get second formant를 클릭하면 된다. formant bandwidth는 포먼트의 세기를 나타내는 대역폭을 말한다.

포먼트 각각의 하위메뉴에 대해 좀 더 자세한 내용을 알아보자. 먼저 Formant settings를 클릭하면 [그림 11-26]과 같은 설정창이 나타난다.

그림에서 Maximum formant는 포먼트를 구하는 최대주파수값을 지정한다. 대체로 사람의 음성에서 포먼트값은 5500Hz이상은 매우 약한 신호로 우리 귀로는 쉽게 구별해서 들을 수 없기 때문에 측정값의 중요성이 다소 낮다고 볼 수 있다. Number of formants는 최대주파수까지의 범위에서 몇 개의 포먼트를 구할 것인지 지정한다. 포먼트는 스펙트로그램에서 검은 띠 모양의 에너지 중심이 되어야 하기 때문에 언제나 측정된 포먼트값의 정확성을 확인해야 한다. 보통 남성화자일 경우에는 5500Hz범위에서 5개를 지정하면 되고, 여성일 경우에는 4개를 지정하고 어린애일 경우에는 3개를 지정하면 된다. 모음 '오, 우' 일 때는 특별히 위의 값에 1을 더하여 F1과 F2값이 가까이 접근해 있는 것을 분리하여 구해야 한다. Window length는 포먼트를 분석할 음성구간을 지정하는 것인데 보통 0.025초의 창을 사용한다. Dynamic range는 포먼트를 측정하는 음성의 소리세기의 범위를 지정하는데 분석구간의 최대소리세기값에서 기본값인 30을 뺀 값에 해당하는 세기를 가진 부분의 포먼트를 구해준다. 이 값을 0으로 하면 모든 포먼트를 다 계산해 준다.

[그림 11-27]은 모음 ah의 포먼트 궤적을 보여 준다.

이 그림에서 원숫자 뒤의 검은 궤적은 각각 ①F1, ②F2, ③F3, ④F4를 나타낸다. ⑤부분은 F4가 계

속 연결되지 못하고 끊어진 모양을 보인
다. 특히 모음 ah의 시작과 끝부분의 가장
자리에서는 이 값들이 불안정하게 움직이
고 있음을 알 수 있다. 실제 각 포먼트 값
은 성도안의 혀의 변화와 턱의 열림 정도,
입술의 변화 등을 보여 주기 때문에 갑작
스럽게 오르내리는 값은 신체 구조의 변
화상 불가능하다. 따라서 이런 불안정한
값들은 정확히 측정된 값이 아니기 때문
에 주의해야 한다.

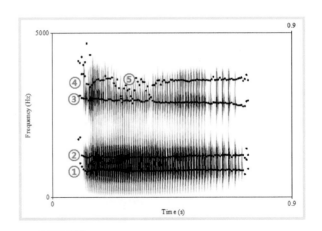

그림 11-27 모음 ah의 포먼트 궤적

개체창에서 성도의 변화인 포먼트 궤
적을 바로 구하기 위해서는 기본 메뉴인
Read에서 불러오기(Read from file)를 선
택하고 분석하고자 하는 음성을 [그림
11-28]과 같이 불러온다. 이어서, Praat
개체창에서 불러온 음성이 선택된 상태에
서 Analyse spectrum 단추를 누르면 다
양한 formant 분석 방식을 보여 준다.

맨 처음의 ①Formant (Burg)는 해당구
간에서 지정한 시간마다 원하는 수의 포
먼트를 찾아준다. ②To Formant(Interval)
은 좀 더 가변적인 최대주파수범위를 지
정할 수 있고, 대역값(Bandwidth)을 반
영하여 포먼트가 될 확률이 높은 것을 선
택하며 각 포먼트의 최솟값과 최댓값을
지정하여 그 범위에서 포먼트를 구하도록
한다. ③To Formant(hack)은 연구자가
설정한 주파수 범위에서 지정한 개수의

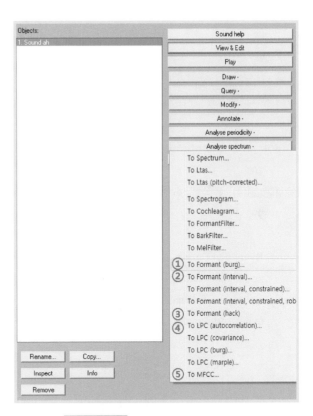

그림 11-28 개체창의 포먼트 분석메뉴

포먼트를 찾아준다. ④To LPC 방식은 스펙트럼을 하나의 파형처럼 처리하여 설정한 차수의 선형예측
함수를 구해서 각 포먼트의 위치를 구해준다. 마지막으로 ⑤To MFCC는 스펙트럼 정보를 설정한 계수
만큼의 청각척도인 mel로 변환하여 나타내어준다.

7. 맺음말

지금까지 Praat의 메뉴와 사용법에 대해 살펴보았다. Praat의 모든 내용을 다룰 수는 없었지만, 강력한 음성분석 기능을 가지고 있음을 알 수 있었다. 단순히 음성을 듣고 판단하기보다는 Praat를 이용해서 음성의 특징을 손바닥의 지문처럼 자세히 살펴보면서 다양한 언어습득이론이나 외국어학습의 효과 등을 객관적으로 분석하여 볼 수 있다. 이 프로그램을 만든 저자들은 거의 매일이다시피 새로운 기능을 개발하고 잘못된 오류를 찾아 수정하고 있다. 한번 인터넷을 통해 다운로드하여 이 책에서 설명한 내용에 따라 직접 사용해 보길 바란다.

참고문헌

양병곤(2013). 한국인과 미국인이 발화한 영어전설모음의 상대적 거리 비교. 말소리와 음성과학, 5(4), 99-107.

양병곤(2014). 한국인 영어학습자의 지각 모음공간과 발화 모음공간의 연계. 말소리와 음성과학, 6(4), 91-99.

Yang, Byunggon (1996). A comparative study of English and Korean monophthongs produced by male and female speakers. *Journal of Phonetics, 24*, 245-261.

Yang, Byunggon & Whalen, D. H. (2015). Perception and production of English vowels by American males and females. *Australian Journal of Linguistics, 35*(2), 121-142.

12
공유 소프트웨어를 이용한 음성검사와 치료

박희준

춘해보건대학교 언어재활과

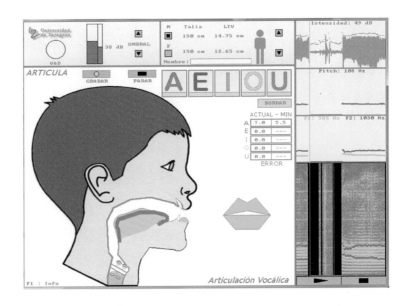

1. 서론

음성의 검사는 말소리가 생성되어 말소리를 청취하는 과정을 정확히 이해하고 생성 단계별 음성 분석 파라미터의 특성을 규명하여 음질을 평가하는 것이다. 이러한 음성검사의 일환으로 시행하는 기본적인 음성검사는 후두의 공기역학적 검사, 성대의 진동검사, 음향학적 검사, 근신경 검사 및 청각심리검사 등이 있다. 이 중 음향학적 검사는 사운드 스펙트로그래프를 이용하여 음성의 여러 음향학적 구조를 시각적으로 판별할 수 있도록 하는 검사이며, 비침습적이며 검사 절차가 간단하여 각종 음성장애 및 후두질환의 진단에 많이 사용되고 있다. 음성치료에서도 이러한 음향학적 분석기기를 이용하여 시각적, 청각적 피드백을 제공하여 치료에 많이 활용되고 있다. 현재까지 개발되어 상품화된 음성분석 및 치료 프로그램은 Computerized Speech Lap(CSL), Visi-pitch, Sonagraph, Laryngograph, PM-pitch Analyzer, Dr. Speech IV, Cspeech, LingWAVES 등이 있다.

하지만 이러한 장비들은 많은 장점에도 불구하고 고가이기 때문에 일반 치료실 환경이나 연구를 위해 사용하기에는 어려움이 있다. 이 같은 단점을 보완할 수 있는 방법으로 원저작자가 금전적인 권리를 보류하여 누구나 무료로 사용하는 것을 허가하는 공개된 소프트웨어인 프리웨어(freeware)와 회사들이 프로그램을 개발하여 시판하기 전에 일부 기능을 제외한 맛보기용으로 배포하는 데모(demo) 소프트웨어를 활용하여 음성검사와 치료에 적용하는 방법을 소개하고자 한다.

2. 음성녹음 및 저장을 위한 환경 설정

1) 음성녹음을 위한 하드웨어 및 소프트웨어 환경 설정

음성녹음을 하기에 앞서 하드웨어와 소프트웨어의 환경 설정을 하는 것은 정확한 음성분석을 위해 매우 중요한 과정으로 잘못된 설정은 음성 분석 결과에 부정적 영향을 미치게 된다. 또한 치료에서도 마이크의 민감도가 떨어진다면 발성을 해도 반응이 없다거나 주위의 아주 작은 소리에도 민감하게 반응하여 오히려 치료에 방해되는 경우까지 발생할 수 있다. 환경 설정에는 하드웨어로 음성을 수집하는 마이크와 소음을 줄이고 소리를 증폭하여 디지털화하는 사운드 카드가 있으며 윈도우 환경 설정에서 녹음 환경을 조절하는 방법이 있다. 또한 음성녹음을 하는 적절한 방(room)을 선택해야 하며 주위 소음을 통제하여야 한다(Deliyski et al., 2004).

(1) 마이크

권장되는 마이크로는 다이내믹(dynamic) 마이크 또는 콘덴서(condenser) 마이크 정도이며 head-mounted 마이크는 머리에 착용할 수 있기 때문에 피험자의 움직임에 대한 소리 왜곡을 줄일 수 있어 말소리 연구에서 추천되고 있다(Svec & Granqvist, 2010). 신체에 착용해서 사용하는 핀(pin) 마이크나, 헤드셋에 달려 있는 저가의 마이크 등은 음성의 저음역 주파수대를 증폭하기 때문에 주파수 또는 스펙트로그램 분석에서 오류를 일으킬 수 있어 사용하지 않는 것이 바람직하다.

다이내믹 마이크의 경우는 진동판이 자석과 음성 코일에 붙어 있으며 음파를 받아 진동판이 움직이면 코일이 자기장 안에서 전류를 발생시켜 소리 에너지를 전기적 에너지로 변화 시킨다([그림 12-1] a). 다이내믹 마이크의 장점으로는 가격이 저렴하고 고장이 적으며 별도의 전원장치가 필요하지 않다. 단점으로는 마이크 주변에 너무 가까이 갈 경우 하울링(howling)이 발생할 수 있다. 콘덴서 마이크의 경우는 고정전극과 진동판 사이에 외부에서 오는 직류전원에 의해 정전기를 발생해서 소리 에너지를 전기 에너지로 변화시킨다([그림 12-1] b). 원음에 대한 추종성이 좋고 역동 범위(dynamic range)도 넓으며 주파수 반응이 뛰어나고, 음의 왜곡이 작은 게 장점이다. 다소 가격대가 비싸며 별도의 전원 공급(건전지)을 해야 하는 단점이 있다. Titze(1995)는 말소리 연구에서 콘덴서 마이크가 다이내믹 마이크에 비해 민감도가 우수하였으며 head-mounted 콘덴서 마이크에 입과의 거리를 10cm 이상 유지하였을 때 가장 좋은 음성 샘플을 얻을 수 있다고 하였다.

최근 USB 콘덴서 마이크가 많이 보급되고 있는데 이러한 USB 마이크의 장점은 저렴한 가격이며, 마이크를 직접 USB에 연결하므로 별도의 오디오 인터페이스가 필요하지 않아 연결 오류를 범하지 않을 수 있다. 또한 별도의 마이크 프리앰프나 사운드 카드 같은 구동장치가 필요하지 않다. 여러 컴퓨터에 사용하더라도 동일한 음성 파형을 수집할 수 있다.

음성평가 및 치료를 위한 마이크의 선택은 위의 내용으로 충분할 수 있지만 정확한 음성 분석 및 말소리 연구를 하기 위해서는 마이크의 주파수 반응과 범위(frequency response and range), 방향성

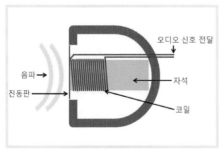
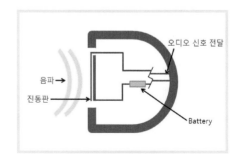

a. 다이내믹 마이크   b. 콘덴서 마이크

그림 12-1 다이내믹 마이크와 콘덴서 마이크의 작동 원리

(directionality), 근접 효과(proximity effect), 역동 범위(dynamic range) 등을 고려해야 한다.

(2) 사운드 카드

현재 사용되고 있는 대부분의 개인 컴퓨터는 메인보드 일체형 사운드 카드를 사용하고 있으며, 기술의 발달로 윈도우 환경 설정만 제대로 한다면 음성 분석을 위한 장비로 충분하다. 단, 주의할 점으로는 메인보드와 함께 있기 때문에 전기 신호에 대한 잡음이 발생할 수 있으며, 출력에 중점을 두었기 때문에 음성 녹음에서 증폭이 부족하여 소리의 강도가 작게 녹음될 수 있다. 또한 컴퓨터마다 칩셋이 다르기 때문에 같은 사람의 음성을 각기 다른 컴퓨터에서 녹음한다면 다른 분석 결과가 발생할 수 있다.

이러한 단점을 보완하는 방법으로는 내장형 또는 외장형 사운드 카드를 별도로 구입하여 설치하여 사용하는 것이다. 이러한 사운드 카드는 자체적으로 음을 증폭해 주며, 전기 신호에 대한 잡음을 제거해 줄 뿐 아니라 외부로부터 입력되는 소음을 줄여 주는 기능이 있다. 특히 외장형 사운드 카드는 USB 방식으로 이동이 자유로우며 모든 컴퓨터에 연결해서 사용이 가능하기 때문에 컴퓨터에 관계없이 동일한 분석 결과를 얻을 수 있는 장점이 있다. 정밀한 연구를 위해서 마이크 프리앰프를 사용하는 방법도 추천된다.

(3) 운영체제 환경 설정

별도의 하드웨어를 사용하지 않고 컴퓨터에서 녹음을 하는 경우 윈도우 환경 설정을 제대로 하지 않으면, 마이크를 연결하더라도 녹음이 되지 않거나 녹음된 음성의 강도가 작을 수 있으므로 특히 유의해야 한다.

국내에서 많이 사용하고 있는 윈도우 운영체제를 중심으로 살펴보면, 윈도우XP의 경우 [그림 12-2] a와 같이 '시작 → 제어판 → 사운드 및 오디오 장치 → 볼륨조절 컨트롤(녹음)'을 실행하여 마이크를 선택하고 마이크 볼륨을 적절하게 조절한다. 윈도우7의 경우 [그림 12-2] b와 같이 '시작 → 제어판 → 소리 → 녹음 → 마이크 속성 → 수준'에서 마이크가 음소거가 되어 있지 않은지를 확인하고 볼륨을 적절하게 조절한다.

녹음 환경 설정이 제대로 이루어지더라도 음성을 녹음한다거나 치료에 사용할 경우에는 반향이 있는 방(교회나, 강당, 화장실 등)은 피해야 하며 주위의 교통 소음, 비행기, 기차, 사람이 웅성이는 소리가 들리는 장소는 피해야 한다. 검사를 실시하기 앞서 사전 녹음 프로토콜을 작성하고, 환자에게 충분한 설명을 한다. 구어 과업 중 신문 읽기나 책 읽기를 녹음할 때 종이 넘기는 소리는 강한 고주파수 음이기 때문에 주의하고 마이크와의 일정한 거리를 유지해야 하며, 파열음의 강한 에너지를 피할 수 있도록 바람막이를 이용하거나 마이크 방향을 조절해야 한다(Howard & Muphy, 2008).

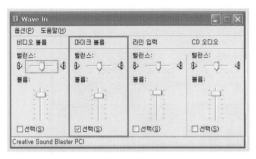
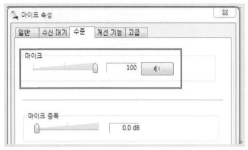

a. 윈도우 XP

b. 윈도우 7

그림 12-2 녹음 환경 설정

2) 말소리 녹음 및 저장, 편집을 위한 Audacity

음성검사나 말소리 자료를 분석하기 위해서는 음성 녹음이 선행되어야 한다. 많은 분석 소프트웨어가 녹음 기능을 기본으로 제공하고 있지만 많은 수의 파일을 녹음해야 하는 경우나 녹음된 파일을 다양한 음성 분석 소프트웨어에서 분석하는 경우에는 별도의 음성 녹음 소프트웨어를 사용하는 것이 좋다. Audacity는 사용하기 쉽고 다양한 운영체제를 지원하며 무료로 공개된 음성 녹음 및 편집 소프트웨어로 웹사이트(http://audacity.source forge.net/)에서 다운로드가 가능하다. 또한 많은 말소리 분석 연구에서 녹음 소프트웨어로 활용되고 있다.

이 프로그램의 장점은 무료로 사용이 가능한 프리웨어(freeware)라는 것이다. 사용자 인터페이스가 간단하며 다양한 언어(한국어 지원)를 지원하여 쉽게 사용할 수 있다. 다양한 운영체제(Windows, Mac, Linux)에서 사용이 가능하며 대부분의 확장 파일을 지원한다(wav, aiff, FLAC, MP3 등). 녹음된 파형의 자르기, 복사, 분할 등 다양한 편집 기능을 제공한다.

(1) 음성녹음

음성녹음을 위해 설치된 Audacity 아이콘을 실행시키면 [그림 12-3]과 같이 프로그램이 실행된다. 녹음하기에 앞서 다음과 같이 설정하고 녹음한다.

① 입력 채널 설정: 연구방법에 따라 스테레오 또는 모노로 설정한다.
② 표본채취율 설정: 연구방법에 맞는 표본채취율을 설정한다.
③ 녹음 : 녹음 버튼을 클릭하고 마이크와 입과의 거리를 적절히 조절하여 녹음한다.
④ 녹음이 완료되면 정지 버튼을 누른다. 녹음이 정확히 되었다면 ⑤와 같이 나타난다.
⑤ Play 버튼을 눌러 녹음된 음성을 다시 들어볼 수 있다.

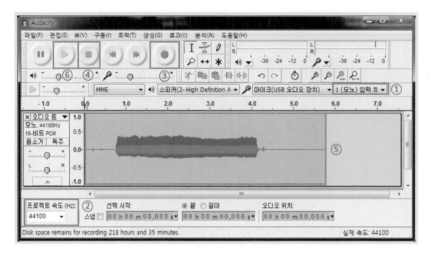

그림 12-3 Audacity 레이아웃

Audacity 메뉴의 편집(E)으로 들어가면 잘못 녹음된 파형을 구간을 선택하여 지울 수 있다.

(2) 음성 저장

녹음된 파형을 저장하기 위해서는 Audacity 메뉴의 파일(F) → 내보내기(E)를 클릭하여 사용자가 원하는 확장자를 선택하고 저장한다. 다양한 음성 분석 소프트웨어에서의 사용을 위해서는 윈도우미디어 파일(wav)로 저장하기를 권장한다.

3) 음질측정을 위한 TF32

TF32는 32비트 윈도우(95/98/NT/2000/XP) 기반의 시간-주파수(time-frequency) 분석 소프트웨어로 음성 및 다양한 오디오 파형을 분석할 수 있다. TF32 데모 실행 파일 및 사용 설명서는 http://userpages.chorus.net/cspeech/ 사이트에서 무료로 다운로드할 수 있다.

이 소프트웨어의 장점으로는 무료로 사용이 가능한 데모(demo) 소프트웨어이며 윈도우 운영체제에서 사용이 가능하다. 실행 파일의 크기가 약 1MB 미만으로 작은 용량으로 실행이 가능하며 운영체제에 소프트웨어를 설치할 필요가 없고, Computerized Speech Lab(CSL)과 같이 별도의 하드웨어가 필요하지 않다. 윈도우 기본 포맷인 wav를 비롯하여 다양한 확장 파일을 지원한다(wav, aiff, FLAC, MP3, NSP 등). TF32의 데모 버전에서는 피치(pitch), RMS/db trace, LPC inverse filter, sound spectrogram, spectrum, 음질을 측정할 수 있는 jitter, shimmer, SNR 등의 분석 기능을 제공해 준다. 특히 음성검사에 많이 사용하는 파라미터인 jitter, shimmer, SNR의 분석이 가능하므로 음성평가에 활용될 수 있다.

단점으로는 TF32의 데모 버전에서는 음성을 녹음하는 기능과 저장하는 기능을 제공하지 않는다(녹음 및 저장은 별도의 비용을 지불하고 구입해야 한다). 하지만 앞서 소개한 Audacity나 다른 소프트웨어를 이용하여 음성을 녹음 및 저장한 뒤 분석하면 크게 문제되지는 않는다.

TF32의 많은 기능이 있지만 여기에서는 음성평가에서 많이 사용되고 있는 음질측정을 위한 jitter, shimmer, SNR 분석방법을 살펴보고 국내외 연구 결과를 고찰하여 활용성을 살펴보도록 한다.

(1) 음질측정

음성 분석을 위해 다운로드 받은 TF32 아이콘을 실행시키면 [그림 12-4]와 같이 프로그램이 실행된다.

데모 버전에서는 음성 녹음 기능을 제공하지 않으므로 앞서 설명한 Audacity 소프트웨어를 이용하여 음성 녹음을 하여 저장해 둔다. 음성 분석을 위해 미리 저장해 둔 파일을 불러오기 위해 TF32 메뉴의 Files＞open을 클릭하여 분석할 파형을 불러온다[그림 12-4]. 불러온 파일에서 분석하고자 하는 안정 구간을 마우스 클릭으로 선택하고 Views＞Open s＞Jitter를 클릭하면 [그림 12-5]와 같이 분석 창이 나타난다.

[그림 12-5]의 Compute 버튼을 클릭하면 선택 구간의 음질 분석이 이루어지며 기본주파수(F_0)는 Hz, ppd (pitch period)는 ms, (absolute) jitter는 ms, jitter와 shimmer는 %, SNR은 dB 단위로 출력된다.

최성희 등(2005)은 MDVP, Praat, TF32에 대한 음성장애 환자의 음질을 비교 분석하였는데,

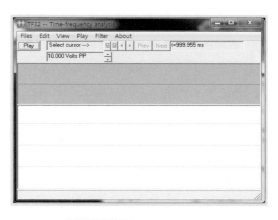

그림 12-4 TF32 레이아웃

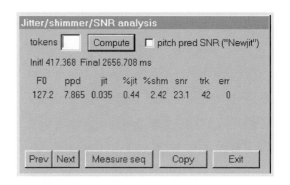

그림 12-5 Jitter/shimmer/SNR 분석 창

세 프로그램 모두 F_0와 shimmer(%)에서는 유의한 상관관계를 나타내었지만 jitter(%)에서는 MDVP에 비해 Praat과 TF32 간의 결과 값에 차이가 나타났다. 이는 jitter의 경우 정확한 피치 검출과정에 의해 결정되므로 신호 주기가 비주기인 경우 영향을 받게 되고 병리적인 음성일수록 값의 차이가 커질 수 있어 해석에 유의해야 한다. Natour과 Saleem(2007)의 연구에서도 의도적으로 신호 주기를 불규칙하게 만들었을 때 F_0와 shimmer(%), SNR(dB)의 경우 신뢰성 있는 분석 결과가 나타났지만 jitter(%)의 경우

측정 오차가 많이 나타났다. 즉, TF32의 분석 결과에서 jitter(%) 해석에 특히 유의해야 하며, 다른 분석 프로그램의 값과의 객관적인 비교를 하기에는 다소 무리가 있다.

4) 음역측정을 위한 VRRRP!!

음역측정의 목적은 후두의 발성 능력을 음질과 상관없이 평가하는 것이다. 주파수 및 강도의 범위를 측정하여 개인의 성대 조절 능력을 평가하고 치료 혹은 수술 중재의 효과를 평가하는 데 유용하게 사용된다. VRRRP!!는 음역측정을 위해 x축에 기본주파수를, y축에 강도를 표시하는 2차원적 그래프를 통해 음역대를 나타낸다([그림 12-6]). 사용이 매우 간단하며 별다른 설치 (install)과정이 없으며 4개의 버튼만으로 조작이 가능하다. 음성치료 중 실시간 피드백(real-time

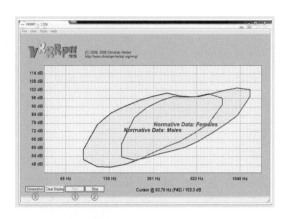

그림 12-6 VRRRP!! 인터페이스

feedback)이 가능하며 검사 결과를 화면저장(screenshot)으로 보관할 수 있다. 다운로드는 간단하게 이름과 소속, 이메일을 입력하면 메일로 소프트웨어가 발송된다.

(1) 시작(quick start)

다운로드 받은 VRRRP!! 파일의 압축을 풀면 아이콘이 생성된다. 프로그램의 원활한 실행을 위해서는 [그림 12-7]과 같이 아이콘 위에 마우스 커서를 위치시키고 마우스 오른쪽 버튼을 한 번 클릭하여 "관리자 권한으로 실행(A)'을 선택해야 오류가 나지 않으므로 반드시 유의해야 한다.

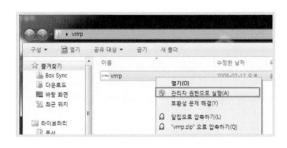

그림 12-7 프로그램 실행

(2) 음역측정

음역측정 방법으로는 [그림 12-6]의 ① Start 버튼을 누르고 환자에게 가장 편안한 크기로 /아/ 소리를 내도록 지시하고, 이 음을 기준 음계로 설정한다. 기준 음계에서 음악적 반음으로(전문가가 아닐 경우 한 음으로 해도 무방함) 낼 수 있는 가장 높은 음까지 내도록 지시하고 다시 기준 음계로 돌아와서 음악

적 반음으로 낼 수 있는 가장 낮은 음까지 소리 내도록 지시한다. 녹음이 완료되면 [그림 12-6]의 ②
Stop 버튼을 클릭하고 ③ Screenshots 클릭하여 검사 내용을 저장한다. 화면에 마우스를 옮기면 해당
부분에 대한 기본주파수와 강도를 표시해 준다. 검사 화면에서 최저 기본주파수와 최고 기본주파수를
각각 클릭하면 최저음도와 최고음도를 측정할 수 있으며 두 측정치 차이가 음역대가 된다.

정성민(2000)의 성인 남녀 주파수 범위 연구에서 성인 남성의 주파수 범위는 99.05∼289.72Hz, 성인
여성의 주파수 범위는 164.72∼605.02Hz라고 하였다. 음성장애 환자의 경우는 정상보다 제한된 음역
대를 보이게 된다.

5) 심한 기식음 분석을 위한 Cepstral 분석도구 SpeechTool

임상에서 많이 사용하고 있는 음성 도구들의 경우, 기본주파수를 기반으로 분석을 하므로 기본주파
수가 검출이 안 될 정도의 심한 기식성 음성의 경우 분석 오류가 많이 발생하며 분석된 경우라 할지라도
정확한 결과라 보기 어렵다. 특히 후두암(laryngeal cancer), 백반증(leukoplakia), 성대마비(vocal cord

palsy) 등은 심한 음질의 경우 분석 오류가 많이
나타난다. 이러한 기식성 음성을 분석하는 방법
으로 Cepstral Peak Prominence(CPP) 변수를
측정하는 것이 유용하다는 연구가 많이 보고되
고 있다. 이러한 CPP는 SpeechTool이라는 프로
그램으로 측정할 수 있으며 Hillenbrand의 홈페
이 지 인 http://homepage.wmich.edu/~
hillenbr/에서 다운로드 받을 수 있다(강영애, 성
철재, 2012).

CPP 분석을 위해 [그림 12-8]에서 녹음 버튼
을 누른 뒤 약 5초간 /아/ 발성을 하고, 발성 구
간 약 4초간을 선택하여 분석한다. 분석은 CPP
버튼을 누르면 [그림 12-9]와 같이 새로운 창이
나타나면서 결과 값을 출력해 준다. 이때 CPP
측정값으로는 평균 기본주파수(mean F_0), mean
CPP, mean CPPs가 있으며 CPPs는 CPP를 평활
화(smoothing)한 것이다.

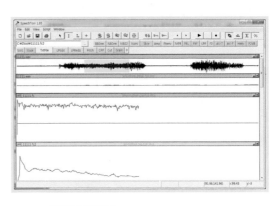

그림 12-8　SpeechTool 분석화면

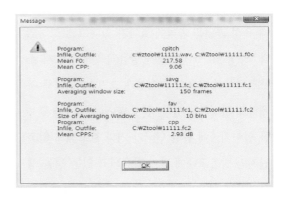

그림 12-9　SpeechTool CPP 결과 화면

6) WaveSurfer

WaveSurfer([그림 12-10])는 Praat와 마찬가지로 무료로 공개하고 있으며, 기본적인 녹음, 편집이 가능하며 Pitch, Spectrogram, Formant 등의 음성 분석도 가능하다. Praat에 있는 음질에 대한(Jitter, Shimmer) 분석은 할 수 없지만 Pitch나 Spectrogram이 실시간으로 피드백이 가능하

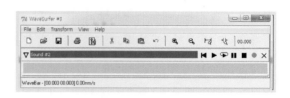

그림 12-10   WaveSurfer

다는 장점이 있기 때문에 음성치료 시 유용하게 사용할 수 있다. http://www.speech.kth.se/wavesurfer/ 사이트에서 다운로드가 가능하다.

(1) 실시간 음도 피드백

실시간 음도 피드백은 변성발성장애 치료 시 확립된 저음의 음도를 유지시키거나 성대 기능 훈련(vocal function exercises)에서 음도를 올리거나 내릴 때 시각적 피드백으로 사용할 수 있다.

실시간 음도 피드백을 실시하기 위해 WaveSurfer 프로그램을 실행시킨 후 [그림 12-11]의 빈 네모 상자 안에 마우스 커서를 위치시키고 마우스 오른쪽 버튼을 클릭한다. Create Pane 〉 Pitch Contour 메뉴를 차례로 클릭하면 음도를 측정할 수 있는 화면이 나타난다. 음도 화면이 나오면 녹음 버튼을 클릭하여 발성할 때마다 음도곡선이 실시간으로 나타나는 것을 확인할 수 있으며 화면 왼쪽에 음도가 숫자로 표시되어 있으므로 적절한 음도로 환자가 조절할 수 있도록 설명해 준다. 같은 방법으로 스펙트로그램, 포먼트, 강도 등의 실시간 피드백도 활용할 수 있다.

박희준 등(2009)은 WaveSurfer의 스펙트로그램을 이용하여 마찰음 조음치료 시 실시간으로 마찰 소음을 시각적으로 피드백해 주었을 때 치료 효과가 높다고 보고하였다. 조현관(2007)은 영어 발음지도를 위한 음성 분석 프로그램의 효과를 보기 위해 WaveSurfer를 사용하여 청시각적 피드백을 이용하였을

때 유성 파열음 습득에 효과가 있다고 보고하였다. 양병곤(2006)은 영어 발음교육에서 공개 소프트웨어의 활용의 중요성과 그 방법에 대해 자세하게 설명하고 있다. 현재 WaveSurfer를 활용한 언어치료에 관한 연구가 거의 보고되지 않고 있지만 발음교육에 많이 활용되고 있는 점을 생각한다면 앞으로 조음치료에 활용될 가능성은 충분할 것이라 생각된다.

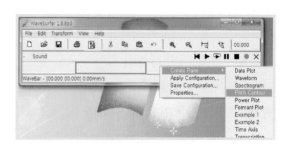

그림 12-11   WaveSurfer 메뉴

7) 차폐 기법을 위한 Audio Masking System

Auditory Masking System은 백색 잡음과 구어 잡음을 간단하게 발생시킬 수 있는 소프트웨어이다. 환자에게 컴퓨터와 헤드셋을 연결하여 이 소프트웨어를 실행시키면 차폐 기법을 이용한 치료를 시행할 수 있다. 차폐 기법은 기능적 음성장애 환자에게 적용했을 때 음성 개선에 효과가 있으며(McColl & McCaffrey, 2006) 말더듬 치료나 약한 음성을 사용하는 환자 등의 치료에서도 많이 사용된다. 이 소프트웨어도 공유 프로그램으로 인터넷 주소 http://www.nch.com.au/ams/index.html에서 쉽게 다운로드 받을 수 있다. 이 소프트웨어는 차폐 강도를 자유롭게 조절할 수 있으며, 백색 잡음(white noise) 뿐만 아니라 구어 소음(verbal noise)까지 제공하므로 쉽게 차폐 기법을 이용하여 치료에 접근할 수 있다.

[그림 12-12]에서 Volume을 좌우로 움직이면 차폐 강도를 조절할 수 있으며, ON/OFF 스위치를 클릭하면 프로그램이 시작하고 종료하게 된다. 기능성 발성장애 환자의 경우 자신의 음성이 차폐되었을 경우 드라마틱하게 자신의 음성을 찾는 경우가 많이 있다는 연구 결과가 있으며, 약한 음성을 산출하는 경우에도 차폐를 적용했

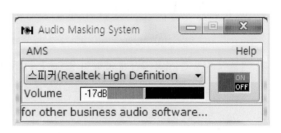

그림 12-12 Audio Masking System

을 때 큰 소리로 발성할 수 있기 때문에 간단하지만 활용도가 높다.

AMS 메뉴에서 Pure Audio Masking Tone을 선택하면 백색 잡음의 소리가 출력되고 Vocal Segments Masking Tone을 선택하면 구어 잡음이 출력된다. 구어 잡음의 경우 작은 소리의 출력에도 발성하는 발화를 충분히 차폐할 수 있으므로 효과적이다([그림 12-13]).

홍기환 등(2002)은 소음 환경이 병적음성에 미치는 영향에 대해 연구하였는데, 차폐 자극 전후의 성대폴립 환자의 음성에서 차폐 전보다 차폐 자극 하에서 jitter, shimmer, vF_0, vAm이 통계적으로 유의하게 감소하여 성대 진동에 있어 시간 및 진폭의 안정성이 더욱 좋아진다는 것을 보고 하였다. 또한 박선희와 강수균(1998)은 차폐 프로그램이 후두 적출자의 음성 개선에 미치는 효과에 대해 연구한 결과, 차폐 자극은 후두 적출자의 음성의 강도 및 어음명료도를 증가시키는 것으로 보고하였다. 김종택(2012)은 차폐 자극을 연축성 발성장애 화자에게 주었을 때, 음성의 떨림

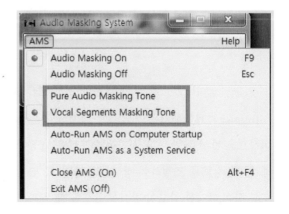

그림 12-13 Audio Masking System 메뉴

을 감소시켜 음성 개선에 효과가 있음을 보고하였다. 위 연구들 모두 차폐 자극 방식에서 차이는 있지만, 백색 잡음을 사용했다는 점에서 Auditory Masking System은 다양한 질환의 치료에서 활용될 수 있을 것이다.

8) 게임을 이용한 음성치료 PreLingua

PreLingua는 스페인에서 만든 소프트웨어로 발성과 관련된 언어치료에서 아동들에게 흥미를 유발시킬 수 있도록 여러 가지 게임으로 구성되어 있어 특히 아동의 음성치료에 효과적이다(Lleida et al., 2008). 음성치료 소프트웨어로 IBM사의 Speech View Ⅲ가 국내에서 많이 보급되어 있는데 Speech View Ⅲ에서 제공하는 여러 가지 게임 종류들이 PreLingua에도 거의 비슷하게 포함되어 있다. http://dihana.cps.unizar.es/~alborada/descarga.html에서 다운로드가 가능하며 공유 소프트웨어이기 때문에 비용과 사용기간에 제약이 없다. PreLingua는 voice activity, intensity, breathing, tone, 발성(vocalization)의 다섯 가지 하위 메뉴로 구성되어 있으며 누구나 사용할 수 있는 프리웨어이다.

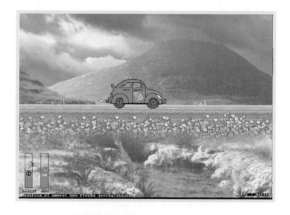

그림 12-14　Voice Activity

(1) Voice Activity

Voice Activity 게임은 발성의 유무를 자동으로 인식하여 시각적 피드백을 제공해 준다. [그림 12-14]에서 아동이 유성음을 발성하면 자동으로 인식하여 자동차, 공룡 등이 움직이게 되고 발성을 하지 않거나 무성음을 내는 경우에는 움직이지 않는다. 무발화, 발성이 짧은 아동들에게 적용 가능하며 치료 활동 중 강화로도 사용이 가능하다.

(2) Intensity

Intensity 게임에서는 치료사가 설정한 강도 이상으로 발성을 할 경우 시각적 피드백을 제공해 준다. 강도를 조절하여 장애물을 피할 수 있도록 하여 다양한 강도의 발성을 유도할 때 효과적이다([그림 12-15]).

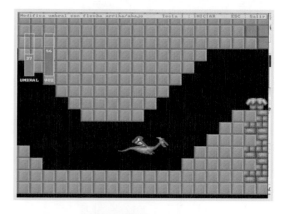

그림 12-15　Intensity

(3) Breathing

Breathing 게임에서는 /s/와 같은 무성음을 길게 내어 호흡 기능을 강화할 수 있다. 유성음을 산출 시에는 자동으로 인식하여 시각적 피드백이 멈추게 되고 /h, s/와 같은 무성음 발성 시 물체가 움직이게 되고 그 길이를 계산하여 기록해 준다. [그림 12-16]은 아동이 무성음을 발성하면 풍차가 돌아가게 되고 무성음을 멈추거나 유성음을 발성하면 풍차가 움직이지 않는다.

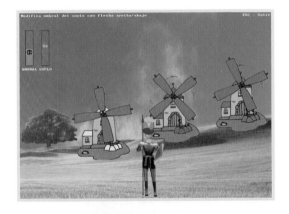

그림 12-16　Breathing

(4) Tone

Tone 게임에서는 음도 변화에 따라 시각적 피드백을 제공해 주어 음역대가 좁거나 단음도 산출을 하는 경우 훈련할 수 있도록 구성되어 있다. 치료사가 설정한 음도곡선에 맞게 아동이 음도를 발화하면서 물체를 이동시키는 방법으로 구성되어 있다([그림 12-17]).

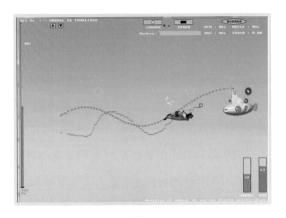

그림 12-17　Tone

(5) Vocalization

Vocalization 게임에서는 기본적인 모음 /아, 에, 이, 오, 우/ 발성 연습을 할 수 있도록 구성되어 있으며 혀의 위치와 입술 모양을 애니메이션으로 제공한다. [그림 12-18]에서 각각의 모음마다 혀의 위치를 시각적으로 피드백해 주며 모음 발성 시 웨이브 파형, 음도, 강도, 포먼트, 스펙트로그램을 실시간으로 나타내어 준다. 녹음 저장이 가능하며 남자, 여자 설정을 변경하여 사용할 수 있다.

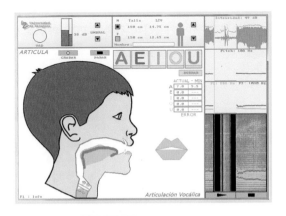

그림 12-18　Vocalization

위 프로그램을 연구한 선행 연구를 살펴보면, Rodriguez와 Lleida(2009)는 다른 공유 소프트웨어의 획일적인 설정방법을 남, 녀, 아동의 나이와 신장 입력을 통해서 성도 길이를 계산하여 발성 및 자음 인식률을 자동으로 조정할 수 있게 하여 치료 시 음성 인식률을 높여 치료 효과를 높일 수 있었다고 보고하였다. Rodrigues 등(2010)은 시각적 피드백을 강화한 PreLingua 시스템을 이용하여 단순언어장애 아동을 대상으로 치료에 이용한 결과 치료 전보다 최소 10%에서 20%까지 개선되는 효과를 보고하였다.

9) 디지털 음성장애 지수 Digital VHI

음성장애 환자의 음성을 평가하는 방법에는 객관적인 검사인 음향학적, 공기역학적, 생리학적 검사 등이 있으며, 검사자의 주관적인 평가인 청지각적 평가가 있다. 하지만 이러한 검사들이 항상 환자가 생각하는 음성장애 정도와 일치하는 것은 아니다. 따라서 음성장애 정도가 환자들의 생활에 미치는 정도를 파악하는 환자 중심의 주관적 자가보고 방법으로 설문지 형식을 주로 사용하는데 음성장애지수(voice handicap index, VHI)를 많이 사용한다. VHI는 크게 기능(functional), 신체(physical), 감정(emotional)의 세 영역으로 이루어져 있으며 10문항씩 30문항으로 이루어져 있다. 검사는 설문지 형태로 환자가 각 항목마다 0~4점 척도로 체크를 하면 검사자가 합계를 내어 심한 정도를 평가한다. 하지만 이러한 작업이 모두 수작업으로 이루어지고 있으며, 환자의 경과를 관찰한다거나 환자의 수가 많아지면 데이터 관리가 어려우며, 이전 자료를 찾아 비교하는 데 시간이 소요된다.

Digital VHI는 기존의 수작업으로 진행된 VHI를 소프트웨어를 통해 자동으로 평가하며, 데이터 관리도 데이터베이스 기반으로 관리하기 때문에 검색이 용이하다. Digital VHI는 홈페이지 http://homepage.univie.ac.at/christian.herbst//DigitalVHI/에서 다운로드가 가능하며 19개의 언어로 번역되어 있으며 한국어로 번역된 VHI도 평가할 수 있다([그림 12-19]). 별다른 설치 없이 압축을 푸는 것으로 실행이 가능하며 결과는 PDF 파일로 출력해 주며, 동시에 엑셀 파일로 수치화해서 저장해 준다.

검사가 끝나면 30개의 항목에 대한 자동 합계가 나타나며, 압축을 푼 DigitalVHI_win 폴더 안의 wins>data 폴더에 검사 결과 PDF 파일과 데이터로 저장된 엑셀 파일로 관리된다. 같은 이름의 환자의 경우 하나의 엑셀 파일로 데이터를 누적해서 저장해 주기 때문에 치료 경과에 따른 점수 변화를 한눈에 볼 수 있다.

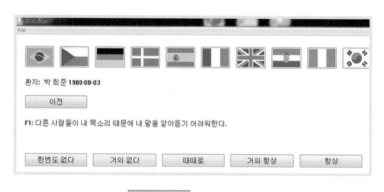

그림 12-19　Digital VHI

10) 지연 청각 피드백을 위한 Speech Monitor

청각적 피드백은 많은 음성장애 환자에게 매우 중요하다. 특히 지연 청각 피드백의 경우 많은 연구에서 말더듬 환자의 치료에 효과적인 것으로 밝혀졌으며, 파킨슨병 환자의 빠른 구어 속도를 느리고 명료하게 하여 음성치료에도 효과적인 것으로 알려져 있다.

Speech Monitor는 유창성장애 치료를 위한 지연 청각 피드백(delay auditory feedback, DAF)과 주파수 청각 피드백(frequency auditory feedback, FAF)을 제공하는 무료 소프트웨어다. 홈페이지 http://www.speechmonitor.org/에서 다운로드가 가능하며 별도의 하드웨어가 필요하지 않기 때문에 많은 언어치료사가 언어치료 시 사용하고 있다. 사용 전 준비 사항으로 홈페이지에서 다운로드 받은 압축 파일을 풀고, 마이크와 헤드셋 또는 헤드셋 마이크를 준비한다.

프로그램은 따로 설치할 필요가 없으며 압축을 푸는 것으로 사용이 가능하다. 압축을 푼 후 Speech Monitor 아이콘을 실행시키면 [그림 12-20]과 같이 메인 창이 나타난다. 사용방법은 [그림 12-20]의 ①번에 해당하는 바를 왼쪽으로 움직이면 말소리 지연이 줄어들고, 오른쪽으로 움직이면 지연이 늘어나므로 적절하게 위치시킨다. 필요에 따라 ②번 바를 움직여 적절한 주파수 변조를 실시한다(왼쪽으로 움직일수록 저음으로, 오른쪽으로 움직일수록 고음으로 변함). 적절

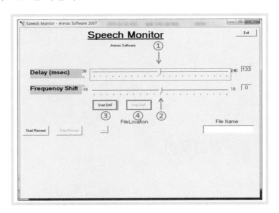

그림 12-20 Speech Monitor

한 지연시간과 주파수 변조 정도를 설정하였다면 ③ Start DAF 버튼을 클릭하고 치료를 실시하면 되고, 치료가 끝나면 ④ Stop DAF를 클릭하여 마친다. 환자에게 변한 음성을 청각적으로 피드백해 주고 싶으면 녹음 파일이 저장될 경로를 지정하고 File Name에 파일명을 입력한 뒤, Start Record 버튼을 클릭하면 환자의 음성이 녹음되며 Stop Record 버튼을 클릭하면 wav 파일로 저장이 가능하다.

3. 맺음말

최근 인터넷의 발달로 인해 많은 자료가 공유되고 있으며 활용도도 높아지고 있다. 이 연구는 인터넷을 통해 쉽게 다운 받아 무료로 사용할 수 있는 소프트웨어 중 음성 및 언어 치료에 사용할 수 있는 장비에 대해 살펴보고 이러한 장비를 임상 현장에서 어떻게 활용할 수 있는지에 대해 검토해 보았다.

음성 평가 및 치료 분야에서 주로 널리 사용되는 장비로는 Computerized Speech Lap(CSL), Visi-pitch, Sonagraph, Laryngograph, PM-pitch Analyzer, Dr. Speech IV, Cspeech, LingWAVES, Speech Viewer III, Nasometer II 등이 있는데, 이러한 장비들은 활용적 가치가 높음에도 불구하고 가격이 고가이기 때문에 일반적으로 언어치료 임상 현장에서 널리 사용되기 어렵다. 이러한 어려움에도 불구하고 언어치료 임상 현장에서 무료로 사용이 허가된 공유 소프트웨어가 지속적으로 개발되어 왔고 이를 임상 현장에서 쉽게 접할 수 있다는 점은 다행스러운 일이라 생각된다.

소개된 공유 소프트웨어들은 임상가들이 어떻게 적용하느냐에 따라 더 많은 활용도가 있을 것으로 사료된다. 공유 프로그램의 임상적 적용에서 무엇보다 제일 중요한 것은 아마 언어치료사 스스로 이러한 공유 프로그램에 항상 관심을 가지고 평가 및 치료 활동에 직접 적용해 보는 것이다. 그리고 언어치료사 개개인이 공유 프로그램의 임상적 활용을 통해 습득한 지식, 즉 기기 활용의 가치를 높이기 위한 정보의 공유 역시 중요하다고 사료된다.

참고문헌

강영애, 성철재(2012). 성대마비로 인한 기식 음성에 대한 Cepstral 분석. 말소리와 음성과학, 4(2), 89-94.

김종택(2012). 내전형 연축성 발성장애 화자의 차폐자극 전후 음성특성 비교. 충남대학교 대학원 석사학위 논문.

박선희, 강수균(1998). 차폐 프로그램이 후두적출자의 음성 개선에 미치는 효과. 언어치료연구, 7(2), 211-223.

박희준, 권순복, 왕수건(2009). 실시간 스펙트로그램 피드백을 활용한 조음치료가 마찰음 /s, s' / 오류 개선에 미치는 효과. 한국언어학회 여름학술대회.

양병곤(2006). 영어발음교육: 공개소프트웨어에 의한 새로운 접근. 부산: 부산대학교출판부.

정성민(2000). 성악 훈련을 받은 성악인에서의 Voice Range Profile. 대한음성언어의학회지, 11, 69-75.

조현관(2007). 영어발음지도를 위한 음성분석프로그램의 효과: 유성파열음을 중심으로. 언어학, 49, 143-163.

최성희, 남도현, 이승훈, 정원혁, 김덕원, 최홍식(2005). 각종 음성분석기에 따른 음성장애 환자의 주기간 주파수 및 진폭변동률 분석. 대한음성언어의학회지, 16(2), 140-145.

홍기환, 양윤수, 김현기(2002). 소음환경이 정상 및 병적음성에 미치는 영향. 음성과학, 9(4), 27-38.

Deliyski, D. D., Evans, M. K., & Shaw, H. S. (2004). Influence of data acquisition environment on accuracy of acoustic voice quality measurements. *Journal of voice, 19*(2), 176-186.

Howard, D., M., & Muphy, D. T. (2008). *Voice science acoustic and recording.* Oxford: Plural Publishing.

Lleida, E., & Rose, R. C. (2000). Utterance verification in continuous speech recognition: Decoding and training procedures. *Transactions on Speech and Audio Processing, 8*(2), 126-139.

McColl, D., & McCaffrey, P. (2006). Perception of spasmodic dysphonia speech in background noise. *Perceptual and Motor Skills, 103*(2), 629-635.

Natour, Y. S., & Saleem, A. F. (2007). The performance of the time-frequency analysis software(TF32) in acoustic analysis of the synthesized pathological voice. *Journal of Voice, 23*(4), 414-424.

Rodriguez, W. R., & Lleida, E. (2009). Formant estimation children's speech and its application for Spanish speech therapy tool. In Proceedings of the 2nd Workshop on Child, Computer and Interaction. 2-5.

Rodriguez, W. R., Saz, O., & Lleida, E. (2010). ARTICULA-A tool for Spanish vowel training in real time. In Workshop on Second Language Studies: Aquisition, Learning, Education an Technology SLaTE. 2-5.

Svec, J. G., & Granqvist, S. (2010). Guidelines for selecting microphones for human voice production research. *American Journal of Speech-Language Pathology, 19*, 356-368.

제**2**부

실험설계,
평가 및 해석

13
모음공간과 명료도 측정

이옥분 · 심희정

대구사이버대학교 언어치료학과

한림대학교 대학원 언어병리청각학과

	F1	F2
ㅏ	846,72	1533,99
ㅐ	622,27	2294,40
ㅔ	664,93	2178,98
ㅣ	280,19	2667,31
ㅜ	346,80	914,19
ㅗ	394,17	1264,61
ㅓ	671,43	1104,54
ㅡ	403,45	1260,27

모음사각도

1. 말 명료도와 모음공간의 개요

말 명료도(speech intelligibility)는 화자가 산출한 말소리를 음향학적 신호로 듣고서 청자가 이 신호를 어느 정도로 정확히 해석하는가이다. 즉, 청자 입장에서 화자의 말소리를 어느 정도 이해할 수 있는가를 의미한다(코기토, 2010 재인용). 말소리는 호흡, 발성, 공명, 조음, 운율 시스템의 총체적인 조합물이며, 각 시스템의 미묘한 변화들은 구어 음향학적 신호 변화로 연결되어 지각적인 차이를 만들어 낸다. 말 명료도 지각에 영향을 미치는 요인들은 다양하다. 화자의 발성과 발화양상, 청자의 전문성과 친숙성, 발화 환경, 녹음시스템(발화전달시스템), 발화 과제 등이 있다. 이러한 요소들이 청자의 명료도 판단에 영향을 미치며, 그 결과도 주관성이 강하다. 앞서 언급한 변수들을 최대한 통제하고 화자의 말소리와 청자라는 조건만을 두고 명료도 판단을 생각해 볼 때, 최소한 동일한 화자가 산출한 발성이나 발화에서도 청자 유형(청취조건)에 따라 달라진다. 이러한 청자의 말소리 명료도의 주관적인 판단을 어느정도 객관적으로 뒷받침할 수 있는 것은 음향학적 분석방법일 것이다. 말 명료도와 상관이 있는 음향학적 분석방법 중에서 가장 영향력이 있는 것은 모음공간(vowel working space)이다. 글자 그대로 모음공간은 모음이 움직이는 공간, 즉 모음에 관련된 조음기관들이 움직일 수 있는 공간 크기를 의미한다. 일반적으로 모음공간을 모음산출에 대한 정확도를 지표하는 것으로 생각하는 경향이 있다. 그 이유는 모음공간이 입술 모양, 턱의 협응 능력, 그리고 혀의 움직임 조절 능력에 따라 변화하고, 모음공간 측정을 위해 모음사각도(혹은 모음삼각도)의 꼭짓점 모음에 해당하는 /이/, /아/, /우/, /애/ 모음을 선택하기때문이다. 결과적으로 이 모음들은 화자들이 어떤 식으로 조음하는 가에 따라서 다르게 들리게 되고, 결과적으로 모음의 공간들은 변화하게 된다. 따라서 모음공간 면적의 크기 변화(넓어지거나, 좁아지거나)는 말 명료도와 의미 있는 관련성을 가지게 된다. 그러므로 주관적인 청자의 지각적 판단을 보완 및 지지할 수 있는 평가 방법으로 유용하다.

임상적인 관점에서 다양한 구어산출 장애 화자들의 말소리를 평가하고 적합한 치료전략들을 계획하고자 할 때, 가장 우선적으로 고려해야 할 것이 말 명료도이다. 특히 마비말장애 화자들의 경우 이들의 궁극적인 치료 목표는 말 명료도 개선이기 때문이다. 마비말장애 증상을 보이는 여러 질환이 있으며 이들의 말장애 특성에도 차이가 있다. 말 산출 시스템의 호흡, 발성, 공명, 조음, 운율 등의 측면에서 저마다의 독특한 특성을 보인다. 그러나 '말 명료도'라는 총체적 관점에서 분석해 볼 때, 말 명료도 저하에 영향을 미치는 많은 요소들이 있다. 그리고 말장애를 가진 화자 스스로가 자신의 목소리 혹은 말소리에 대한 정도를 어떻게 판단하고, 언어치료를 통한 그 변화를 어떻게 생각하는지를 충분히 반영할 수 있는 평가체계가 있어야 한다. 동시에 이들의 의사소통 파트너 관계에 있을 수 있는 배우자, 가족, 치료사, 그 외 재활전문가 등 다양한 유형의 청자 입장에서 환자들의 말소리에 대한 판단이 고려되어야 한다.

이러한 측면에서 말 명료도 평가는 주관적이긴 하나 임상에서의 그 비중은 상당하다고 볼 수 있다. 그러나 이러한 주관성이 짙은 말 명료도 평가를 보다 객관적으로 뒷받침할 수 있는 방법이 있어야 한다.

2. 말 명료도 측정법

말 명료도 측정법은 기본적으로 청지각적 판단에 근거한다. 화자의 말소리를 청취자 입장에서 어떻게 들었는가, 즉 어느 정도 이해했는가를 평가하는 것이기 때문이다. 말 명료도 평가는 평가 대상자인 화자의 구어장애 유형에 따라 달라질 수 있으며, 평가 변인들에도 차이가 있다. 예를 들어, 화자가 산출한 발화과제, 구어 샘플을 유도하는 방식, 발화에 대한 평가방식, 청자의 유형(이지윤, 이옥분, 2010), 화자발화와의 친숙성 등의 말 명료도 평가 관련 변인들이 있는데, 이러한 변인들을 고려해서 화자의 말소리의 명료도를 잘 반영할 수 있는 평가양식을 찾아야 하며, 그 결과 해석에도 충분히 그러한 변인들을 반영할 수 있어야 한다.

특히 명료도 평가의 주요 핵심인 발화과제를 수집할 때 다음의 측면들을 참고해야 할 것이다. 언어학적 측면에서 음운-구문론적 복잡성(morphosyntactic complexity)과 의미예측성(semantic predictiveness) 등의 언어학적 특성이 다름에 따라 명료도 평가에서도 차이가 있을 것이라는 관점이다. 단일어와 의미가 포함된 문장 혹은 그렇지 않은 문장에 대한 명료도 평가, 혹은 이야기 방식의 문장에서 평가하는가에 따라 명료도 결과가 달라진다. 구문론적-의미론적 정보가 명료도에 미치는 영향을 알아본 결과, 의미가 많이 포함된 문장이 그렇지 않은 문장에 비해 명료도 점수가 높게 산출되었다. 의미론적 예측 면에서 예측력은 문장 유형 또한 명료도 평가에 영향을 미친다. 예측력이 높은 문장이 낮은 문장에 비해 명료도 점수가 높게 나타났다.

다음에서는 말 명료도를 평가하는 데 유용할 수 있는 청지각적 평가 유형들을 제시하였다. 이 평가 유형들은 음성 자체 혹은 발화 전체에 대한 평가로 모두 활용된다.

1) 말 명료도 중증도에 대한 청지각적 평가

(1) 등간척도평가

등간척도평가(Equal-appearing Interval scales, EAI 척도)는 고정되고 미리 정의된 척도 기준에 근거해서 지각적인 판단을 내려야 한다. 그리고 각 척도 간의 간격이 동일(equality)하다는 설정 아래 평가된다. 임상 현장에서 가장 빈번하게 사용하는 평가양식의 하나이다. 시간적 그리고 평가절차상의 효율적인 면에서 환자의 말 상태를 선별진단하는 과정에서 빈번하게 활용된다. EAI 척도는 대개 5점 혹은 7

표 13-1 등간척도 평가의 예: 7점 척도 평가

척도	척도 기준
0점 – not intelligible	전혀 알아들을 수 없다.
1점 – severe	거의 알아듣기 힘들다.
2점 – moderate	약간 (단어 일부, 문장의 일부) 알아들을 수 있다.
3점 – moderate~mild	50% 정도 알아들을 수 있다.
4점 – mild	대략 알아들을 수 있다. 부분적으로 조금씩 알아듣기 힘든 부분들이 있다.
5점 – almost normal	거의 알아들을 수 있다.
6점 – very intelligible	매우 명료하다. 정상 발화이다.

점 척도를 사용하는데, 각 척도의 기준을 정해서 일정한 간격으로 말장애 정도가 심해지거나 혹은 좋아지는 것을 숫자로 표시할 수 있다. 예를 들어 '7점 척도'로 평가한다고 가정하며, 그 시작점은 '0'이나 '1'에서 시작할 수 있다. 그리고 해당 숫자의 기준을 '정상 혹은 말장애 문제 없음, 말 명료함'으로 정할 수 있고, '7'은 '매우 심각, 전혀 알아들을 수 없음'으로 정할 수 있다. 역으로 점수가 높아질수록 말 명료도가 좋아지는 관점으로 기준을 정할 수 있다(〈표 13-1〉 참조).

몇 점 척도로 할 것인가는 평가 대상자의 말 명료도를 가장 잘 반영할 수 있도록 해야 한다. 그 척도 기준과 수준은 평가 유형이나 목적에 따라 달라질 수 있다. 대체로 점수가 높아질수록 말장애(혹은 음성장애) 정도가 심각해짐을 의미한다. 그러나 EAI 평가는 말장애 정도 및 유형, 구어평가과제, 청자 유형 등에 따라 그 결과가 다양할 수 있으므로, 이 평가결과 보고 시 타당성과 보편성을 충분히 고려해야 한다.

(2) 직접 크기 추정(DME)

직접 크기 추정(Direct Magnitude Estimation, DME) 절차(Stevens, 1975)는 청지각적 평가의 대상이 되는 음성 혹은 말장애 샘플들 가운데 대략 말장애 심한 정도가 중간 정도가 되는 샘플을 기준점으로 해서 청자들에게 들려준 다음, 이 기준이 되는 샘플을 듣고서 이 샘플의 심각도를 대표할 수 있는 점수를 임의로 책정한다. 이러한 기준에 대해 중앙값(modulus)이란 용어를 사용하는데, 보통 '100'이란 임의적인 값을 제시한다. 예를 들어, 청지각적 평가 과업에서 청자들이 음질의 특정한 속성(예: 거친 음질, 목쉰 소리)에 대해 점수를 매기도록 한다고 가정할 때, DEM 방식으로, 절대값 혹은 표준값 기준으로 하여 제시되는 샘플들의 값을 매긴다. 이 측정값들은 지각속성 자체에 대한 상대적인 크기 값(relative magnitude)이다. 만약, 어떤 음성 및 구어 샘플에 대한 지각되는 속성이 중앙값과 비교했을 때 두 배 정도 좋은 것으로 지각되면 '200'의 값이 책정될 수 있다. 만약 반대로 중앙값에 비해 절반 정도의 좋다고

판단되면 '50'의 값이 책정될 수 있다. DME의 한계점수는 정해진 것이 아니다. DME 방식은 주로 음성장애 영역에서 청지각적 평가로 활용되지만, 구어장애 화자들의 말 명료도 평가에도 적용할 수 있다. 실제 마비말장애 화자들의 경우 각기 다른 구어장애 유형에 따라 조음정확도가 유사한 수준을 보인다 할지라도 전체적으로 지각되는 말장애의 심한 정도는 청자에 따라 편차가 클 수 있다. 그런 경우, 청자 유형에 따라 말운동장애 화자들의 말장애 정도를 어떤 식으로 지각하고 있으며, 이 지각되는 중등도에 미치는 주된 원인들이 무엇인지를 가늠하는 데 도움을 줄 수 있을 것이다.

(3) 시각적 아날로그 척도

시각적 아날로그 척도(visual analogue scale, VAS)는 말 명료도의 심각성(혹은 음성장애 정도)에 대해 청자가 지각하는 정도에 대한 범위를 정하는 평가방식이다. 말장애 화자 혹은 청자가 지각하는 심각성 정도의 범위를 하나의 연속선상에 놓고(대개 수평선) 그 선의 양쪽 끝에 심각성 정도(예: 전혀 문제없음, 아주 심각함)를 표시하고 실제 지각되는 심각성 정도를 표시한다. 대개 VAS 평가방식에서 10cm에 해당하는 길이의 수평선을 지정하고, 그 수평선의 양극에 장애심각성 정도를 지시하는 설명을 덧붙인다. 화자 혹은 청자가 말 샘플 평가 당시에 지각되는 말장애 정도를 표시한다. 정리하자면, 말장애 심각도에 대한 정도를 시각적인 범위로 표시하는 방법이다([그림 13-1] 참조).

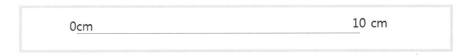

0cm   10 cm

(지시문: 대상자의 말소리를 듣고 말 명료도가 심한 정도만큼 직선 위에 표시하세요)

그림 13-1   VAS의 예

2) 조음 분명성에 초점을 둔 말 명료도 평가

조음 분명성에 초점을 둔 말 명료도 평가는 위에서 설명한 청지각적 평가에 비해서 보다 객관적인 결과를 도출할 수 있다. 다만 화자의 명료도 평가를 위해 제시되는 시각적 평가자료(예: 발화, 지문자료)가 말소리의 명료성을 판단해야 하는 청자의 지각적 판단에 영향력을 미칠 수 있다는 하나의 단서가 되어 버리는 한계점이 있다. 다음은 말 명료도 평가에서 빈번하게 사용되고 있는 일례들이다. 위에서 언급된 평가 유형들을 음성(음질) 자체에 대해서만 평가할 수도 있고, 발화 전체에 대한 평가도 가능하다. 그러나 다음의 평가양식들은 말소리 자체에 대한 이해 가능도 혹은 알아들을 수 있는 정도에 초점을 둔 예들이다.

(1) 단어 대조짝 평가

단어 대조짝(혹은 일음절 대조짝)은 단단어 수준에서 목표 음소의 음성학적 자질이 명확히 구분되는 정도를 평가하는 것이다. 하나의 대비 자질을 초점으로 하여 모음과 자음 음소에 대해 대조평가하게 된다. 예를 들어, 모음에서는 고모음 대 저모음, 장모음 대 단모음, 전설모음 대 후설모음 등이 있다. 자음에서는 유성자음 대 무성자음(어두, 어말), 치조음 대 구개음 등을 예로들 수 있다. 그리고 구어장애 환자의 조음오류 특성과 말장애 중등도를 고려하여 환자에게 맞춘 단어 대조짝 평가양식을 구성할 수 있다. 이 평가방식은 초기 말 명료도 평가의 일환으로, 더 나아가 치료전략에 맞춘 진전과정에 대한 평가, 치료 종결 후의 평가로서 의의가 있을 것이다. 개별화된 평가 전략으로 사용할 경우 구어장애 환자가 빈번히 오류를 보이는 음소(자음과 모음)를 찾아 그 음소가 위치하는 다양한 음절 길이의 단어짝을 구성하여 실시할 수 있다(〈표 13-2〉 참조).

 표 13-2　단어 대조짝 평가 양식 예

단어짝	평가	단어짝	평가	단어짝	평가	단어짝	평가
탑-답		팜-밤		짐-김		물-불	
바다-파다		시다-치다		기억-기역		정지-정리	
포도-보도		다리-다니		라면-나면		거울-너울	
피다-비다		가지-가시		굴-둘		노랑-도랑	

(지시문: 대상자에게 단어짝을 읽도록 한 다음, 평가자는 화자의 말소리를 듣고 단어짝에 표시된 음절의 초성 발음이 정확히 구분이 될 경우, 'O', 구분이 정확하지 않으면 'X'로 표시한다. 그런 다음, 전체 단어짝 수에서 'O'로 체크된 단어짝 수를 계수한다. 이것이 전체 명료도 점수가 된다.)

(2) 전사를 이용한 명료도 평가

전사방식을 이용한 명료도 평가양식은 화자의 발화샘플을 청자가 듣고 자신이 듣고 이해했다고 생각되는 단어를 적는 형태를 띤다. 화자가 의도한 단어와 청자가 적은 단어의 일치 여부를 정확 대 부정확으로 평가하게 된다. 정확하게 전사된 단어를 전체 발화 단어로 나눈 다음 100을 곱하여 전체 명료도를 구한다(〈표 13-3〉 참조). 말 명료도 평가 단위는 단어뿐만 아니라 음절 수준에서도 실시할 수 있으며(심희정, 박원경, 고도흥, 2012), 구어장애 화자의 발화특성과 명료도를 파악하고자 하는 관점에 따라 단위는 달라질 수 있다. 이 방법은 임상에서 보편적으로 사용하는 평가유형이다. 전사법을 이용한 명료도 점수는 음향학적 구어 신호처리 능력에 대한 정보를 제공하며, 치료 진전의 정도를 알아보는 데 유용하다.

 표 13-3　명료도 지표

명료도 지표 %＝(명료한 단어 개수/전체 말한 단어 개수)×100

(3) 이해도 평가

이해도 평가는 화자가 발화한 목표 지문(target narrative)을 청자가 듣고서, 그 지문에 해당하는 질문(comprehension question)에 대해 청자가 답하는 것이다. [그림 13-2]는 청자가 화자의 내레이션을 듣고서, 말한 지문의 관련된 질문을 듣고서 답을 적는 것이다. 청자들이 적은 답을 '0점, 1점, 2점'으로 표시한다. 0점은 부정확한 답, 1점은 애매모호한 답, 2점은 독특하면서도 정확한 답으로 체크한다. 일종의 독해 이해력 평가 형식이기도 하다. 구어장애 화자가 말한 내용을 듣고서 그 화자의 메시지를 청자가 어느 정도 이해하고 해석했는가를 파악하는 것이다. 청자가 질문에 대한 답을 적긴 하지만, 결과적으로 화자의 발화능력을 알아보는 것이다. 이 평가양식은 화자의 발화 시 내용 전달력에 초점을 둔 평가로서 화자의 기능적인 의사소통능력을 알아볼 수 있는 데 중요한 역할을 한다. 개별 음소의 정확한 발화나 혹은 단어 위주의 말 명료도와는 달리, 발화 간의 문맥을 유추하여 내용을 이해하는 과정을 평가하는 것이다. 이해도 평가는 말 명료도 평가와 함께 실시할 수 있다(허현숙, 하승희, 2010).

Table 2. Sample narrative, associated comprehension questions, and responses from one listener who heard Speaker 7.

Target narrative	Comprehension question	Listener response	Score
Jeffery and Jacob are sports fanatics. College football is their favorite sport. Each year they attend one football game. This year they went to the homecoming game. Kickoff was scheduled for noon. They had a tailgate party first. Their seats were near the fifty yard line. The game went into overtime. The home team won by one touchdown. They wanted season tickets for next year.	What is another way the story could have ended?	It could have been a draw	2
	Based on the outcome of the story, what might happen next?	They will attend a football game next year	0
	How often are the characters involved in the event described in the story?	Every week	0
	When did the story take place?	Didn't specify	0
	When did the main event described in the story begin?	Football season	1
	What is the topic of the story?	Two boys watching football	2
	What is one thing, not specifically mentioned in the story, that the characters might wear to the event described in the story?	Football team attire	2
	Why are the characters involved in the event described in the story?	Because they are interested in the sport	2
	What is the role that the characters play in the event described in the story?	Spectators	2
	What was the final outcome of the story?	One of the teams won by one touchdown	1
		Total points	12
		% correct	60

Note. Score of 0 = incorrect response; score of 1 = vague response, but not incorrect; score of 2 = specific and correct response.

그림 13-2 청자 이해도 평가의 예(Hustad, 2008)

3) 언어학적 길이에 따른 말 명료도 평가양식

다음의 내용들은 발화 샘플링 과제에 대해 언어학적 길이에 따른 명료도 평가 유형을 살펴보고자 한다. 구어장애 화자들의 말 명료도는 말 산출 길이에 따라 달라질 수 있다(Kempler & Van Lancker, 2002). 임상 현장에서 말 명료도 평가 대상자, 평가방식과 내용, 결과처리에 차이가 있지만, 우선적으로 공통된 목적은 전반적인 말 명료도의 중등도(severity)를 지표할 수 있어야 한다는 점이다. 가능한 한 구어장애 화자들의 말 명료도를 평가할 때 다양한 언어학적 문맥들을 고려해야 할 것이다.

(1) 문장수준의 명료도 평가

문장수준의 발화에 대한 명료도 평가에서는 기본적으로 상황그림 설명하기, 평가 지문 읽기, 검사자의 질문에 대답하기 등의 형식을 취한다(<표 13-4> 참조). 이때 말속도 측정을 함께 실시하게 되는데, 말속도는 제한된 시간 내에 알아들을 수 있는 말을 어느 정도할 수 있는가, 즉 일상적인 의사소통 상황 속에서의 기능적인 말 명료도 측면을 제시한다는 점에서 중요한 평가정보가 된다. 더불어 환자의 구어

표 13-4 문장 명료도 평가 유형

	평가 내용의 예
과제 유형	- 상황 그림 설명하기 - '산책' 혹은 '가을' (한글자모음이 전체 구성된 공식적 평가 문장) 문장 읽기 - 주제어에 대한 자기생각 말하기 - 질문에 대답하기(긴 문장으로 대답하기)
측정 방식	- 전체 말한 단어(어절)에 대한 명료한 단어(어절) 퍼센트 산출 - 말속도 측정 - 분당 명료한 단어 개수 - 척도 방식을 통한 전체적인 명료도 수준 평가 - DME, VAS를 이용한 말장애 심한 정도 평가
임상적 의의	- 전반적인 말장애 심한 정도를 유추하는 데 도움을 줌 - 의사소통 기능적인 측면에서 대화능력을 유추하는 데 도움을 줌 - 개별적인 음운의 정확도를 파악하는 데에는 제한적임

장애 정도, 특히 마비말장애 화자들의 경우에는 그들의 말소리 변화의 진행과정(진행 중, 안정적, 향상됨)을 임상에서 확인하는 데 중요하다. 그리고 매우 심한 마비말장애 화자를 평가할 경우에 문장수준의 명료도 평가를 통해 다양한 발화 환경에서 어느 정도 알아들을 수 있는 말, 즉 기능적인 의사소통이 가능한지를 체크하는 데 도움이 되는 정보를 제공하게 된다.

(2) 단어수준의 명료도 평가

단어수준에서 실시할 수 있는 명료도 평가를 실시할 때 의미 있는 문맥 내에서 혹은 의미 단서가 없는 문맥 내에서의 단어 명료도 평가 범주로 구분할 수 있다. 이 범주 속성을 고려하여 단어 자체의 명료도 평가(예: 단어짝 대조 명료도 평가), 통제된 지문(예: 미완성형 문장 완성하기)에서 단어명료도 평가, 지문 읽기를 통한 단어 명료도 평가 등을 실시할 수 있다(〈표 13-5〉 참조). 단어수준의 명료도 평가는 의사소통 기능적인 측면에서 화자가 얼마나 효율적으로 핵심메시지를 전달할 수 있는가를 예측할 수 있는 정보를 제공하게 된다. 물론 문장 수준의 명료도 평가에 비해서는 그 예측력이 다소 떨어질 수 있다. 그리고 평가 대상자의 구어장애 유형에 따라서도 달라질 수 있다. 예를 들어, 청각장애 아동의 경우 단단어 수준 읽기과업에서는 대체로 명료한 반면 자발화 문장수준에서의 명료도는 눈에 띄게 저하되는 경우가 있다. 따라서 단어수준의 명료도 평가를 어떤 문맥에서 실시하는가에 따라 결과에 차이가 있으며 임상적인 해석에도 변화가 있어야 한다.

표 13-5 단어 명료도 평가 유형

	평가 내용의 예
과제 유형	- 의미 있는 문맥에서의 단어 명료도 - 의미가 없는 문맥에서 단어 명료도 - 단어짝 대조 명료도 평가 - 통제된 지문(예: 단문 혹은 장문 내 목표단어) 읽기를 통한 단어 명료도
측정 방식	- 말한 단어에 대한 명료도 점수 - 이분법 혹은 삼분법 - 전사법을 통해 명료한 단어 계산 - 이해도 평가양식을 통해 질문에 대한 단어로 대답하기로 정답 계산
임상적 의의	- 단어 수준에서의 조음 명료도를 확인할 수 있음 - 문맥단서가 미치는 효과를 확인할 수 있음

(3) 음소수준의 명료도 평가

음소수준의 명료도 평가는 문장이나 단어 수준의 평가에 비해 문맥적 단서가 약하기 때문에 자음과 모음의 조음 명료도에 초점을 두어 평가하게 된다. 기본적으로 목표 음소가 다양한 자모음이 결합된 구조에서 어느 정도 명료한지를 평가할 수 있다(〈표 13-6〉 참조). 명료도에 대한 평가방식은 이분법(명료함, 명료하지 않음) 혹은 삼분법(명료함, 약간 명료함, 명료하지 않음)으로 실시할 수 있다. 음소 수준의 명료도 평가는 음운 개별적인 명료도 추정과 조음치료 시작 단위가 되는 언어적 문맥을 정하는 데 도움을 줄 수 있다. 더불어 구어장애 화자의 조음오류 유형에 따른 말 명료도와 상관성을 고려해 볼 때(이영미 외, 2012), 음소수준의 명료도 평가는 조음지도 전략을 구성하는 데 의미 있는 임상정보를 제공할 것이다.

 표 13-6 음소수준의 명료도 평가유형

	평가 내용의 예
과제 유형	- 자음과 모음 음소 구분하여 평가 - CV /CVC/ CVCV 구조에서 어두 초성 음소 평가 - CV /CVC/ CVCV 구조에서 어중 초성 음소 평가 - 종성 음소 평가 - 3~4단어 수준의 문장(구문)에서 명료하게 발음한 음소 평가
측정 방식	- 평가 목표 음소에 대한 명료성을 이분법 혹은 삼분법 형식으로 평가 - 전사법을 이용하여 명료하게 지각된 음소 계산
임상적 의의	- 음소 수준의 명료도 평가는 음운 개별적인 명료도 추정에 도움을 줌 - 조음정확도 향상을 위한 치료 계획 시 음소의 지도수준 (음절, 단어, 구문, 긴 문장 등)을 정하는 데 정보를 제공함 - 의사소통 기능적인 측면에서 말 명료도 수준을 예측하기에는 어려움 있음

3. 모음공간 측정법

전통적인 분류체계에서 모음(vowel)은 구강 내 혓몸(tongue body)의 위치에 따라 분류된다. 예를 들어 모음의 조음 장소가 구강 내에서 앞에 있는지 뒤에 있는지 또는 위에 있는지 아래에 있는지에 따라서 다양한 모음이 형성된다. 이러한 양상은 모음의 산출 위치가 달라짐에 따라 성도(vocal tract)의 모양이 변하여 나타나는 모음의 포먼트 주파수(formant frequency)를 분석하여 살펴볼 수 있다.

포먼트 주파수는 성도의 공명주파수라고 말하며, 다양한 자음과 모음을 산출할 때 성도의 모양이 변하기 때문에 각각에 해당하는 고유한 주파수를 갖게 된다. 이 중 가장 낮은 포먼트 주파수는 구어산출에서 주요한 정보를 제공하며, 제1포먼트(F1), 제2포먼트(F2), 제3포먼트(F3) 순으로 번호를 매긴다. 이때 F1과 F2는 자음과 모음 등의 음소를 변별하는데 있어서 매우 중요하게 사용된다. 즉, 각각의 음소가 갖는 F1, F2 등의 포먼트 패턴은 모음의 음성자질을 결정지으며, 모음의 조음 양상을 반영하는 것이다. 일반적으로 F1 값은 혀의 높낮이에 대한 정보를 반영하며, 혀의 위치가 높아질수록 작아지고 혀의 위치가 낮아질수록 커진다. 반면 F2값은 혀의 전후 위치에 대한 정보를 반영하며 혀가 앞에 위치할수록 커지고, 뒤에 올수록 작아지는 양상을 보인다(〈표 13-7〉 참조).

모음공간(vowel space)은 이러한 성도와 혀의 위치를 고려하여 F1, F2 등의 포먼트 주파수를 2차원의 좌표로 수치화시켜 구강을 비침습적으로 도식화하여 보여준다. 운동적인 측면에서 모음공간은 모음 산출 시 혀가 움직이는 운동공간으로 볼 수 있으며, 모음 산출 시 조음의 정확성과 혀와 턱의 협응 능력에 대한 정보를 얻을 수 있다. 화자의 모음공간에 관한 정보를 얻기 위해 대개 모음도의 개념을 활용하게 된다. 모음도는 모음을 산출할 때 혓몸이 위치하는 곳을 삼각형, 사각형, 오각형 등의 꼭짓점으로 이

표 13-7 성인과 아동의 전설/후설 모음의 포먼트 값 (단위: Hz)

		전설모음				후설모음			
		i	I	ɛ	æ	u	ʋ	ɔ	ɑ
남성	F1	270	390	530	660	300	440	570	730
	F2	2290	1990	1840	1720	870	1020	840	1090
여성	F1	310	430	610	860	370	470	590	850
	F2	2790	2480	2330	2050	950	1160	920	1220
아동	F1	370	530	690	1010	430	560	680	1030
	F2	3200	2730	2610	2320	1170	1410	1060	3170

출처: Peterson & Barney(1952).

어 만든 모양으로, 모음도 안의 면적을 모음공간면적(vowel space area, VSA)이라고 한다. 다시 말해서, 모음공간은 구강 안에서 일어나는 혀 위치의 범주를, 모음공간면적은 그 크기를 객관적인 수치로 제시하는 개념이다. 그렇기 때문에 뇌 손상으로 인한 마비말장애나, 청각 피드백의 문제를 보이는 청각장애의 경우, 모음길이(vowel duration)가 너무 길거나, 발화 시 포먼트 위치가 왜곡되거나 비정상적인 포먼트 경사가 나타나는 등의 오류를 보여 모음공간면적의 크기 및 넓이와 위치에서 정상 화자와는 다른 양상을 보이게 된다. 이 절에서는 모음공간면적을 살펴보는 데 필요한 안정된 포먼트 주파수를 측정하는 방법과 산출된 포먼트를 대입하여 면적의 크기를 살펴보는 다양한 유도공식들, 또한 모음공간 관련 파라미터들을 제시하여 모음공간에 대한 이해와 활용방법에 대한 가이드를 제시하고자 한다.

1) 모음공간 도식화 방법

(1) 모음의 F1, F2값 산출

모음공간을 측정하기 위해서는 먼저 F1, F2 포먼트 값을 산출해야 한다. 우선 스펙트로그램(spectrogram)을 생성한 뒤 포먼트의 안정된 값을 구해야 하는데, 이때 Praat, TF-32 등의 다양한 프리웨어(freeware) 음성 분석 프로그램을 활용할 수 있으며, 여기에서는 CSL 메인 프로그램을 사용하여 산출하였다. 정상 여성이 산출한 모음 /a/ 수행결과를 보면, 음성이 시작되는 동시에 스펙트로그램 상에서 주기적인 성대운동(glottal purse)을 확인할 수 있으며, 아래쪽부터 빨강, 주황, 초록, 파랑 순으로 음형대를 형성하는 것이 바로 F1, F2, F3, F4이다. 그중 F1과 F2가 시각적으로 수평하고 안정되게 산출되는 부분을 모음구간으로 설정하여 구간 사이의 평균 주파수 F1, F2값을 구한다. 또한 포먼트 주파수를 산출할 때, 인위적인 요소를 배제하기 위하여 최소 3회 이상 target 모음을 반복한 뒤, 그 평균값을 적용해야 한다. 이를 순서화하면 다음과 같다([그림 13-3] 참조).

① CSL 메인 프로그램 실행 후, 상단의 메뉴의 Options-Capture-sampling rate 항목에서 표본채취율을 11,025Hz로 맞추고 target 모음 녹음하기
② Analysis-Spectrogram 생성 후, Analysis-Formant History 생성하기
③ ▤ 버튼을 눌러 F1 결과 확인한 뒤, Next >> 버튼을 눌러 F2값 확인하기

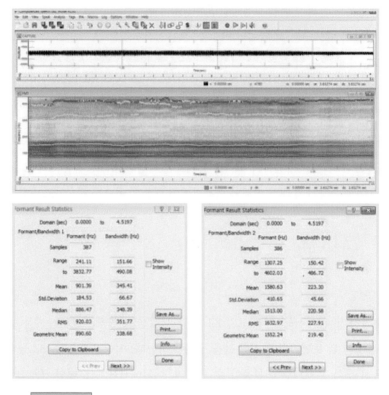

그림 13-3 CSL 메인 프로그램을 사용한 모음 /a/의 F1, F2값 산출

(2) 모음공간의 도식화

산출된 F1, F2값을 토대로 모음공간의 크기, 즉 모음 산출 시 혀 위치의 범주를 살펴볼 필요가 있다. 모음공간을 시각화하여 보기 위해서는 산출된 F1, F2값에 기초하여 이를 도식화할 수 있는데, 여기에 서는 CSL의 Sona-Match 프로그램과 Excel을 활용하여 이를 살펴보고자 한다.

① Sona-Match 프로그램 사용하기

- **Sona-Match** 프로그램 실행하기
- 상단의 메뉴에서 View-Open Real-Time Vowel Chart Window-해당사항 선택([그림 13-2])
- Vowel Chart 초기화면이 생성된 후 View-Open Vowel Table Editor 선택 후 편집
- Vowel Chart 편집 시, Editor의 모음을 선택한 후 Chart에 표시가 생성되면 이전에 산출한 모음의 포먼트 주파수를 고려하여 하단에 표시되는 F1, F2값에 맞춘 뒤 Add 버튼 클릭
- 해당 모음이 아닌 경우, Editor에서 선택한 뒤 Remove 버튼 클릭하여 제거하기

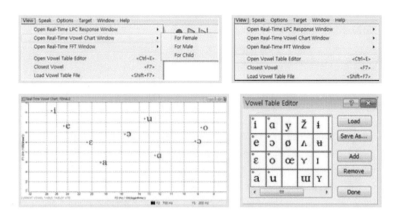

그림 13-4 Sona-Match를 사용한 모음공간 도식화

② Excel 프로그램 사용하기

- 모음에 해당하는 포먼트 주파수를 다음과 같은 형식으로 입력한 뒤, 차트 만들기(X축: F2, Y축: F1)
- 차트 생성 시, X축과 Y축의 위치를 바꾼 뒤 모음공간을 도식화하여 볼 수 있음

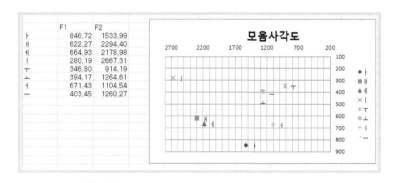

그림 13-5 Excel을 이용한 모음공간 도식화

2) 모음공간 산출 공식

산출된 F1, F2값을 토대로 모음공간의 크기, 그 면적을 수치화하여 객관적으로 살펴볼 필요가 있다. 모음공간면적을 살펴보기 위해서는 각 모음을 3회 이상 반복한 값의 평균을 산출하여 안정된 포먼트 값을 구한 뒤, 구해진 평균 F1, F2값을 토대로 아래의 공식들에 대입하여 최종 모음공간의 면적을 산출하게 된다. 각 음성 매개변수들의 유도 공식은 다르지만, F1과 F2값을 통해 보고자 하는 초점이 구강 안에서 일어나는 조음 공간에 대한 것이므로 연구자가 생각하는 적절한 공식을 선택하여 사용하길 권한다(〈표 13-8〉 참조).

표 13-8 모음공간면적 산출 공식

	공식
모음 /이-아-우/ 삼각형 면적 (3 area)	$Area_3 = \dfrac{1}{2}\|F1_{/이/}(F2_{/아/}-F2_{/우/})+F1_{/우/}(F2_{/이/}-F2_{/아/})+F1_{/아/}(F2_{/우/}-F2_{/이/})\|$
모음 /이-에-아-우/ 사각형 면적 (4 area)	$Area_4 = \dfrac{1}{2}\left\|\begin{matrix}(F2_{/이/}F1_{/에/}+F2_{/에/}F1_{/아/}+F2_{/아/}F1_{/우/}+F2_{/우/}F1_{/이/})\\ -(F1_{/이/}F2_{/에/}+F1_{/에/}F2_{/아/}+F1_{/아/}F2_{/우/}+F1_{/우/}F2_{/이/})\end{matrix}\right\|$
모음 /이-에-아-오-우/ 오각형 면적 (5 area)	$Area_5 = \dfrac{1}{2}\left\|\begin{matrix}F1_{/에/}(F2_{/이/}-F2_{/아/})+F1_{/이/}(F2_{/우/}-F2_{/에/})+F1_{/우/}(F2_{/오/}\\ -F2_{/이/})+F1_{/오/}(F2_{/아/}-F2_{/우/})+F1_{/아/}(F2_{/에/}-F2_{/오/})\|\end{matrix}\right\|$
모음 /이-에-아-우/ 사각도 면적 (4 area)	$Area_4 = 0.5(F1_{/이/}\times F2_{/우/}-F1_{/우/}\times F2_{/이/})+0.5(F1_{/우/}\times F2_{/아/}F1_{/아/}\times F2_{/우/})$ $+0.5(F1_{/아/}\times F2_{/에/}-F1_{/에/}\times F2_{/아/})+0.5(F1_{/에/}\times F2_{/이/}-F1_{/이/}\times F2_{/에/})$

출처: 강영애 외(2010); Higgins & Hodge(2002).

3) 모음공간 관련 파라미터

모음공간면적은 구강 내 혀의 위치 및 운동범주의 변화와 상관성이 높기 때문에 조음의 정확성과 밀접하게 관련된다. 흔히 부정확한 발음과 명료도에 문제를 보이는 마비말장애의 경우 뇌 손상으로 인해 조음 운동성이 감소되고, 성도 움직임의 정도가 불충분하거나 너무 과하여 조음 부정확(articulatory undershoot)을 보인다. 이런 조음 부정확은 모음 포먼트의 중앙화(vowel formant centralization)를 초래하며, 이를 제시하기 위해 모음공간 개념을 활용해 왔다. 모음공간은 흔히 명료도와 밀접한 관련성을 갖는다고 보고되는데, 예를 들어 명료도가 높아지면 모음공간면적도 넓어지고, 반대로 명료도가 낮아지면 좁은 모음공간면적을 갖는 양상을 보인다고 한다. 하지만 몇몇 연구에서는 모음공간이 말 명료도를 예측하는데 6% 정도로 적은 양의 예측 가능성을 갖거나, 마비말장애 환자와 정상 화자 간에 모음공간에 유의한 차이가 없다는 연구들이 보고되면서 모음공간의 불안정성과 둔감성을 지적하고 있다. 이러한 점을 보완하기 위해 여기에서는 모음 조음의 정확성과 관련한 세 가지 파라미터를 제시하고, 그 활용 가능성에 대해 논의하고자 한다.

첫째, VAI(vowel articulatory index)는 조음 움직임 측정에 사용되는 모음삼각도(tVSA) 또는 모음사각도(VSA) 수치들의 불안정과 둔감함을 보안하기 위한 제안된 공식으로(Skodda et al., 2010), 모음이 중앙화되면 VAI 수치는 감소하고, 바깥으로 확장되면 증가하는 양상을 보이므로, 마비말장애 환자의 VAI 수치가 정상 성인보다 적은 값을 보인다.

둘째, FCR(formant centralization ratio)은 VAI와 역수관계로 모음 중앙화에 민감도를 최대화하고, 화자 간의 변수에 대한 민감도는 최소화하기 위해 고안된 공식이다(Sapir et al., 2010). 그렇기 때문에 분

표 13-9 모음공간 관련 파라미터 산출 공식

모음공간 관련 파라미터	공식
VAI (Vowel Articulatory Index)	$$VAI = \frac{F2_{/\circ]/} + F1_{/\circ]/}}{F1_{/\circ]/} + F1_{/\circ]/} + F2_{/\circ]/} + F2_{/\circ]/}}$$
FCR (Formant Centralization Ratio)	$$FCR = \frac{F1_{/\circ]/} + F1_{/\circ]/} + F2_{/\circ]/} + F2_{/\circ]/}}{F2_{/\circ]/} + F1_{/\circ]/}}$$
F2 Ratio (F2i/F2u Ratio)	$$F2 Ratio = \frac{F2_{/\circ]/}}{F2_{/\circ]/}}$$

출처: Neel(2008); Sapir et al.(2010); Skodda, Visser, & Schlegeal(2010).

자에 있는 포먼트 주파수가 감소하면 모음 중앙화가 되고, 모음이 중앙화되면 FCR 수치가 증가하게 된다. 반대로, 모음이 바깥으로 확장되면, 즉 조음의 정확성이 높아지면 FCR 수치는 감소하게 된다. 따라서 정상 성인의 FCR 수치가 마비말장애 환자보다 더 큰 양상을 보인다.

마지막으로, F2 ratio(F2i/F2/우/ ratio)는 혀의 전후 움직임과 입술의 원순성에 관한 움직임에 대해 가장 민감하게 반응할 수 있는 모음인 F2/이/와 F2/우/의 비율로 만든 공식이다(Sapir et al., 2010). 이를 통해 조음의 움직임과 조음 오류를 살펴볼 수 있으며, F2 ratio는 조음이 부정확할 때 감소하고, 조음의 움직임이 개선될 때는 증가하는 것이다. 하지만 F2 ratio는 단지 두 개의 모음만으로 유도된 값이기 때문에, FCR이 비정상적인 조음을 탐지하는 데 더 큰 이점이 있다고 보고한다.

지금까지 살펴본 파라미터를 활용하여 화자의 조음의 정확성과 혀 움직임의 범주를 살펴볼 수 있으며, 환자군의 경우 뇌 손상 질환의 중증도 정도, 치료 시 중재 효과, 명료도와의 관련성 등을 살펴보는 데 유용한 정보를 제공할 것이다.

4. 말 명료도와 모음공간의 상관성

말 명료도 평가는 기본적으로 청자의 청지각적 판단에 근거하기 때문에, 평가 결과에 대해서 주관적일 수밖에 없다. 이러한 주관성을 보다 객관적으로 뒷받침하기 위해서는 음향학적 분석결과를 실시하게 된다. 말 명료도 평가와 상관성을 가지고 활용되는 음향분석치에는 발화의 음성 기본주파수 변화, F1값과 F2값의 차이, 포먼트 모양, 음성개시시간(voice onset time, VOT), 산출된 모음구간 길이, 모음공간 등이 있다(Bunton & Weismer, 2001; Weismer et al., 2001). 이러한 음향학적 분석치는 다음의 말 명료도에 미치는 청지각적 요인들과 개별적인 상관을 가진다. 예를 들어, 말소리의 전체 배경역할을 하는 음성(음질), 구강 내 혀 위치(운동정확성, 운동범위), 입술 모양(정확도), 기식음의 산출과 입술 개폐 시간적 타이밍 등이 그에 포함된다. 그 중에서도 모음공간면적은 조음의 정확도 및 말 명료도와 관련성이 높다(Liu, Tsao, & Kuhl, 2005; Turner. Tjaden, & Weismer, 1995).

모음공간면적은 구강 내 혀의 위치 변화에 따라 그 크기가 달라지기 때문에 구강 내 혀 위치 자질, 즉 발화 시 조음정확도와 연결된다고 볼 수 있다. 또한 의도적으로 보다 분명한 말투를 만들기 위한 조음 동작들은 평상시 대화에서 표현하는 말투와 비교했을 때(말속도는 거의 유사) 모음공간면적이 상대적으로 더 확대되었다(Krause & Braida, 2004). 일반 화자들을 대상으로 한 Bradlow 등(1996)의 연구에서도 보다 명료한 발화가 모음공간면적이 보다 크게 나타난 결과를 보고하였다. 이 연구에서는 20명 화자가 발화한 1,000개의 문장을 분석하였다. 성별 차원에서는 여성이 남성에 비해 보다 명료하게 말하였으며, Fo 범위와 모음공간면적이 발화의 명료성과 밀접한 상관이 있는 것으로 나타났다. 그러나 Fo 평균 값과 말속도와는 유의한 상관이 없었다.

구어장애 화자들을 대상으로 한 다수의 연구에서도 대상자들의 말 명료도 저하가 작은 모음공간면적과 상관이 있음을 제시하였다(이옥분, 한지연, 박상희, 2010; Turner et al., 1995; Weismer et al., 2001). 뇌 손상에 기인하는 마비말장애 화자들은 그들의 제한적인 조음운동능력으로 인해 말 명료도가 저하되며, 이는 모음공간면적 크기변화와 밀접하다(김성윤, 김정환, 고도흥, 2014; Liu, Tsao, & Kuhl, 2005). 이들의 연구에서는 뇌성마비 젊은 성인들과 동일 연령대의 건강한 화자집단과 비교했을 때 모음명료도와 단어명료도가 매우 낮았으며, 동시에 이 결과와 모음공간면적 간의 상관성이 통계적으로 유의한 것으로 나타났다. 2002년 Higgins와 Hodge의 연구에서도 뇌성마비 아동과 정상 발화 아동들 간의 어음명료도와 모음공간을 분석해 본 결과 뇌성마비 아동들의 모음공간면적이 더 작은 것으로 나타났다. 다운증후군 성인을 대상으로 한 연구에서도 동일 연령대의 성인 화자에 비해 명료도가 낮았으며 모음공간면적도 상대적으로 작은 것으로 보고되었다. 이러한 결과는 다운증후군은 뇌손상에 기인한 언어장애가 아니지만 구강구조의 특이성으로 인해 구강 내 혀의 조음운동이 다소 제한적이기 때문이다(Buton & Leddy, 2011).

5. 말 명료도와 모음공간 측정의 실례

여기에서는 실제 말장애 환자를 대상으로 말 명료도와 모음공간 측정 방법을 적용하여 실례를 살펴보고자 한다. 특히 환자의 말 특징을 비교하기 위해 정상 성인의 특성을 제시하고, 환자는 말장애의 중증도에 따라서 살펴보고자 한다.

1) 정상 성인의 경우

(1) 시력, 청력, 기타 인지적 결함이 없는 27세 여성의 명료도와 모음공간 측정 결과

① 명료도

5점과 7점 등간척도로 명료도를 살펴본 결과, 모두 0점으로 정상에 해당하였다.

② 모음공간

포먼트 분석 결과와 포먼트를 모음사각도 유도공식에 대입하여 산출한 모음공간면적과 관련 파라미터들과 이를 도식화한 결과는 다음과 같다.

표 13-10 20대 여성의 모음공간 관련 파라미터

	F1	F2
/아/	846.72	1533.99
/에/	664.93	2178.98
/이/	280.19	2667.31
/우/	346.80	914.19
VSA	538538.31	
VAI	1.14	
FCR	0.88	
F2 ratio	2.92	

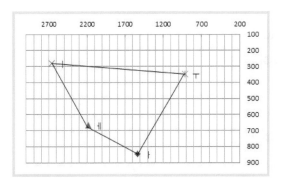

그림 13-6 Excel을 사용한 20대 여성의 모음공간 도식화

(2) 시력, 청력, 기타 인지적 결함이 없는 78세 여성의 명료도와 모음공간 측정 결과

① 명료도

5점과 7점 등간척도로 살펴본 정상 노인 여성의 명료도는 5점 척도에서는 0점으로 정상, 7점 척도에서는 1점으로 거의 정상에 해당하였다. 20대 여성에 비하여 명료도가 아주 경미하게 저하되었음을 척도평가로 살펴볼 수 있다.

② 모음공간

노인 여성의 포먼트 주파수를 자세히 살펴보면, 20대에 비해 F1/아/값이 다소 작아졌고, F1/이/ 값은 오히려 더 커진 양상을 보였다. 이는 모음 조음 시 혀의 움직임과 범주가 20대에 비해 다소 적어졌음을 의미한다. 이를 유도공식에 적용한 모음공간면적과 도식화한 모음공간의 크기, VAI, F2 ratio 값 역시 20대 여성에 비해 작아지고, FCR 값은 커져서 모음이 중앙화되고 조음이 부정확해짐을 수치로 살펴볼 수 있다.

 표 3-11   70대 여성의 모음공간 관련 파라미터

	F1	F2
/아/	779.81	1765.61
/에/	679.07	1999.21
/이/	440.81	2379.49
/우/	446.66	868.85
VSA	262943.57	
VAI	0.89	
FCR	1.11	
F2 ratio	2.74	

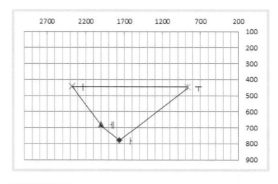

그림 13-7   Excel을 사용한 70대 여성의 모음공간 도식화

2) 마비말장애 환자의 경우

(1) 특발성 파킨슨병으로 진단받은 H-Y stage 2의 시력, 청력, 기타 인지적 결함이 없는 77세 여성의 명료도와 모음공간 측정 결과

① 명료도

5점과 7점 등간척도로 살펴본 특발성 파킨슨병 여성의 명료도는 발음이 불분명하여 알아들을 수 있는 부분과 알아듣기 어려운 부분이 혼재하여, 말한 내용이 부분적으로 알아듣기 어려우나 메시지의 의미는 이해 가능한 정도였다. 5점 척도에서는 2점으로 중도, 7점 척도에서는 3점으로 중도에 해당하였다. 앞서 살펴본 정상 70대 여성에 비하여 명료도가 매우 저하되었음을 명료도 척도를 통해 살펴볼 수 있다.

② 모음공간

특발성 파킨슨병 환자의 포먼트 주파수를 살펴보면, 정상 노인에 비해 F1/아/값이 많이 작아졌고, F1/이/ 값은 오히려 더 커진 양상을 보였다. 이는 뇌 손상으로 인한 모음 조음의 부정확함이 정상 노화로 인한 혀 움직임 능력의 저하보다 더 심각하게 명료도 저하에 영향을 미침을 알 수 있다. 유도공식에

표 13-12 81세 특발성 파킨슨병 여성의 모음
공간 관련 파라미터

	F1	F2
/아/	708.73	1378.44
/에/	580.67	1605.10
/이/	478.12	2145.50
/우/	415.35	938.60
VSA	140255.96	
VAI	0.87	
FCR	1.12	
F2 ratio	2.28	

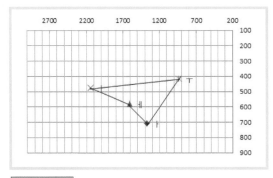

그림 13-8 Excel을 사용한 81세 특발성 파킨슨병
여성의 모음공간 도식화

적용한 모음공간면적과 도식화한 모음공간의 크기, VAI, F2 ratio 값 역시 정상 노인 여성에 비해 작아지고, FCR 값은 커져서 모음이 중앙화되고 조음이 부정확해짐을 수치로 살펴볼 수 있다.

(2) 뇌경색으로 인한 혼합형 마비말장애로 진단받은 64세 여성

① 명료도

5점과 7점 척도로 살펴본 혼합형 마비말장애 여성의 말 특성은 조음오류가 심하고 거친 음질과 낮은 음도로 인해 말을 알아듣기 힘든 정도였다. 따라서 5점 척도에서는 3점으로 심도, 7점 척도에서는 4점으로 중-심도에 해당하였다. 앞서 살펴본 정상 70대 여성과 특발성 파킨슨병 환자에 비하여 명료도가 매우 저하되었음을 볼 수 있다.

② 모음공간

혼합형 마비말장애 환자의 포먼트 주파수를 살펴보면, 명료도가 중도에 해당했던 파킨슨병 환자에 비해 F1/아/값이 많이 작고, F1/이/ 값은 큰 양상을 보였다. 이는 뇌 손상으로 인해 구강 개방 및 혀 움직임 능력의 제한으로 말 명료도의 심각한 저하를 초래하게 된다. 그로 인해 모음공간면적과 도식화한 모음공간의 크기, VAI, F2 ratio 값 역시 중도의 명료도를 보이는 환자에 비해 더 작고, 모음이 중앙화되어 부정확한 조음 위치를 커진 FCR 값으로 살펴볼 수 있다.

	F1	F2
/아/	632.85	1150.02
/에/	450.15	1799.10
/이/	411.01	2021.40
/우/	391.11	1062.50
VSA	107435.44	
VAI	0.88	
FCR	1.13	
F2 ratio	1.90	

표 13-13 64세 혼합형 마비말장애 여성의 모음공간 관련 파라미터

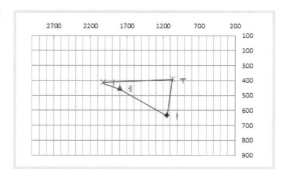

그림 13-9 Excel을 사용한 64세 혼합형 마비말장애 여성의 모음공간 도식화

6. 맺음말

언어재활 전문가는 말운동장애로 인해 말소리를 알아듣기 힘든 화자들에게 있어 말명료도 평가와 이와 관련된 치료전략이 임상적으로 어떤 의미가 있는지를 우선적으로 숙지해야 할 것이다. 말명료도 라는 용어가 가장 빈번하게 언급되고 있는 말운동장애 영역에서 모든 진단 및 평가 과정은 말명료도 저하에 영향을 미치는 원인을 분석하는 데 초점을 맞춘다고 해도 과언이 아닐 것이다. 그리고 이에 대한 치료의 궁극적 목표 또한 말명료도 개선이다. 따라서 언어장애 진단 및 평가과정에서 말명료도 평가는 매우 구체적으로 실시되어야 한다. 기능적 조음장애, 청각장애, 음성문제 등 기타 여러 원인으로 인해 구어장애가 있는 대상자들에게 있어서도 말명료도 평가는 임상적으로 중요한 의미가 있다. 단순히 조음정확도 측면만을 분석해서는 말장애의 심한 정도와 치료의 방향을 설정하기가 쉽지 않다. 따라서 조음의 문제가 발화 전체 명료도에 어떻게 그리고 어느 정도로 영향을 미치는지를 객관적으로 분석하여야 한다. 이러한 객관적인 평가를 지원할 수 있는 방법 중의 하나가 모음공간면적 분석일 것이다. 구강 내 혀의 위치 변화에 밀접한 관련성을 가지는 주파수(F1값과 F2값)를 찾아서 모음사각도(혹은 모음삼각도)를 측정하게 된다. 임상적으로 이 사각도(혹은 삼각도)의 면적 크기가 클수록 보다 명료한 발화로 판단한다.

실제 임상에서는 말명료도에 대한 주관적 평가가 활발하게 이루어지고 있는 편이지만 그 다양한 방법에 대해서는 아직도 체계화가 필요하다. 더불어 상대적으로 음향분석 평가방식들에 관한 임상적 적용은 적극적이지 않은 듯하다. 말명료도는 구어장애 화자의 의사소통 기능을 직간접적으로 평가하고

설명해 주는 중요한 정보이다. 이 정보의 신뢰성을 보다 뒷받침하기 위해서 언어재활 전문가들이 음향 분석 평가를 보다 적극적으로 활용하여 임상에 적용할 필요가 있다.

참고문헌

강영애, 윤규철, 이학승, 성철재(2010). 파킨슨병 환자의 음향 모음공간 파라미터 비교. 말소리와 음성과학, 2(4), 185-192.

김성윤, 김정환, 고도흥(2014). 경직형 마비말장애의 말 명료도와 모음공간 특성. Communication Science & Disorders, 19(3), 352-360.

심희정, 박원경, 고도흥(2012). 파킨슨병 환자의 말 명료도와 모음 공간 특성. 말소리와 음성과학, 4(3), 161-169.

이옥분(2010). 말소리 명료도와 모음공간면적의 상관성. 코기토, 68, 7-26.

이영미, 성지은, 심현섭, 한지후, 송한내(2012). 마비말장애인의 조음오류 유형에 따른 말 명료도 분석. 언어청각연구, 17, 130-142.

이지윤, 이옥분(2012). 인공와우 이식 아동의 말 명료도 평가 시의 부모와 비친숙 청자 간의 지각적 차이. 언어치료연구, 21(4), 249-264.

Bradlow, A. R., Torretta, G. M., & Posoni, D. B. (1996). Intelligibility of normal speech. I. Global and fine-rained acoustic-phonetic talker characteristics. *Speech Communication, 20*, 255-272.

Buton, K., & Leddy, M. (2011). An evaluation of articulatory working space area in vowel production of adults with Down syndrome. *Clinical Linguistics & Phonetics, 25*(4), 321-334.

Hustad, K. C. (2006). A closer look at transcription intelligibility for speakers with dysarthria: evaluation of scoring paradigms and linguistic errors made by listeners. *American Journal of Speech-Language Pathology, 15*, 268-277.

Krause, J. C., & Braida, L. D. (2004). Acoustic properties of naturally produced clear speech at normal speaking rates. *Journal of Acoustic Society, 85*, 1726-1740.

Neel, A. (2008). Vowel space characteristics and vowel identification accuracy. *Journal of Speech, Language, and Hearing Research, 51*, 574-585.

Sapir, S., Raming, L. O., Spielman, J. L., & Fox, C. (2010). Formant Centralization Ratio: A Proposal for a New Acoustic Measure of Dysarthric Speech. *Journal of speech language and hearing research, 53*, 114-125.

Skodda, S., Visser, W., & Schlegeal U. (2010). Vowel articulation in Parkinson's disease. *Journal of Voice,*

25(4), 467-472.

Weismer, G., Jeng, J-Y., Laures, J.S., Kent, R.D., & Kent, J.F. (2001). Acoustic and intelligibility characteristics of sentence production in neurogenic speech disorders. *Folia Phon. Logop, 53*, 1-18.

Yunusova, Y., Weismer, G., Westbury, J. R., & Lindstorm, M. J. (2008). Articulatory Movements During Vowels in Speakers With Dysarthria and Healthy Controls. *Journal of Speech, Language, and Hearing Research, 51*, 596-611.

14
전체말속도 및 조음속도 측정

전희정

조선대학교 언어치료학과

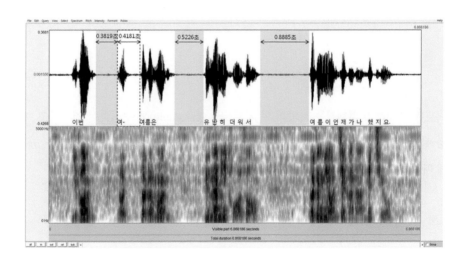

1. 서론

말의 빠르기를 측정하는 말속도(speech rate, speaking rate)는 화자의 말 유창성(speech fluency)을 결정짓는 요인들 중 하나이며(Chon, Sawyer, & Ambrose, 2012), 말 산출을 위한 말운동 통제 능력을 파악할 수 있는 유용한 방법이다. 따라서 언어병리학에서는 의사소통장애인의 말 특성을 평가하기 위한 목적으로 말속도를 측정해 왔으며(예: 고열매 외, 2010; 윤미선, 2004; Duffy, 2005; Zebrowski, 1994), 치료의 목적으로 말속도를 조절하는 방법을 사용하기도 한다(예: 한지후 외, 2013; Blancuet & Snyder, 2010; Curlee & Perkins, 1973; Dworkin & Abkarian, 1996). 말속도를 측정하는 방법은 연구 및 임상 목적에 따라 다양할 수 있으나 일반적으로 전체말속도(overall speech rate)와 조음속도(articulation rate)의 두 가지 방식을 사용하여 말속도를 측정할 수 있다(Ingham & Riley, 1998). 이 장에서는 전체말속도와 조음속도의 측정방법을 설명하고, 일반인의 말속도 관련 국내 연구 동향에 관해 간략히 논의하고자 한다.

2. 말속도 측정

말속도를 측정하기 위해서는 화자의 말 자료(speech sample)를 수집하여 전사하고, 발화 내 쉼과 비유창성 여부, 빈도 및 특성을 확인하는 단계가 선행되어야 한다. 그 후, 비유창성과 쉼을 어떻게 할 것인가에 따라 전체말속도와 조음속도로 측정방법이 나뉘게 된다(Chon et al., 2012).

1) 말 자료 수집

평가자는 소음이 없는 조용한 공간이나 방음 부스(sound treated booth)에서 대상자와 일대일 상황에서 말 자료를 수집한다. 연구나 임상평가 목적에 따라 다양한 말 자료를 수집할 수 있는데, 평가자와 대상자가 몇몇 주제에 관해 자연스럽게 대화를 하거나 대상자에게 특정 주제에 대해 독백하기, 이야기를 듣고 다시 말하기(story retelling), 그림 설명하기 등의 과제를 제시하여 말 자료를 수집할 수 있다. 읽기가 가능한 대상자의 경우, 연령에 적절한 읽기 자료를 제공하여 읽기 상황에서의 말 자료를 수집할 수 있다. 모든 말 자료는 전사 및 말속도 분석을 위해 녹음이나 녹화를 실시해야 한다. 녹음 시 대상자의 입으로부터 일정 거리(10~15cm) 떨어진 곳에 마이크를 부착한다. 말더듬장애를 가지고 있는 대상자의 말 자료를 수집할 경우, 대상자의 비정상적인 비유창성을 분석하기 위해 반드시 녹화를 병행하여야 한다.

2) 말 자료 전사 및 분석

녹음 및 녹화하여 수집된 말 자료는 1~2일 내에 전사하여 분석의 정확성을 높인다. 말 자료 전사 시 화자가 산출한 조음오류와 비유창성을 포함한 모든 내용을 전사한 후, 조음오류와 비유창성을 분석한다. 조음오류는 생략, 첨가, 대치, 왜곡으로 분류하여 분석할 수 있으며, 비유창성은 유창성장애에서 사용하는 기준을 따라 비유창성의 유형을 분류하여 분석할 수 있다. 비유창성은 가성비유창성(other disfluencies)과 진성비유창성(stuttering-like disfluencies)으로 구분할 수 있는데, 가성비유창성은 모든 화자에게서 나타날 수 있는 정상적인 비유창성 유형이며, 진성비유창성은 말더듬장애를 가지고 있는 사람들이 주로 보이는 비정상적인 비유창성 유형이다. 〈표 14-1〉은 진성비유창성과 가성비유창성에 각각 포함되는 비유창성의 하위 유형과 그에 대한 예시이다(Yairi & Ambrose, 2005).

전사 후, 말속도 분석이 가능한 발화를 선정해야 한다. 발화는 화자가 생각하는 바를 음성언어를 사용하여 표현한 것으로서(국립특수교육원, 2009) 의사소통 내용을 포함하고 있는 일련의 단어라고 할 수 있다. 발화 선택의 기준은 다양하지만 말속도 분석을 위해 사용 가능한 발화는 일반적으로 다음의 몇 가지 기준을 충족해야 한다: ① 명확한 억양 경계를 가지고 있으며, ② 문법적으로 완전하고, ③ 다른 발화와 중첩되지 않으며, ④ 청지각적으로 이해 가능해야 하며, ⑤ 3개 이상의 연속된 단어가 포함되어야 한다(Chon et al., 2013; Hall, Amir, & Yairi, 1999; Sawyer, Chon, & Ambrose, 2008; Walker et al.,

표 14-1 가성비유창성과 진성비유창성 유형

가성비유창성 (Other Disfluencies, OD)	삽입어/간투사 (예: 음, 어······)
	미완성(불완전한 구)/수정 (예: 엄마가 저녁을 먹..만들어, 나는 사과가 먹고.. 저것 봐!)
	다음절 낱말 전체 반복/구·절 반복 (예: 바나나-바나나는 맛있지, 고양이가-고양이가 지나가)
진성비유창성 (Stuttering-Like Disfluencies, SLD)	일음절 낱말 반복 (예: 새-새-새-새-새가 저기에 있어)
	낱말 부분반복: 다음절 낱말 일부 반복, 음절 반복, 말소리 반복 (예: 비행-비행기, 기-기-기차타고 왔어, ㄱ-ㄱ-ㄱ-기차)
	불규칙한 발성(비운율적 발성): 막힘, 연장, 깨진 낱말 (예: #기차, ㅅ----------사과)

출처: Yairi & Ambrose(2005).

1992; Yaruss & Conture, 1995). 일반 아동과 말더듬 아동의 말속도를 측정하여 비교한 전희정(2003)은 한국어 발화 선택의 기준을 〈표 14-2〉와 같이 제시하였다.

 말속도 분석이 가능한 발화들을 결정한 후, 첫 5발화 정도를 제외한 발화들을 순서대로 사용한다(전희정, 2003; Chon et al., 2013; Yaruss & Conture, 1995). 말속도 분석이 가능한 발화들을 모두 사용하여 말속도를 측정할 수도 있고 발화 중 일부분만을 순서대로 선택하여 말속도를 측정할 수도 있다. 예를

● 표 14-2 말속도 측정을 위한 아동 발화 선택 기준

발화 선택 기준	예시
1. 끝이 분명하게 내려가거나 올라가는 억양이어야 한다(배소영, 2000).	① "그다음 어떻게 하지?↗" ② "엄마는 벽을 청소하고 있었어요.↘"
2. 발화 간의 쉬는 부분이 2초 이상일 경우 다른 발화로 인정한다(배소영, 2000). 단, 말더듬 아동의 경우, 분명한 억양의 변화 없이 특정 낱말에서 막힘이나 연장으로 인해 2초 이상을 쉬는 것은 한 발화 안에 포함하며 비유창한 발화로 결정한다.	"사슴을 쫓는다고 그러는데..(2초 이상 휴지)..어 나무꾼한테 살려 달라고 했어." 발화1: 사슴을 쫓는다고 그러는데 발화2: 어 나무꾼한테 살려 달라고 했어
3. 완전 이해 가능한 발화를 선택한다. 조음정확도가 발화의 이해에 영향을 미치기는 하지만 불완전해도 이해 가능하다면, 발화의 종류를 이해 가능한 발화로 결정한다. 그러나 음절 수의 측정에 어려움이 있으며 완전이해가 어려운 발화는 선택에서 제외한다(배소영, 2000).	① "내가 아이쯔크이 만들래요"→ 아이스크림을 의미하는 발화로서 이해 가능하므로 완전이해 가능한 발화로 결정하였다. ② "왜 이렇게***"→ 뒤의 음절 수 측정이 확실하지 않으며 발화의 이해가 불가능하므로 발화선택에서 제외하였다.
4. 노래하기나 숫자세기 등의 기계적 발화는 발화선택에서 제외한다(배소영, 2000).	"일, 이, 삼, 사, 오, 륙, 칠, 팔 많다."와 같은 발화는 선택에서 제외하였다.
5. 아동이 산출한 매우 짧은 발화는 화자의 화용적의미에 따라 현저하게 느리거나 빠른 말속도로 산출되기 때문에 선택에서 제외하고(Yaruss & Conture, 1995), 3개의 연속된 단어가 포함된 발화를 선택하고(Hall et al., 1999), 6음절 이상의 발화를 선택했던(Walker et al., 1992) 선행연구들을 참고로 하여, 2어 조합 이상이며 5음절 이상의 발화를 분석대상으로 한다.	① "네, 응, 싫어, 나왔다, 이거"와 같은 1어절 발화는 선택에서 제외하였다. ② "아이스크림"의 경우 5음절 단어이지만 2어 조합의 발화가 아니므로 선택에서 제외하였다. ③ "이거 뭐야?"의 경우 2어 조합의 발화이지만 5음절 미만의 발화이므로 선택에서 제외하였다.
6. 의성어나 의태어의 경우, 단순 발성이 아닌, 의미 있는 것일 때만 낱말로 인정하므로(배소영, 2000) 단순 발성이 들어간 발화는 선택에서 제외한다.	① 아이스크림 만들기 도구를 누르며 "영차 영차 영차.."라고 발화한 경우 선택에서 제외하였다. ② "우리집에 멍멍이 있는데"의 경우 발화에 포함하였다.
7. 중첩된 발화는 파형을 사용한 분석이 어렵기 때문에 발화선택에서 제외한다.	

출처: 전희정(2003), p. 52.

들어, Chon 등(2013)은 대화상황에서의 자발화를 수집하여 조음속도를 측정하였는데, 발화 선택 시 첫 5발화를 제외하고 순서대로 15개의 발화를 선택하였다. 이때 대상자의 16%를 무작위로 선정하여 15개 발화를 사용하여 측정한 조음속도와 발화 전체를 사용하여 측정한 조음속도에 차이가 있는지를 확인하는 절차를 거쳤다.

음향 분석 프로그램을 사용하여 선택한 발화들의 말속도를 분석하기 위해서는 각 발화를 wave 포맷의 파일로 저장해야 한다. 대상자의 말 자료를 wave 포맷 파일(.wav)로 디지털 녹음한 경우, 그 파일을 그대로 사용하면 되지만 아날로그 방식으로 녹음한 경우, 말자료를 wave 포맷 파일 형태로 변환하는 절차를 거쳐야 한다. wave 파일로 변환 시 표본채취율(sampling rate)을 44kHz로 하면 적당하며, mono 옵션으로 자료를 변환하면 분석을 더 편하게 할 수 있다.

말 자료로부터 말속도 분석을 위해 선택한 각각의 발화를 선택하여 저장하게 되는데 이러한 작업을 위해서 음향 분석 기기나 프로그램이 필요하다. 여기서는 Praat 5.4(Boersma & Weenink, 2014) 프로그램을 사용하여 말속도 분석을 실시하도록 한다. Praat 프로그램은 온라인 웹사이트 www.praat.org에서 무료로 다운로드 받아서 설치한 후 사용한다.

전체 말 자료 wave 포맷 파일(.wav)을 Praat에서 열어 윈도우 창에 띄우는 순서는 다음과 같다: Praat 프로그램 실행 → 'Open' 클릭→ 'Read from file' 클릭 → 분석하려는 파일 선택 후 '열기(Open)' 클릭 → Praat 'Objects'에 나타난 파일 선택 → 'View & Edit' 클릭.

윈도우에 말 자료를 띄운 후 말속도 분석을 위한 발화를 마우스를 사용하여 선택하는데, 선택 시 발화 시작 직전의 쉼과 끝난 직후의 쉼을 포함시킨다. 발화의 시작에 비유창성이 발생했을 경우, 비유창

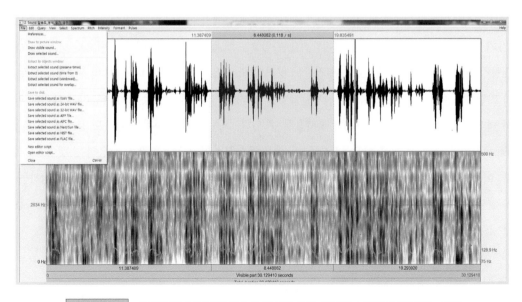

그림 14-1 화자의 말 자료에서 말속도 분석을 위한 발화를 선택하여 저장하는 예시

성이 발생한 부분을 모두 포함하여 선택한다. 선택한 발화를 wave 파일로 저장하게 되는데, 저장 시 발화 순서대로 파일 이름을 입력하면 추후 분석이 용이하다. Praat를 사용하여 발화를 선택하고 저장하는 순서는 다음과 같다:

원도우 창에 있는 말 자료에서 분석할 발화 선택(마우스 왼쪽 클릭 및 드래그하여 발화 선택) → 'File' 클릭 → 'Save selected sound as WAV file' 클릭 → 파일 이름 결정하여 입력 → '저장(Save)' 클릭([그림 14-1] 참조). 분석하려는 발화를 모두 캡처할 때까지 이 작업을 반복한다.

3) 말속도 분석

(1) 일반적인 고려사항

말속도 분석 시에는 분석을 위한 언어학적 단위, 시간적 단위, 분석 방식을 결정해야 한다. 언어학적 단위의 경우, 어절, 낱말, 음절, 말소리(음소)를 기준으로 분석이 가능하지만 주로 음절과 낱말이 분석 기준이 된다. 그 중 음절을 기준으로 하는 경우가 더 일반적인데, 그 이유는 낱말은 길이가 다양한 반면 음절은 길이를 통제하면서 산출한 발화의 양을 나타내 줄 수 있으며, 실시간으로 발화 자료를 분석할 때 청자가 음절을 더 쉽게 인지할 수 있기 때문이다(Guitar, 1998; Ingham & Riley, 1998). 한국어 역시 음절 간의 경계가 뚜렷하기 때문에(이승환 외, 2000) 낱말보다는 음절을 분석 단위로 사용한다. 시간적 단위의 경우, 초와 분을 사용할 수 있다. 따라서 이 두 가지 단위를 결정한 후 초당 음절 수(syllables per second, SPS), 분당 음절 수(syllables per minute, SPM), 분당 낱말 수(words per minute, WPM) 등으로 말속도를 분석하게 된다.

앞서 기술하였듯이 말속도는 비유창성과 쉼을 어떻게 통제하느냐에 따라 전체말속도와 조음속도의 두 가지 방법으로 분석할 수 있다. 전체말속도는 말속도를 측정하는 전통적인 방법으로 발화 내 쉼과 비유창성을 모두 포함하여 말속도를 측정하는 방식이며, 조음속도는 발화 내 쉼과 비유창성을 모두 제외하고 말속도를 측정하는 방식이다. 전체말속도는 초시계를 사용해서도 측정이 가능하기 때문에 임상에서 대상자의 말속도 평가 시 유용하게 사용할 수 있다. 하지만 보다 정확한 말속도 분석을 위해서는 Computerized Speech Lab(CSL)이나 Praat와 같은 음향분석기기/프로그램을 사용하는 것이 더 적절하다. 이 장에서는 발화를 캡처할 때 사용했던 Praat를 사용하여 전체말속도와 조음속도를 측정하는 방법을 설명하고자 한다. 또한 말속도 측정 시 언어학적 단위는 '음절'이며, 시간적 단위는 '초'를 사용한 초당 음절 수(SPS)의 방법을 사용하고자 한다.

(2) 전체말속도 측정

앞서 기술하였듯이 전체말속도는 화자의 발화에서 산출된 쉼과 비유창성을 포함하여 말속도를 측정하는 방식으로(Chon et al., 2012 Hall et al., 1999; Yaruss, 1997) 화자의 습관적인 말의 빠르기를 나타내주는 지표라고 할 수 있다(Ingham & Riley, 1998, p. 756). 쉼과 비유창성은 말 유창성을 결정짓는 요인인 지속성(continuity) 및 노력(effort)에 영향을 준다(Manning, 2010). 말속도 역시 말 유창성을 결정짓는 요인이지만, 말속도 측정 방식 중 쉼과 비유창성 특성을 포함하여 측정하는 전체말속도는 대상자의 말 유창성을 보다 더 잘 반영할 수 있을 것이라는 점에서 그 의의가 있다. 하지만 발화 내에 쉼과 비유창성이 빈번할 경우, 전체말속도가 느려지기 때문에 전체말속도의 감소가 항상 말 산출을 위한 조음기관의 움직임이 느려진다는 것을 의미하지는 않는다. 또한 말 산출 시 나타나는 쉼은 인지적인 측면을 반영하는 하나의 요인이 되므로 이러한 쉼의 지속시간을 포함한 말의 빠르기를 측정하는 전체말속도는 화자의 언어처리 능력을 살필 수 있는 하나의 방법이 될 수 있다(김태경 외, 2006).

전체말속도는 발화 내의 의미전달 음절의 수를 비정상적인 쉼을 제외한 발화 지속시간으로 나누어서 측정한다(Hall et al., 1999). 쉼의 경우 일반적으로 1~2초까지의 쉼을 정상적인 쉼으로 간주하여 분석에 포함한다(전희정 외, 2004; Ingham & Riley, 1998). 의미전달 음절이란 화자가 어떠한 내용을 전달하기 위해 의도하여 산출한 말을 의미한다. 따라서 의미전달 음절을 셀 때 간투사나 반복단위수(Repetition Unit, 반복 시 잉여적으로 반복된 부분)와 같이 의미 전달과 상관없는 비유창성은 포함시키지 않는다(Hall et al., 1999). 예를 들어, "나-나-나는 학교에, 어, 갑니다"라는 발화의 의미전달 음절 수는 8개가 된다.

Praat를 사용하여 발화의 전체말속도를 측정하는 절차는 다음과 같다.

① Praat에 각 발화의 wave 파일을 불러들여 윈도우 창에 띄운다(Praat 실행 → 'Open' 클릭 → 'Read from file' 클릭 → 분석할 발화 파일 선택 → '열기' 클릭 → 'Objects'에 나타난 발화 파일명 선택 → 'View & Edit' 클릭). 윈도우 창에 발화 파형을 연 후에 윈도우 상단의 'Spectrum'을 클릭하고 'Show spectrogram'을 클릭하여 파형 하단에 스펙트로그램이 나타나게 한다. 발화의 지속시간이 긴 경우, 스펙트로그램이 하단에 나타나지 않는 경우가 발생하기도 한다. 이런 경우, 윈도우 상단의 'View'를 클릭하고 'Show analyses'를 클릭한 후, 'Longest analysis'의 시간을 발화의 지속시간에 적절하게 수정하도록 한다.

② 윈도우 창에 나타난 발화 파형의 시작지점부터 발화 종료지점까지의 지속시간, 즉 발화 전체의 지속시간을 측정한다. Praat 윈도우 창에 띄운 발화 파형의 시작지점을 왼쪽 마우스를 클릭하면 붉은색 점선이 생성되며, 왼쪽 마우스를 클릭한 상태에서 발화 파형의 종료지점까지 오른쪽으로 드래그하면 Praat 윈도우 창의 상단과 하단에 선택한 구간의 지속시간이 초 단위로 표시된다.

③ 발화 내에 발생한 쉼의 지속시간을 각각 측정한다. 기본적으로 발화를 나누는 기준 중의 하나가 발화 간 2초 이상의 쉼이므로, 각 발화를 따로 분석한다면 발화 내 2초 이상의 쉼이 존재할 가능성

은 적다. 하지만 분명한 억양의 변화 없이 특정 낱말에서 막힘이나 연장과 같은 비정상적 비유창성으로 인해 2초 이상의 쉼이나 머뭇거림이 발생할 경우 비유창성이 포함된 하나의 발화로 결정하고 분석해야 한다. 비유창성으로 인하여 2초 이상의 쉼이 발생할 경우, 2초의 쉼을 뺀 나머지 시간을 측정하여 발화 전체의 지속시간에서 제외한다. 예를 들어, 발화 내에 막힘으로 인해 2.34초의 쉼이 발생했을 경우, 0.34초를 발화 전체의 지속시간에서 제외한다. 발화 내 쉼의 지속시간이 2초 미만일 경우 발화 전체의 지속시간에 포함시킨다. 쉼의 구간 측정 시 선행하는 음성의 종료 직후 지점과 후행하는 음성의 시작 직전 지점을 파형을 통해 결정하고 드래그 하여 선택한다. 파형 아래에 생성되는 스펙트로그램을 참고하여 선택한 구간에 음성이 산출되지 않았음을 확인한다. 또한 Praat 윈도우의 상단이나 하단에 선택한 구간의 지속시간이 제시되어 있는 부분을 클릭하면 그 구간의 소리를 들을 수 있다. 선택한 구간의 소리를 듣고 음성이 산출되지 않은 구간인지를 재차 확인할 수 있다.

④ 발화 내에서 의미전달 음절의 수를 센다.

⑤ 의미전달 음절 수를 비정상적인 쉼을 제외한 발화 지속시간으로 나누어서 1초에 산출한 음절의 수(초당 음절 수)를 계산한다.

⑥ 선택한 발화들의 초당 음절 수를 모두 측정할 때까지 ①~⑤의 과정을 반복한다.

⑦ 각 발화의 전체말속도를 모두 더한 후, 분석한 발화의 수로 나누어 '평균 전체말속도'를 계산한다.

[그림 14-2]는 말더듬장애를 가지고 있는 성인이 파라다이스-유창성검사-II(P-FA-II, 심현섭 외, 2010)에 포함되어 있는 읽기과제를 수행한 발화 자료이다. 중학생 이상 성인의 읽기자료인 '안녕하세요, 선생님' 중 '이번 여름은 유난히 더워서 여름이 언제 가나 했었지요.' 발화를 사용하여 전체말속도를 측정하였다. 발화 전체의 지속시간은 Praat 윈도우에서 발화의 시작지점을 왼쪽 마우스를 클릭하여 설정한 후 발화의 종료지점까지 드래그하여 측정하였다. [그림 14-2]에 나와 있듯이 분홍색으로 설정된 발화 전체의 지속시간은 5.9217초로 나타났다(소수점 5번째 자리에서 반올림함). 발화 내에 쉼이 3회 있었으나 그 지속시간이 각각 0.3819초, 0.5226초, 0.8885초로 모두 2초 미만이었으므로([그림 14-3] 참조) 쉼의 지속시간을 발화 전체의 지속시간에서 제외하지 않았다. 낱말 부분반복이 1회 나타났으나 전체말속도는 비유창성의 지속시간도 포함하여 말속도를 측정하기 때문에 분석에 포함하였다. 따라서 이 발화에서 비정상적인 쉼을 제외한 발화지속시간은 발화 전체의 지속시간과 동일하게 5.9217초였다. 이 발화는 원래 총 음절의 수가 22개이다. 하지만 화자가 마지막 어절 내 포함된 음절 '었'을 생략하고 읽었으며, 반복단위수에 포함되는 음절은 포함시키지 않기 때문에 의미전달 음절 수는 21개였다. 따라서 '의미전달 음절 수 21개 / 비정상적인 쉼을 제외한 발화지속시간 5.9217초'를 계산하면 이 발화의 전체말속도는 3.546 SPS(초당 음절 수)로 측정된다.

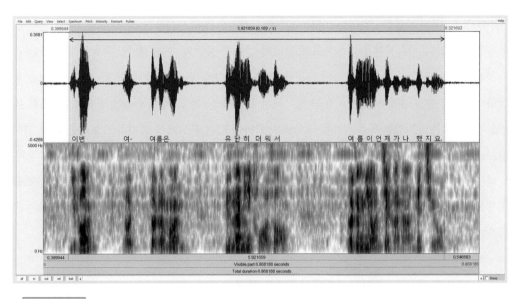

쉼과 비유창성이 포함된 발화를 사용한 전체말속도 측정 예시: 발화 전체의 지속시간 측정

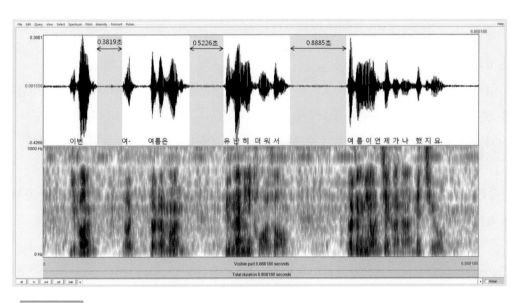

쉼과 비유창성이 포함된 발화를 사용한 전체말속도 측정 예시: 발화 내 쉼의 지속시간 측정

(3) 조음속도 측정

조음속도는 말을 산출하기 위해 조음기관들이 얼마나 민첩하게 움직이는지를 측정하는 방식으로 "말 산출을 위한 운동 전이(motor transition) 능력과 말운동의 시간적 측면"을 간접적으로 확인할 수 있다(Chon et al., 2012, p. 456). 조음속도는 비유창성이나 250ms 이상의 쉼이 없는 유창한 발화만을 선택하여 '발화의 음절 수/발화 전체의 지속시간'을 계산하여 측정할 수도 있으며(전희정 외, 2004; Hall et al., 1999), 발화 내에 발생한 250ms 이상의 쉼과 비유창성의 지속시간을 발화 전체의 지속시간에서 제외한 유창한 발화의 지속시간을 계산하고 유창하게 산출한 음절의 수를 센 후 '유창하게 산출한 음절 수/유창한 발화의 지속시간'을 계산하여 측정할 수도 있다(Chon et al., 2013). 250ms 미만의 쉼을 유창한 발화의 일부분으로 포함시키는 이유는 영어에서 무성자음, 파열음, 마찰음이 연속적으로 3회 이상 발생할 경우 나타날 수 있는 묵음기간을 쉼으로 오인하여 발화 분석에서 제외하는 오류를 막기 위해서이다(Andrews et al., 1982; Miller, Grosjean, & Lomanto, 1984). 한국어의 음절 구조가 영어의 그것과 다르기 때문에 이러한 규칙을 그대로 적용하기에는 한계가 있지만 일반적으로 받아들여지고 있는 조음속도의 분석 방식이라고 할 수 있다. 다음은 전자의 경우, 즉 비유창성이나 250ms 이상의 쉼이 없는 유창한 발화만을 선택하여 Praat로 발화의 조음속도를 측정하는 절차이다.

① Praat에 발화의 wave 파일을 불러들여 윈도우 창에 띄운다.
② 윈도우 창에 나타난 발화 파형의 시작지점부터 발화 종료지점까지의 지속시간, 즉 발화 전체의 지속시간을 측정한다. 지속시간 측정은 전체말속도 측정방법에서 제시한 발화 전체의 지속시간 측정방법과 동일하다.
③ 발화 내의 음절 수를 센다.
④ 음절 수를 발화 전체의 지속시간으로 나누어서 1초에 산출한 음절의 수(초당 음절 수)를 계산한다.
⑤ 선택한 발화들의 초당 음절 수를 모두 측정할 때까지 ①~④의 과정을 반복한다.
⑥ 각 발화의 조음속도를 모두 더한 후, 분석한 발화의 수로 나누어 '평균 조음속도'를 계산한다.

다음은 후자의 경우, 즉, Praat를 사용해서 발화 내에 발생한 250ms 이상의 쉼과 비유창성을 통제하여 발화의 조음속도를 측정하는 절차이다.

① Praat에 발화의 wave 파일을 불러들여 윈도우 창에 띄운다.
② 윈도우 창에 나타난 발화 파형의 시작지점부터 발화 종료지점까지의 지속시간, 즉 발화 전체의 지속시간을 측정한다. 지속시간 측정은 전체말속도 측정방법에서 제시한 발화 전체의 지속시간 측정방법과 동일하다.
③ 발화 내에 있는 각각의 쉼의 지속시간을 측정한다. 쉼의 지속시간이 250ms 미만일 경우 쉼을 발성의 한 부분으로 간주하여 발화 전체의 지속시간에 포함시키지만 250ms 이상인 경우 발화 전체의 지속시간에서 쉼의 지속시간을 제외한다. 쉼의 지속시간 측정은 전체말속도 측정에서 제시한 방법과 동일하다. 즉, 선행하는 음성의 종료 직후 지점과 후행하는 음성의 시작 직전 지점을 발화 파형을 보면서 드래그하여 선택하고, 파형 아래에 생성된 스펙트로그램의 선택한 구간에 음성이

산출되지 않았음을 확인한다. 또한 Praat 윈도우의 상단이나 하단에 제시되어 있는 선택한 구간의 지속시간 부분을 클릭하여 음성이 산출되지 않은 구간인지를 재차 확인한다.

④ 발화 내에 발생한 정상적인 비유창성과 비정상적인 비유창성의 지속시간을 측정한다. 비유창성의 지속시간 측정 시, 쉼의 구간을 측정할 때처럼 발화 파형을 보면서 드래그하여 비유창성 구간을 선택하고 파형 아래에 생성되는 스펙트로그램의 선택한 구간에 음성이 산출되었음을 확인한다. 또한 Praat 윈도우의 상단이나 하단에 선택한 구간의 지속시간 부분을 클릭하여 비유창한 음성이 나타난 부분임을 청각적으로 재차 확인한다. 비유창성의 지속시간은 Throneburg와 Yairi(2001), Chon 등(2012)의 측정 방식을 따를 수 있다. 비유창성 유형 중 반복(repetition), 즉 다음절 낱말 전체반복, 구나 절의 반복, 일음절 낱말 반복, 낱말 부분반복(다음절 낱말 일부 반복, 음절 반복, 말소리 반복)은 반복단위수가 2회 이상일 경우, 반복단위 간에 나타난 쉼을 모두 포함하여 하나의 비유창성으로 그 지속시간을 측정한다. 간투사(interjection)와 미완성/수정(abandoned/revision)은 비유창성의 시작시점부터 종료시점까지의 지속시간을 측정하며, 연장(prolongation)은 연장의 시작시점부터 연장된 말소리가 포함된 음절 산출의 종료시점까지 지속시간을 측정한다. 막힘(block)은 막힘으로 인해 발생하는 부자연스럽고 노력이 들어간 머뭇거림의 시작점부터 막힘이 포함된 음절의 종료시점까지의 지속시간을 측정한다. 막힘의 지속시간 측정 시, Praat에서 발화 파형을 보면서 드래그하여 선택한 구간의 소리를 재생하여 그 부분에 부적절한 머뭇거림이나 부적절한 비구어적 소음이 발생했음을 확인한다. 또한 말 자료를 녹화한 비디오에서 막힘이 나타난 부분을 시청하여 Praat 분석 시 선택한 막힘의 시작시점이 일치하는지 확인하여야 한다. 파형의 모습이나 청각적 자료만으로 막힘의 시작시점을 정확하게 찾아내기 어려운 경우가 종종 발생하기 때문이다. 만일 하나의 낱말이나 음절에 두 개 이상의 비유창성 유형이 동시에 나타난 경우 하나의 비유창성 순간으로 간주하고 전체 비유창성의 지속시간을 측정하여 측정의 일관성을 유지한다(Chon et al., 2012, p. 459).

비유창성 직후에 쉼이 발생한 경우, 쉼의 지속시간도 측정한다. 비유창성 직후에 발생하는 쉼의 지속시간이 250ms 미만이면 조음속도 분석에 포함시키는 경우도 있으나(Chon et al., 2012) 쉼의 빈도와 지속시간이 조음속도 측정에 영향을 미칠 수 있기 때문에 비유창성과 비유창성 직후에 나타나는 쉼의 지속시간을 발화 전체의 지속시간에서 제외하기도 한다(Chon et al., 2013; Zellner, 1994). 여기에서는 비유창성 직후에 쉼이 발생하는 경우, 비유창성과 쉼의 지속시간을 함께 측정하여 발화 전체의 지속시간에서 일관되게 제외하도록 하겠다.

⑤ 발화 내에 조음오류가 발생한 경우, 그 오류가 발화의 유창성을 방해하지 않았다면 조음속도 분석에 포함시킨다(Chon et al., 2013). 예를 들어, 전체말속도와 조음속도 분석의 예시로 제시한 말더듬 성인 화자의 읽기 발화에는 화자가 마지막 어절의 '었' 음절을 읽지 않았기 때문에 음절의 '생

략' 오류가 발생하였다. 하지만 이 조음 오류가 발화의 유창한 산출을 방해하지 않았으므로 마지막 어절의 지속시간을 따로 측정하여 발화 전체의 지속시간에서 제외하지 않는다([그림 14-4] 참조).

⑥ 발화 전체의 지속시간(②번)에서 250ms 이상의 쉼의 지속시간(③번)과 비유창성 및 비유창성 직후에 발생한 쉼의 지속시간(④번)을 제외한 '유창하게 산출된 발화의 지속시간'을 계산한다.

⑦ 발화 내에서 유창하게 산출된 음절의 수를 센다.

⑧ 유창하게 산출된 음절의 수(⑦번)를 '유창하게 산출된 발화의 지속시간'(⑥번)으로 나누어서 1초에 산출한 음절의 수(초당 음절 수)를 센다.

⑨ 선택한 발화들의 초당 음절 수를 모두 측정할 때까지 ①~⑧의 과정을 반복한다.

⑩ 각 발화의 조음속도를 모두 더한 후, 분석한 발화의 수로 나누어 '평균 조음속도'를 계산한다.

전체말속도 측정 시 사용한 발화를 그대로 사용하여 조음속도를 측정한 예시는 [그림 14-4]와 같다.

이 발화의 전체 지속시간은 5.9217초로 나타났다(소수점 5번째 자리에서 반올림함). 발화 내에 쉼이 3회 있었으며, 그 지속시간이 각각 0.3819초, 0.5226초, 0.8885초로 모두 0.25초(250ms)보다 길었으므로 모든 쉼의 지속시간은 발화 전체의 지속시간에서 제외하였다. 또한 비유창성과 비유창성 직후에 나타난 쉼의 지속시간(0.4181초)도 발화 전체의 지속시간에서 제외하였다. 따라서 조음속도 측정을 위한 유창하게 산출된 발화의 지속시간은 5.9217초-(0.3819초+0.5226초+0.8885초)-0.4181초=3.7106초이다. 위에 기술하였듯이 이 발화는 음절 생략으로 인하여 총 발화 음절의 수가 22개이다. 하지만 유

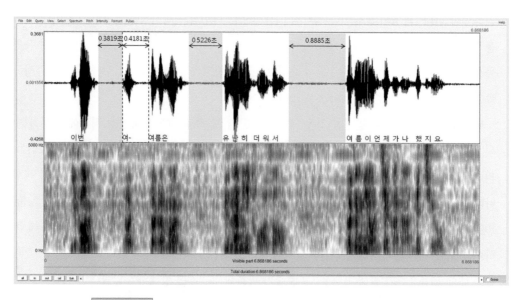

그림 14-4 ┃ 쉼과 비유창성이 포함된 발화를 사용한 조음속도 측정 예시:
발화 내 쉼과 비유창성의 지속시간 측정

창한 발화만을 포함해야 하기 때문에 반복단위수가 1회인 음절 반복 '여-'를 제외한 21개의 유창한 음절만을 세어서 분석하였다. 따라서 조음속도 '유창한 음절 수 21개/유창하게 산출된 발화의 지속시간 3.7106초'를 계산하면 5.659SPS로 측정된다. 이는 화자의 전체말속도 3.546SPS와 비교하였을 때 초당 산출한 음절 수가 약 2.1음절가량 차이가 나는 것을 알 수 있다.

3. 일반인을 대상으로 한 말속도 연구 동향: 국내 연구 결과를 중심으로

전체말속도와 조음속도는 단독으로, 혹은 함께 다양한 연구 목적을 위해 측정하여 보고되고 있다. 일반인의 말속도 규준을 세우기 위하여 연령대별로 연구가 수행되었을 뿐만 아니라(예: 김부영, 2008; 김지연, 2001; 김태경 외, 2006; 하인수, 2005) 장애인과 비장애인의 말 특성을 비교하고(예: 박원경, 심희정, 고도흥, 2012; 전희정 외, 2004), 다양한 과제에 따른 말속도의 변화를 측정하여 대상자의 말 특성과 말운동 능력을 살펴보고 있다(예: Chon et al., 2013). 이 장에서는 최근에 이루어진 일반인의 말속도 연구 결과를 정리하여 간략히 제시하고자 한다. 말속도는 연구자에 따라 측정하는 방식이 다를 수 있고 이에 따라 그 결과가 달라지기도 한다. 또한 연구 목적에 따라 대상자의 특성이나 말속도 측정을 위한 과제, 분석의 기준 등이 달라지기도 하며, 말속도 측정 방식이나 절차에 대한 명확한 설명을 연구에 제시하지 않은 경우도 있다. 이러한 점을 감안하여 이 장에서는 전체말속도나 조음속도를 측정한 연구 결과들만을 제시하고자 한다. 영어권에서는 일반인의 말속도 관련 연구가 1900년대 초반부터 최근까지 꾸준히 이루어졌으나(예: Dawson, 1929; Olsen & Koetzle, 1936; Sturm & Seery, 2007; Walker et al., 1992) 이 결과를 한국어 사용자에게 그대로 적용하기에는 한계가 있다. 말속도를 측정하는 기준 중의 하나인 언어학적 구조, 즉 말소리의 특징이나 음절의 구조, 단어의 기준 등이 언어에 따라 서로 다르기 때문이다. 따라서 일반인의 말속도와 관련된 연구는 국내 연구 결과 위주로 살펴 한국인의 말속도를 종합적으로 이해할 필요가 있다.

국내에서는 2000년대에 이르러 일반인의 말속도 규준을 마련하기 위한 연구들이 활발히 이루어졌다. 〈표 14-3〉에 제시되어 있듯이 일반 아동의 경우, 학령전기인 3세부터 초등학교 6학년까지 전반적인 연령대의 말속도 연구 결과가 보고되고 있다. 일반 아동의 말속도 연구결과를 보면 비선형적이기는 하지만 아동의 연령이 높아짐에 따라 말속도가 전반적으로 증가하는 것을 확인할 수 있다. 이는 말 산출을 위한 말운동 조절 능력이 연령이 높아짐에 따라 점차적으로 발달하고 있음을 의미한다. 국내에는 초등학교 아동들을 대상으로 한 말속도 연구가 많지 않지만, 국외 연구 결과들은 학령기 아동들의 말속도 증가의 폭이 점차적으로 감소하며 성인과 비슷한 말속도를 보이게 된다고 보고하고 있다. 예를 들

표 14-3 일반 아동을 대상으로 한 말속도 연구 결과

연구자 (출판년도)	연령대 (생활연령)	대상자 수	과제		평균 전체말속도 (표준편차)	평균 조음속도 (표준편차)	비고 (측정기기)
김지연 (2001)	3, 4, 5세	60명 (연령별 20명)	놀이 상황	3세	4.15 SPS(0.45)	4.30 SPS(0.49)	- Dr. Speech
				4세	4.51 SPS(0.29)	4.65 SPS(0.31)	
				5세	5.06 SPS(0.49)	5.22 SPS(0.45)	
			그림 설명 과제	3세	3.44 SPS(0.45)	3.86 SPS(0.49)	
				4세	3.84 SPS(0.57)	4.27 SPS(0.56)	
				5세	3.77 SPS(0.53)	4.21 SPS(0.46)	
안종복, 신명선, 권도하 (2002)	8, 9, 10세	30명 (연령별 10명)	읽기 과제	8세	152.30 SPM(36.89) 55.00 WPM(14.01)		- 초시계 - 성인의 말속 도 측정함: 〈표 14-4〉에 제시
				9세	175.50 SPM(14.10) 63.40 WPM(5.48)		
				10세	202.20 SPM(26.52) 73.80 WPM(9.46)		
			말하기 과제 (독백)	8세	133.30 SPM(22.96) 50.70 WPM(7.93)		
				9세	134.20 SPM(23.32) 53.20 WPM(7.19)		
				10세	180.40 SPM(29.24) 65.90 WPM(12.40)		
전희정, 고도흥, 신문자 (2004)	4~5세	10명	놀이 상황		4.94 SPS(0.52)	5.07 SPS(0.55)	- PCQuirer - 말더듬 아동 과 비교연구
			그림설명 과제		3.66 SPS(0.59)	3.99 SPS(0.61)	
이강현, 권도하 (2004)	6, 8, 10세	58명	그림 설명 과제	6세	162.28 SPM(31.92)		- 분당 어절 수 도 측정함
				8세	189.20 SPM(44.85)		
				10세	196.26 SPM(42.11)		

				2학년	238.00 SPM(37.06)		
하인수 (2005)	초등학교 2~6학년 (7~12세)	400명	읽기 과제	3학년	268.06 SPM(51.03)		- 초시계 - 분당 어절 수 도 측정함
				4학년	286.80 SPM(46.91)		
				5학년	280.24 SPM(39.32)		
				6학년	309.14 SPM(41.66)		
조세진 (2005)	초등학교 3, 5학년	40명 (집단별 20명)	그림 설명 과제	3학년	2.87 SPS(0.40)	3.19 SPS(0.47)	- PCQuirer
				5학년	3.60 SPS(0.79)	3.88 SPS(0.65)	
			읽기 과제	3학년	3.97 SPS(0.59)	4.11 SPS(0.54)	
				5학년	4.60 SPS(0.79)	4.71 SPS(0.76)	
김태경, 장경희, 이필영 (2006)	3~8세	144명 (연령별 24명)	또래와 자유 놀이	3세	3.96 SPS(0.43)		- PitchWorks
				4세	4.17 SPS(0.33)		
				5세	4.54 SPS(0.45)		
				6세	4.68 SPS(0.33)		
				7세	5.05 SPS(0.49)		
				8세	5.02 SPS(0.54)		
윤혜신 (2009)	초등학교 4~6학년	30명	이야기 과제		3.06 SPS(0.61)	4.10 SPS(1.02)	- PCQuirer - 중학생의 말 속도 측정함: 〈표 14-4〉에 제시
			읽기 과제		4.40 SPS(0.73)	5.02 SPS(0.88)	

*SPS: 초당 음절 수, SPM: 분당 음절 수, WPM: 분당 낱말 수

어, Sturm과 Seery(2007)는 7세와 9세 학령기 아동 간에는 말속도에 유의한 차이가 있었으나 9세와 11세 아동 간에는 유의한 차이가 나타나지 않았음을 보고하였다. 이는 학령기에 접어들면서 성인과 유사한 말운동 조절 능력을 갖추게 되며 말운동 계획 전략을 사용할 수 있기 때문으로 해석할 수 있다(Sadagopan & Smith, 2008). Sadagopan과 Smith(2008)는 구체적으로 약 9세경부터 성인과 유사한 말운동 계획 전략을 사용하기 시작한다고 보고하였다.

〈표 14-4〉는 일반 청소년 및 성인들을 대상으로 말속도를 측정한 연구 결과들이다. 10대 중후반부터 30대까지는 대상자를 연령대별로 나누어 말속도를 비교한 연구가 거의 없음을 알 수 있다(신문자, 한숙자, 2003; 심홍임, 2005; 안종복 외, 2002). 이는 이 연령대 대상자들은 말운동 조절 능력의 발달이 완료된 시기이기 때문에 연령대로 나누어 비교하는 것이 큰 의미가 없기 때문일 수 있다. 실제로 김부영(2008)

표 14-4   일반 청소년 및 성인을 대상으로 한 말속도 연구 결과

연구자 (출판년도)	연령대 (생활연령)	대상자 수	과제		평균 전체말속도 (표준편차)	평균 조음속도 (표준편차)	비고 (측정기기)
안종복, 신명선, 권도하 (2002)	18~30세	31명	말하기 과제		252.87SPM(40.86) 92.26 WPM(17.12)		– 초시계
			읽기 과제		308.29 SPM(22.57) 108.06WPM(6.17)		
신문자, 한숙자 (2003)	17~36세	30명	말하기 과제		264.6 SPM(57.57)		
			읽기 과제		347.9 SPM(37.05)		
심홍임 (2005)	19~29세	100명 (말하기 60, 읽기 40)	말하기 과제		4.20 SPS(0.77) 251.79 SPM(45.98)	4.41 SPS(0.70) 264.71 SPM(42.05)	– PCQuirer
			읽기 과제		5.11 SPS(0.44) 306.52 SPM(26.37)	5.13 SPS(0.43) 308.05 SPM(25.49)	
김부영 (2008)	15~54세	240명 (연령별 60명)	읽기과제	15~24세	5.11 SPS(0.82) 307 SPM(48.98)		– Goldwave
				25~34세	5.11 SPS(0.60) 307 SPM(36.06)		
				35~44세	4.83 SPS(0.66) 290 SPM(39.43)		
				45~54세	4.44 SPS(0.59) 267 SPM(35.38)		
천사라 (2008)	70~80세	176명	읽기과제	55~64세	4.65 SPS(0.83) 310 SPM(40.09)		– Goldwave
				65~74세	4.00 SPS(1.03) 270 SPM(63.97)		
				75세 이상	3.09 SPS(0.99) 208 SPM(69.93)		
윤혜신 (2009)	중학교 1~3학년	30명	이야기 과제		3.52 SPS(0.58)	4.45 SPS(0.97)	– PCQuirer
			읽기 과제		5.34 SPS(0.68)	5.75 SPS(0.80)	
이선호 (2010)	20~30대 70~80대	80명 (집단별 40명)	말하기 과제	20~30대	4.76 SPS(0.61)	6.16 SPS(0.86)	– Audacity
				70~80대	3.83 SPS(0.54)	5.32 SPS(0.73)	
			읽기 과제	20~30대	5.60 SPS(0.48)	6.73 SPS(0.63)	
				70~80대	3.73 SPS(0.88)	4.91 SPS(1.44)	

전희숙 외 (2011)	50~70대	90명 (연령별 30명)	독백 과제	50대	210.90 SPM(39.12)		- 초시계
				60대	198.87 SPM(36.78)		
				70대	170.13 SPM(43.22)		
이상은 (2011)	65~84세	120명 (집단별 60명)	그림 설명 과제	65~74세	3.29 SPS(0.65)	5.67 SPS(0.81)	- Praat
				75~84세	2.98 SPS(0.48)	5.31 SPS(0.59)	
			이야기 다시 말하기 과제	65~74세	3.44 SPS(0.58)	5.84 SPS(0.83)	
				75~84세	3.22 SPS(0.58)	5.44 SPS(0.94)	
박원경, 심희정, 고도흥 (2012)	60~80대	10명	읽기 과제		4.23 SPS(0.59)	4.75 SPS(0.44)	- CSL - 식도발성 집단과 비교

* SPS: 초당 음절 수, SPM: 분당 음절 수, WPM: 분당 낱말 수

은 15~24세 집단, 25~34세 집단, 그리고 35~44세 집단 간에는 읽기과제 상황에서의 전체말속도(초당 음절 수와 분당 음절 수)에 유의한 차이가 없음을 보고하였다.

말속도는 노년기가 되면 점차적으로 감소하는 경향을 보이는데(Duchin & Mysak, 1987), 이는 노화로 인한 전반적인 인지, 운동, 감각 능력의 저하가 말운동 계획뿐만 아니라 말 산출 시 조음기관의 움직임에도 영향을 미치기 때문으로 여겨진다. 또한 쉼과 비유창성의 빈도 및 특성도 말속도, 특히 전체말속도의 감소에 영향을 미칠 수 있다. 국내 연구 결과들도 이러한 경향을 뒷받침하고 있다. 동일한 표준읽기문단('가을' 문단)을 사용하여 연령대별 읽기 전체말속도를 비교한 결과, 45~54세 집단이 그보다어린 연령대 집단들보다 유의미하게 느린 전체말속도를 보였으며(김부영, 2008), 55~64세 집단, 65~74세 집단 그리고 75세 이상 집단의 경우 연령대가 증가할수록 전체 말속도가 유의미하게 느려짐을 보고하였다(천사라, 2008). 전희숙 등(2011) 역시 70대 연령 집단의 전체말속도가 다른 연령 집단에 비해유의하게 느렸음을 보고하였으며, 전체말속도와 조음속도를 모두 측정한 이상은(2011) 역시 75~84세집단의 말속도가 유의하게 느렸다고 하였다.

국내 연구들은 다양한 과제를 사용하여 말속도를 측정하였는데, 학령전 아동들은 자유놀이 상황에서의 말속도를 측정하거나 자유놀이 상황과 구조화된 상황(그림설명 과제)을 주로 사용하여 말속도를측정하였다(김지연, 2001; 김태경 외, 2006; 전희정 외, 2004). 학령기 아동 및 청소년 이상 성인을 대상으로 한 연구들은 주로 읽기 과제를 제시하였으며(예: 박원경 외, 2012; 하인수, 2005), 특정 주제를 제시하고 일정 시간 동안 화자가 독백을 하게 하거나(이선호, 2010; 안종복 외, 2002; 전희숙 외, 2011) 그림설명

과제를 제시하여(이강현, 권도하, 2004; 조세진, 2008) 구조화된 상황에서의 말속도를 측정하였다. 모든 과제는 장단점을 가지고 있으므로 연구 및 임상 목적에 적절한 과제를 선택하는 것이 필요하다. 구조화된 상황에서 말속도를 측정하는 것은 말속도에 영향을 미칠 수 있는 여러 변수를 통제하기 위해 가장 효율적인 방법인 반면 자연스러운 상황에서의 대상자의 습관적인 말속도를 측정하는 것이 아니기 때문에 결과의 적용에 제한이 따를 수 있다. 예를 들어, 학령전 아동들의 경우 놀이 상황에 비해 그림설명 과제에서의 말속도가 상대적으로 감소하였음을 관찰할 수 있으며(예: 김지연, 2001; 전희정 외, 2004), 학령기 아동 및 청소년 이상 성인의 경우, 읽기 과제 수행 시 다른 과제 수행 시보다 말속도가 상대적으로 증가하였음을 관찰할 수 있다(예: 심홍임, 2005; 안종복 외, 2002; 윤혜신, 2009). 대화나 놀이 상황을 통해 자연스러운 상황에서의 대상자의 발화를 수집하여 말속도를 측정할 경우, 대화 주제의 익숙함 여부에 따라 화자의 말속도에 변화가 생길 수도 있으며, 그 외에 연구자가 통제할 수 없는 다양한 변수들이 존재할 수 있다. 또한 각 화자의 말 자료 수집을 위해 충분한 시간을 확보해야 하는 어려움이 따른다. 하지만 화자가 실생활에서 산출하는 말속도를 측정할 수 있다는 장점이 있다. 국내 말속도 연구는 대부분 구조화된 상황에서 측정되었으므로 연구나 임상에서의 유용한 적용을 위해서는 추후 자연스러운 상황에서 화자가 산출하는 발화를 수집하여 말속도를 측정한 연구가 필요할 것으로 보인다. 예를 들어, Chon 등(2013)의 경우, 의사소통 상황에서의 자발화를 수집하여 조음속도를 측정하기 위해 대상자들에게 익숙하며 연령이나 교육 수준에 별로 영향을 받지 않는 주제들을 몇 가지 결정한 후(취미, 여행 계획, 영화 등) 그 주제들을 자연스럽게 사용하여 연구자와 대상자가 대화를 나누는 형식을 취하였다. 또한 전체말속도에 영향을 주는 발화 내 쉼과 비유창성의 특성에 관한 연구가 추후 필요할 것으로 보인다. 말운동 조절 능력이 발달하는 시기의 아동들과 말운동 조절 능력이 쇠퇴하는 노년층의 발화 내에 쉼의 빈도와 지속시간이 청장년층과 비교하였을 때 차이가 있는지, 혹은 발화 내 비유창성의 빈도 및 유형에 차이가 발생하는지 등을 파악한다면 말속도의 변화와 관련된 보다 심도 있는 논의가 가능할 것으로 보인다. 실제 장애인과 비장애인의 말속도를 비교한 연구들은 이미 말속도뿐만 아니라 쉼이나 비유창성의 특성을 파악하여 그 결과를 보고하기도 하였다(예: 고열매 외, 2010; 윤미선, 2004; 전희정 외, 2004; 홍새미, 변해원, 2014). 이러한 특성들이 의사소통장애인의 말속도에 영향을 주거나 상호작용을 일으킬 수 있으며, 집단 간 말속도에 차이가 없다 하더라도 장애인의 말 특성에 영향을 줄 수 있는 요인들이기 때문이다.

4. 맺음말

말 유창성에 영향을 주는 초분절적 요인인 말속도는 연구 및 임상 목적에 따라 다양하게 측정되어 왔다. 말속도에 영향을 주는 다양한 변수를 고려하여 정확하고 적절하게 측정된 말속도 자료의 축적이 국내에도 필요할 것으로 보이며, 말 산출과 관련하여 보다 통합적인 관점에서 말속도 측정 결과를 해석하고 적용해야 할 것이다. 또한 의사소통장애인의 경우, 말속도를 변화시킨 혹은 특징적인 말속도를 보이는 원인이 무엇인지를 파악함과 동시에 변화된 말속도가 영향을 주는 말 산출 특성을 파악하여 보다 적절한 임상적 평가와 치료가 이루어져야 할 것이다.

참고문헌

김부영(2008). 청·장년층의 최대발성시간, 조음교대운동속도 및 표준문구발화속도. 연세대학교 대학원 석사학위논문.

김지연(2001). 3-5세 정상 아동의 말속도 발달 연구. 이화여자대학교 대학원 석사학위논문.

김태경, 장경희, 이필영(2006). 한국어 발화 속도의 연령별 증가에 관한 연구 – 만 3~8세 아동을 대상으로. 음성과학, 13(3), 83-95.

박원경, 심희정, 고도흥(2012). 식도발성 남성 발화의 말 속도. 말소리와 음성과학, 4(3), 143-149.

신문자, 한숙자(2003). 정상 성인의 말속도 및 유창성 연구. 음성과학, 10(2), 159-168.

심홍임(2005). 정상 성인의 비유창성 특징과 말속도에 관한 연구. 한림대학교 대학원 박사학위논문.

안종복, 신명선, 권도하(2002). 정상 성인 및 아동의 구어속도에 관한 연구. 음성과학, 9, 93-103.

윤혜신(2009). 초등학교 고학년과 중학생의 말속도 비교. 한림대학교 대학원 석사학위논문.

이강현, 권도하(2004). 학령기 아동의 비유창성 유형과 구어속도에 관한 연구. 언어치료연구, 13(1), 79-88.

이상은(2011). 정상 노인의 전체말속도와 조음속도. 연세대학교 대학원 석사학위논문.

이선호(2010). 발화 과제에 따른 정상 노인의 말속도 연구. 한림대학교 대학원 석사학위논문.

전희숙, 김효정, 신명선, 장현진(2011). 장·노년기 성인의 유창성 특성 연구. 한국콘텐츠학회논문지, 11(3), 318-326.

전희정, 고도흥, 신문자(2004). 유창성장애 아동과 정상 아동의 비유창성과 말속도에 관한 비교 연구. 언어청각장애연구, 9(2), 102-115.

조세진(2008). 초등학교 3, 5학년 아동의 말속도에 대한 연구. 한림대학교 대학원 석사학위논문.

천사라(2008). 노년층의 최대발성시간, 조음교대운동속도 및 표준문구발화속도. 연세대학교 대학원 석사학위논문.

하인수(2005). 학령기 아동의 읽기속도에 관한 연구. 대구대학교 대학원 석사학위논문.

Chon, H., Kraft, S. J., Jingfei, Z., Loucks, T. M. J., & Ambrose, N. G. (2013). Individual variability in delayed auditory feedback effects on speech fluency and rate in normally fluent adults. *Journal of*

Speech, Language, and Hearing Research, 56 (2), 489-504.

Chon, H., Sawyer, J., & Ambrose, N. G. (2012). Differences of articulation rate and utterance length in fluent and disfluent utterances of preschool children who stutter. *Journal of Communication Disorders, 45* (6), 455-467.

Hall, K. D., Amir, O., & Yairi, E. (1999). A longitudinal investigation of speaking rate in preschool children who stutter. *Journal of Speech, Language, and Hearing Research, 42*, 1367-1377.

Ingham, J. C., & Riley, G. (1998). Guidelines for the documentation of treatment efficacy for young children who stutter. *Journal of Speech, Language, and Hearing Research, 41*, 753-770.

Miller, J. L., Grosjean, F., & Lomanto, C. (1984). Articulation rate and its variability in spontaneous speech: An analysis and some implications. *Phonetica, 41*, 215-225.

Sadagopan, N., & Smith, A. (2008). Developmental changes in the effects of utterance length and complexity on speech movement variability. *Journal of Speech, Language, and Hearing Research, 51*, 1138-1151.

Sawyer, J., Chon, H., & Ambrose, N. G. (2008). Influences of rate, length, and complexity on speech disfluency in a single speech sample in preschool children who stutter. *Journal of Fluency Disorders, 33*(3), 220-240.

Throneburg, R. N., & Yairi, E. (2001). Durational, proportionate, and absolute frequency characteristics of disfluencies: A longitudinal study regarding persistence and recovery. *Journal of Speech, Language, and Hearing Research, 44*, 38-51.

Walker, J., Archibald, L., Cherniak, S., & Fish, V. G. (1992). Articulation rate in 3- and 5-year-old children. *Journal of Speech and Hearing Research, 35*, 4-13.

Yairi, E., & Ambrose, N. G. (2005). *Early childhood stuttering for clinicians by clinicians.* Austin, TX: Pro-ed.

Yaruss, J. S., & Conture, E. G. (1995). Mother and child speaking rates and utterance lengths in adjacent fluent utterances: Preliminary observations. *Journal of Fluency Disorders, 20*, 257-278.

15
음성장애 환자의
음성장애지수(VHI) 및 삶의 질(QOL)

고도흥 · 장효령

한림대학교 언어청각학부

한림대학교 대학원 언어병리청각학과

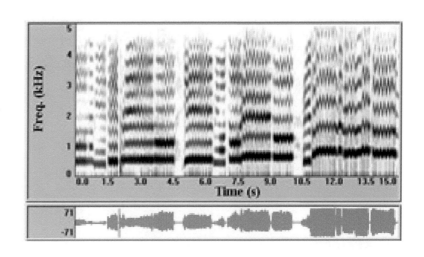

1. 음성장애 환자의 음성장애지수 및 삶의 질 관련 평가의 필요성

음성장애(voice disorders)는 호흡, 발성 그리고 공명의 과정에서 성도(vocal tract)의 어느 한 곳이라도 구조적 또는 기능적 이상이 나타난 결과로서, 화자의 나이, 성별, 지리적 배경에 기준했을 때 강도(loudness), 음도(pitch), 음질(quality) 및 공명(resonance) 중 하나 또는 그 이상이 정상 범주에서 벗어난 것을 말한다(윤영선, 2007). 의사소통 기능에 기준하여서는 너무 크거나 작은 목소리, 성대를 상하게할 수 있는 목소리, 듣기에 거슬리는 목소리, 음도를 다양하게 구사하지 못하여 감정이나 뜻이 전달되지 못하는 목소리, 청자가 화자의 나이와 성별을 잘못 판단하게 하는 목소리 등도 음성장애라고 지칭할수 있다.

일반적으로 음성장애를 평가하는 방법은 청지각적인 평가(auditory-perceptual evaluation), 음향학적 평가(acoustic analysis), 공기역학적 평가(aerodynamic study), 생리학적 평가인 후두 스트로보스코피(laryngeal stroboscopy) 등으로, 평가자의 주관적 및 객관적 기준에 의해 시행된다. 이러한 평가들은음성 전문 평가자의 기준에 따른 측정방법으로서 음성장애의 종류와 정도를 판별하는 중요한 기준이되어 왔다. 그러나 사실 환자의 입장에서 자신의 음성을 평가할 때 개개인의 상황, 예컨대 직업, 사회활동 등에 따라 음성 문제의 정도를 인식하는 수준이 상당히 다를 수 있다. 이에 따라 최근에는 환자 자신이 주관적으로 느끼는 자신의 음성 문제의 정도를 파악한 후 이를 치료 계획에 반영하고자 하는 노력이 증가하는 추세이다.

최근의 숙련된 음성임상가의 진단 실제에 대한 조사에서도 81%는 전체 치료 목표를 결정하는 데 이와 같은 도구로부터 나온 결과가 반영되어야 한다고 하였다(유재연 외, 2014).

2. 음성장애지수(Voice Handicap Index, VHI)

1) 음성장애지수-30

(1) 검사의 목적 및 대상

음성장애지수(Voice Handicap Index, VHI)-30은 1997년에 Jacobson 등(1997)이 고안한 척도로 환자 스스로가 설문지를 통해 음성장애 정도에 대한 자신의 지각과 일상생활 속에서 음성장애가 환자에게 미치는 영향을 평가하는 데 목적이 있다. 이는 적출 환자를 포함하여 음성장애의 종류에 관계없이성인 음성장애 환자를 대상으로 광범위하게 사용될 수 있다.

2. 음성장애지수(Voice Handicap Index, VHI) **293**

(2) 검사의 구성 및 실시방법

① 검사 영역 및 항목

검사는 신체적(P, physical), 기능적(F, functional) 그리고 정서적(E, emotional) 영역으로 나뉘어 있다. 신체적 항목은 후두의 불편감과 발성의 문제를 환자 스스로가 어떻게 인식하고 있는지를 알아보는 것이고, 기능적 항목은 일상적 활동에서 음성장애의 정도를 알아보는 것이고, 정서적 항목은 음성장애로 인해 겪게 되는 반응을 알아보는 것이다.

② 검사 결과의 기록과 해석

평정척도는 5점 척도로 이루어져 있으며 '0 = 전혀 그렇지 않다, 1 = 거의 그렇지 않다, 2 = 가끔 그렇다, 3 = 자주 그렇다, 4 = 항상 그렇다' 중 하나에 표시하도록 되어 있다. 세 가지 하부 영역에 각각 10문항씩 총 30문항이며 총 점수가 0점에서 120점까지 산출될 수 있다. 또한 점수가 높을수록 음성으로 초래되는 장애의 정도가 큰 것으로 해석할 수 있다.

VHI는 음성장애의 진단 목적뿐만 아니라 음성 치료나 수술적 치료 전후의 효과를 측정할 때 VHI의 수치를 상대적으로 비교함으로써 환자의 음성장애 정도를 평가할 수 있다. 〈표 15-1〉에 VHI-30 양식을 제시하였다.

③ VHI-30 국내외 연구 동향

VHI는 다양한 언어로 번안되어 전 세계적으로 널리 사용되고 있는 평가도구이다(Amir et al., 2006; Behlau et al., 2011; Helidoni et al., 2010; Núñez-Batalla et al., 2007; Schindler et al., 2010).

VHI-30을 적용한 국외 연구들의 경우 음성장애 환자들의 음성 치료 혹은 수술적 중재 전 후의 음성 변화를 살펴보기 위한 연구들이 많았다. 최근 진행된 연구들을 살펴보면, Hakkesteegt 등(2010)의 연구에서는 발성장애 환자들을 대상으로 음성 치료를 진행한 환자, 외과적 수술을 진행한 환자, 아무런 중재를 하지 않은 환자로 나누어 그들 간의 VHI 점수를 비교하였고, Wingate 등(2005)은 노년층 내전형 경련성 발성장애(ADSD) 환자를 대상으로 보톡스 주입 수술 후에 나타나는 증상 변화를 VHI를 통해 살펴보았다. 또한 Rosen 등(2000)의 연구에서는 총 4개의 음성장애 환자(편측 성대마비, 성대낭종, 성대폴립, 근육 긴장 발성장애)를 대상으로 음성장애 평가와 치료 전후의 증상 변화를 VHI를 통해 살펴보았다. 위의 연구뿐만 아니라 많은 연구에서 VHI를 통해 음성 변화에 대해 살펴보았고, 나아가 VHI가 평가 혹은 치료의 효율성뿐만 아니라 중재 결과를 살펴보는 데에도 유용하게 사용된다는 것을 알 수 있었다. 또한 Hsiung 등(2003)의 연구에서는 다양한 음성장애 환자를 대상으로 그들의 VHI 점수를 비교하여 살펴봄으로써 VHI 결과를 토대로 중재 시 환자의 요구를 좀 더 반영할 수 있다는 사실을 알 수 있었다.

표 15-1   VHI(Voice Handicap Index)-30

다음의 질문에 대해 본인이 느끼는 증상이 어느 정도인지 숫자에 동그라미(또는 V표)로 표시하십시오.

(0=전혀 그렇지 않다 / 1=거의 그렇지 않다 / 2=가끔 그렇다 / 3=자주 그렇다 / 4=항상 그렇다)

		0	1	2	3	4
F1	목소리 때문에 상대방이 내 말을 알아듣기 힘들어한다.					
P2	말을 할 때 숨이 차다.					
F3	시끄러운 곳에서는 사람들이 내 말을 이해하기 어려워한다.					
P4	하루 중에도 목소리가 자주 변한다.					
F5	집 안 어디서든 내가 부르는 말소리를 가족들이 잘 듣지 못한다.					
F6	목소리 때문에 전화 통화를 가급적 줄인다.					
E7	목소리 때문에 타인과 대화를 할 때 긴장을 한다.					
F8	내 목소리 때문에 여러 사람이 모인 자리를 피하게 된다.					
E9	내 목소리 때문에 사람이 짜증을 내는 것 같다.					
P10	사람들이 나에게 목소리에 무슨 문제가 있는지 묻는다.					
F11	내 목소리 때문에 친구, 이웃 혹은 친척들과 대화를 덜 하게 된다.					
F12	얼굴을 마주보고 대화할 때도 상대방이 다시 말해 달라고 한다.					
P13	목소리가 갈라지고 탁하다.					
P14	목소리를 내려면 힘을 주어야만 목소리가 잘 나오는 것 같다.					
E15	다른 사람들은 내 음성 문제를 잘 이해하지 못한다고 생각한다.					
F16	음성 문제로 개인생활과 사회생활에 제한을 받는다.					
P17	목소리가 언제쯤 맑게 잘 나올지 예측이 어렵다.					
P18	목소리를 잘 나오게 하려고 음성을 달리 내보기도 한다.					
F19	내 목소리 때문에 대화에 끼지 못하여 소외감을 느낀다.					
P20	말할 때는 애를 많이 쓰게 된다.					
P21	저녁이 되면 목소리가 더 나빠진다.					
F22	음성 문제로 인해 소득이 줄어든다.					
E23	내 목소리 때문에 짜증이 난다.					
E24	내 목소리 문제로 덜 사교적이다.					
E25	음성 문제가 장애로 여겨진다.					
P26	음성 문제로 말하는 도중에 멈추기도 한다.					
E27	사람들이 나에게 다시 말해 달라고 할 때 기분이 언짢다.					
E28	사람들이 나에게 다시 말해 달라고 할 때 당황스럽다.					
E29	목소리 때문에 무능력하게 느껴져 자신감이 떨어진다.					
E30	목소리 때문에 수치심을 느낀다.					

출처: 윤영선(2007)의 한국어판 음성장애지수(K-VHI) 문항을 수정함.

VHI는 음성장애 환자뿐만 아니라 가수나 선생님과 같은 음성 직업 사용자들을 대상으로 한 연구에도 적용되었고(Rosen et al., 2000), VHI와 다른 평가도구, 예를 들어 VHI 같은 주관적 평가도구뿐만 아니라 음향학적 매개변수와 같이 객관적인 매개변수와의 상관성을 살펴보는 연구들도 많이 진행되었다(Benninger et al., 1998; Woisard et al., 2007).

국내 연구들에서도 음성장애 환자들을 대상으로 치료 전후의 결과를 VHI를 통해 살펴본 연구들이 있었다. 최근에는 장혜경(2012)의 연구에서 연축성 발성장애 환자들의 주 치료방법인 보톡스 주입 전후의 결과를 VHI 척도를 통해 살펴보았고, 김영미(2012)는 성대폴립 환자의 수술 전후 음성 증상의 변화를 VHI를 통해 살펴보았다.

또한 음성 직업 사용자를 대상으로 음성교육 전과 후의 음질 변화를 VHI를 통해 살펴본 연구(박성신, 2004)도 있었고, 정상 노인층의 VHI 정도를 전반적으로 살펴본 연구(김근희, 2014; 송윤경, 2012)도 다수 있었다.

2) 음성장애지수-10

시간적 제약을 극복하기 위해 Rosen 등(2004)은 신뢰도 및 타당도를 유지하면서 음성장애지수(VHI) 30개 문항(이하 VHI-30)을 하위 영역의 구분 없이 10개의 문항(이하 VHI-10)으로 줄였다. 선정 기준은 환자를 대상으로 치료 전후에 가장 편차를 많이 보인 문항, 음성장애인과 정상 대조군 간에 차이를 많이 보인 문항, 그리고 전문가의 종합적 의견에 의한 추천 등이었다. 전문가가 추천한 항목은 수입(income)에 대한 항목으로, 위의 두 조건에는 해당되지 않았지만 장애를 나타내는 항목으로서 필요하다는 내용타당도에 의한 추천이었다. VHI-10과 VHI-30을 비교한 결과, 이 두 검사 간의 상관성이 매우 높았다.

VHI-10은 VHI-30에 비해 사용 간편성이 가장 큰 장점이 되므로, 앞으로 임상에서 사용 빈도가 늘어날 것으로 보인다. 그러나 채택된 VHI-10 문항을 다른 언어 및 문화권에서도 마찬가지로 타당성이 높은 문항으로 선택할 수 있는지를 알아보는 것 등 풀어야 할 과제들이 남아 있다(윤영선, 2007). 〈표 15-2〉에 VHI-10 양식을 제시하였다.

🔘 **표 15-2** VHI(Voice Handicap Index)-10

다음의 질문에 대해 본인이 느끼는 증상이 어느 정도인지 숫자에 동그라미(또는 V표)로 표시하십시오.

(0=전혀 그렇지 않다 / 1=거의 그렇지 않다 / 2=가끔 그렇다 / 3=자주 그렇다 / 4=항상 그렇다)

		0	1	2	3	4
F1	목소리 때문에 상대방이 내 말을 알아듣기 힘들어한다.					
F3	시끄러운 곳에서는 사람들이 내 말을 이해하기 어려워한다.					
P10	사람들이 나에게 목소리가 왜 그러냐고 묻는다.					
P14	목소리를 내려면 힘을 주어야 나오는 것 같다.					
F16	음성 문제로 개인생활과 사회생활에 제한을 받는다.					
P17	목소리가 언제쯤 맑게 잘 나올지 알 수가 없다.					
F19	내 목소리 때문에 대화에 끼지 못하여 소외감을 느낀다.					
F22	음성 문제로 인해 소득(수입)에 감소가 생긴다.					
E23	내 목소리 문제로 속이 상한다.					
E25	음성 문제가 장애로(핸디캡으로) 여겨진다.					

출처: 윤영선(2007)에서 인용.

① VHI-10 국내외 연구 동향

국내외적으로 대부분의 연구에서 VHI-30이 VHI-10보다 더욱 활발히 사용되었다. 그러나 VHI-10이 짧고 간단하지만 중요한 항목들은 모두 포함되어 있는 유용한 도구라는 사실이 국외 연구(Deary et al., 2004)를 통해 입증되었다. 또한 다수의 학자(Amir et al., 2006; Lam et al., 2006)가 VHI-10의 다양한 언어 버전을 검증하는 연구들을 진행함으로써 VHI-10이 더욱 널리 활용될 것으로 전망할 수 있겠고 국내에서도 이소희(2010)의 연구에서 음성과 관련된 청각장애 학생의 삶의 질 연구를 위해 VHI-10이 적용되었다.

3) 소아음성장애지수

Pediatric voice Handicap Index(p-VHI)는 성인을 대상으로 한 VHI를 아동에게 적용하기 위하여 부모나 타인이 대신 작성할 수 있도록 문항들을 변형하여 재구성한 것이다. p-VHI는 VHI와 높은 상관을 보였고, 아동의 음성장애지수를 평가하는 데 적용하고 있다(송경화, 2012). 이는 총 23개의 문항으로 기능적(Functional, F) 부분과 정서적(Emotional, E) 부분은 각 7개 문항, 신체적(Physical, P) 부분은 9개의 문항으로 이루어져 있다. 음성장애의 심각도에 따라 0점(전혀 그렇지 않다), 1점(거의 그렇지 않다), 2점(가끔 그렇다), 3점(자주 그렇다), 4점(항상 그렇다)으로 나타낼 수 있다.

또한 아동의 전반적인 음성 중증도에 대한 부모의 시각아날로그척도(visual analogue scale, VAS)가 포함되어 있다(Zur et al., 2007). 〈표 15-3〉에 소아음성장애지수(p-VHI) 양식을 제시하였다.

표 15-3 소아음성장애지수

대상자 수: _____ 날짜: _____

참모에 의해 작성

F	P	E	Total	Talkativeness

우리 아이의 말수 (말 많음) 정도를 체크합니다.						
1	2	3	4	5	6	7
말수가 매우 적음			보통			말수가 매우 많음

아래의 항목들은 아동의 일상생활 속에서 아동의 음성이 끼치는 영향과 관련된 문항들입니다. 당신이 얼마나 자주 다음과 같은 항목들을 경험하였는지 체크해 주십시오.

(0 = 전혀 아니다 / 1 = 거의 그렇지 않다 / 2 = 가끔 그렇다 / 3 = 거의 항상 그렇다 / 4 = 항상 그렇다)

Part I-F (기능적인 측면)					
1)	사람들이 우리 아이의 음성을 듣기 어려워한다.	0 1 2 3 4			
2)	사람들은 시끄러운 상황에서 우리 아이의 음성을 이해하기 어려워한다.	0 1 2 3 4			
3)	집 안에서 전화할 때 우리는 아이의 음성을 듣기 어려워한다.	0 1 2 3 4			
4)	우리 아이는 음성 때문에 의사소통하는 것을 피하는 경향이 있다.	0 1 2 3 4			
5)	우리 아이는 음성 때문에 친구나 이웃, 친척들과 말을 잘 하지 않는다.	0 1 2 3 4			
6)	사람들은 우리 아이와 얼굴 보면서 대화할 때에 반복해서 말하기를 요구한다.	0 1 2 3 4			
7)	우리 아이의 음성 때문에 개인적, 교육적, 사회적인 활동이 제한된다.	0 1 2 3 4			

Part II-P (신체적인 측면)					
1)	우리 아이는 말할 때 호흡이 가빠진다.	0 1 2 3 4			
2)	우리 아이의 음성이 하루 동안에도 계속 변한다.	0 1 2 3 4			
3)	사람들은 "당신 아이의 음성에 어떠한 문제가 있나요?"라고 묻는다.	0 1 2 3 4			
4)	우리 아이의 음성이 건조하고 귀에 거슬린다.	0 1 2 3 4			
5)	우리 아이의 음질은 예측하기 어렵다.	0 1 2 3 4			

6)	우리 아이는 힘을 들여 말한다. (예: 쥐어짜는 듯한 모습)	0	1	2	3	4
7)	우리 아이의 음성은 저녁 때 더 나쁘다.	0	1	2	3	4
8)	우리 아이의 음성은 말할 때 약해진다.	0	1	2	3	4
9)	다른 사람들이 우리 아이의 음성을 듣기 위해 노력해야 한다.	0	1	2	3	4

Part III-E (정서적인 측면)						
1)	우리 아이는 자신의 음성 때문에 다른 사람들과 대화할 때 긴장한다.	0	1	2	3	4
2)	사람들은 우리 아이의 음성에 짜증을 낸다.	0	1	2	3	4
3)	나는 다른 사람들이 우리 아이의 음성의 문제를 이해하지 못하는 것을 안다.	0	1	2	3	4
4)	우리 아이는 자신의 음성 때문에 좌절한다.	0	1	2	3	4
5)	우리 아이는 음성 때문에 바깥 출입을 잘 하지 않는다.	0	1	2	3	4
6)	우리 아이는 사람들이 자기에게 다시 말해 달라고 할 때 짜증낸다.	0	1	2	3	4
7)	우리 아이는 다시 말해 달라고 할 때 당황한다.	0	1	2	3	4

〈전반적인 음성의 중증도〉
아래 선 상에 아동의 음성 중증도에 해당하는 곳에 ×표시 하세요.

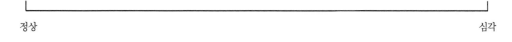

정상   심각

출처: Zur et al. (2007)에서 인용.

① p-VHI의 국내외 연구 동향

국내에서는 아직 p-VHI의 연구가 미흡한 상황이나, 국외에서는 Zur 등(2007)이 VHI를 소아에게 처음으로 적용하여 정상 아동의 부모 45명과 음성 문제를 가진 아동의 부모 33명을 대상으로 실시한 결과 두 그룹 간에 점수의 차이가 컸고 신뢰도 검사 또한 높게 나타났음을 확인하였다. 이러한 p-VHI를 바탕으로 Alarcon 등(2009)은 기도 재건술을 한 아동들의 부모를 대상으로 p-VHI를 실시하였으며, 최근에는 French 등(2013)이 25주 이내에 태어난 미숙아들을 대상으로 음성관련 삶의 질을 p-VHI를 통해 살펴보는 등 국외에서는 p-VHI를 활용한 연구들이 점차적으로 활발히 이루어지고 있다.

4) 성악가음성장애지수

Singing Voice Handicap Index(SVHI)는 노래 시 발생하는 목소리 장애를 판별하기 위한 기준으로 환자가 자기 목소리 장애를 인식할 수 있는지 확인하는 데 사용된다. 이는 음성장애의 심리-사회학적인 결과를 측정하기 위한 자가 평가도구이다. 총 36문항으로 이루어져 있고 '전혀 아니다＝0, 거의 아니다＝1, 가끔 그렇다＝2, 거의 항상 그렇다＝3, 항상 그렇다＝4'의 0-4점 척도로 이루어져 있다.

총점은 144점이고 점수가 높을수록 음성으로 인한 자가 핸디캡 인식이 더 높다는 것을 나타낸다. 이는 발성장애 가수들의 평가 및 진단에 도움을 줄 수 있으며 치료의 결과를 평가하는 데도 영향을 줄 수 있다. 〈표 15-4〉에 한국어판 SVHI(K-SVHI) 양식을 제시하였다.

 표 15-4 한국어판 SVHI

한국어판 SVHI 지수-36

		0	1	2	3	4
1	노래할 때 힘이 많이 들어간다.					
2	목소리가 갈라지고 끊긴다.					
3	노래로 인해 좌절된다.					
4	노래할 때 사람들이 목소리가 왜 그러냐고 묻는다.					
5	나의 노래 실력이 매일 변한다.					
6	목소리가 나오지 않아 노래를 이을 수 없을 때도 있다.					
7	노래할 때의 목소리 때문에 화가 난다.					
8	발성 문제로 노래하기가 싫다.					
9	내 노래가 부끄럽다.					
10	고음을 낼 수 없다.					
11	노래하기 전에 발성 문제 때문에 불안해진다.					
12	말할 때 음성이 정상이 아니다.					
13	노래할 때 목이 건조하다.					
14	연주/공연 시 특정 곡을 제외한 적이 있다.					
15	내 노래에 자신이 없다.					
16	노래할 때 목소리가 정상이 아니다.					
17	내가 원하는 목소리를 내는 것이 쉽지 않다.					
18	노래할 때 소리를 밀어야 한다.					
19	바람 새는 소리를 조절하기 힘들다.					
20	찢어지는 소리를 감당하기 힘들다.					
21	노래할 때 큰소리 내기가 힘들다.					
22	노래할 때 음정을 유지하기가 힘들다.					

23	내 노래에 대해 걱정이 된다.					
24	노래할 때 내 목소리에 힘이 들어간 것처럼 느껴진다.					
25	노래하고 난 후, 말할 때 쉰 목소리가 난다.					
26	음질이 일정치 않다.					
27	연주/공연 시 내 목소리가 청중에게 잘 들리지 않는다.					
28	노래할 때의 문제가 핸디캡으로 느껴진다.					
29	노래할 때 목소리가 쉽게 피곤해진다.					
30	노래하는 동안 목에 통증이 생기고 간질거리거나 숨이 막힌다.					
31	노래할 때 어떤 목소리가 나올지 확신하지 못한다.					
32	노래를 잘 부를 수 없어서 상실감을 느낀다.					
33	노래할 때의 문제들로 인해 소득이 줄어들까 걱정된다.					
34	목소리 문제로 음악계에서 소외된 느낌이 든다.					
35	노래할 때의 문제들로 무력감을 느낀다.					
36	노래할 때의 문제들로 연주, 계약, 리허설, 연습을 취소해야 할 때가 있다.					

출처: Lee & Sim(2013)에서 인용.

① SVHI의 국내외 연구 동향

국내외에서 가수 혹은 성악가를 대상으로 그들의 음성장애지수 정도를 살펴보고자 SVHI를 적용한 연구들이 소수 있었다. 특히 국외에서는 Cohen 등(2008)의 연구에서 중재 전후로 SVHI를 실시하여 가수들의 음성장애지수 정도를 살펴보았다. 국내에서는 이아람(2008)이 SVHI를 한국어로 번안하고, 번안된 K-SVHI가 신뢰도 및 타당도 면에서 유의한 측정도구임을 밝혔다. 또한 일반 성악인 집단과 음성장애 성악인 집단으로 나누어 그룹 간의 차이를 살펴봄으로써 K-SVHI가 음성장애 성악인이 자신의 음성 문제를 인식하여 일반 성악인과 비교하여 변별력 있게 평가할 수 있는 도구라는 사실을 입증해 주었고 K-SVHI가 음성장애 심리측정적 평가도구로 신뢰도 및 타당도가 있음을 밝혔다.

3. 삶의 질(Quality of Life, QOL)

1) VRQOL(Voice Related Quality of Life)

VRQOL(1999)은 Hogikyan과 Sethuraman이 개발한 도구로 음성장애와 관련된 삶의 질을 평가하는

데 유용하게 사용된다. VRQOL도 VHI와 마찬가지로 음성장애로 인한 장애에 대해 환자의 인지를 측정하는 것으로, 질병과 관련한 삶의 질과 환자가 느끼는 치료의 호전도를 알아보기 위해 사용되었다. VRQOL은 10항목으로 이루어져 있으며, 이는 두 영역, 즉 사회-심리 영역(Social Emotional, SE)과 신체 기능 영역(Physical Function, PF)으로 구성된다. 각 문항은 5점 척도로 1점은 '문제가 전혀 없다', 5점은

🔘 표 15-5 한국어판 QOL 양식

음성과 관련된 삶의 질
(Korean-Version of Voice-Related Quality of Life, KVRQOL)

이름:	성별:		작성일:
생년월일:			직업:

당신의 목소리 문제가 일상생활에 어떻게 영향을 미치는지 알고자 합니다. 본 설문지에서 목소리와 관련되어 발생 가능한 문제들을 찾고자 합니다. 지난 2주 동안 목소리가 어떤지를 고려해서 각 문항에 응답해 주시기 바랍니다. 옳고 틀린 정답은 없습니다.

목소리 문제가 생겼을 때의 심각한 정도와 얼마나 자주 목소리 문제가 생기는지를 고려하여 각 항목에 '얼마나 나쁜지(당신이 가지고 있는 문제의 정도가)'를 체크해 주시기 바랍니다. 다음의 평가척도를 참고로 하여 체크해 주시기 바랍니다.

1=문제가 전혀 없다
2=약간 문제가 있다
3=중간 정도 문제가 있다
4=문제가 많다
5=문제가 더 이상 나쁠 수 없을 만큼 심각하다

		1	2	3	4	5
1	내 목소리 때문에 시끄러운 상황에서 크게 말하기가 힘들거나 남들이 내 말을 잘 알아듣기 힘들어 한다.					
2	말할 때 숨이 차고 숨을 자주 쉰다.					
3	때때로 말을 시작할 때 어떤 소리가 나올지 예측하기 힘들다.					
4	(내 목소리 때문에) 때때로 불안하거나 당황스럽다.					
5	(내 목소리 때문에) 때때로 우울해진다.					
6	(내 목소리 때문에)전화 통화하는 데 어려움이 있다.					
7	(내 목소리 때문에) 직업을 갖거나 전문적인 일을 하는 데 어려움이 있다.					
8	(내 목소리 때문에) 외부로 나가 사회 생활하는 것을 피하게 된다.					
9	남들이 이해할 수 있도록 반복해서 말을 해야만 한다.					
10	내 목소리 때문에 덜 외향적이다.					

출처: 김재옥 외(2007)에서 인용.

'문제가 더 이상 나쁠 수 없을 만큼 심각하다'로 자신의 음성에 대한 주관적인 평가가 가능하다. 평가 결과는 총 점수 및 세부 영역의 점수에 따라 0점에서 100점으로 표준화하여 0점이 음성장애로 인해 삶의 질이 가장 나쁜 것을 의미하고, 100점은 음성장애가 삶의 질에 아무런 영향을 미치지 않는다는 것을 의미한다(이소희, 2010). 〈표 15-5〉에 한국어판 QOL 양식을 제시하였다.

① VRQOL의 국내외 연구 동향

국내외적으로 음성장애 환자들을 대상으로 그들의 음성관련 삶의 질 정도를 VRQOL을 통해 살펴본 연구들이 있었다. 최근 국외 연구의 경우 기관식도발성 환자들의 성별에 따른 음성관련 삶의 질을 VRQOL을 통해 살펴보았고(Day et al., 2011), 내전형 경련성 발성장애(ADSD) 환자들을 대상으로 보톡스 주입 후 VRQOL을 통해 삶의 질에 대한 결과를 종속적으로 살펴본 연구(Paniello et al., 2009)도 있었다. 또한 다수의 연구(Turley et al., 2008; Plank et al., 2009; Schneider et al., 2011)에서 노년층을 대상으로 VRQOL을 통해 그들의 음성관련 삶의 질을 살펴보았는데, 이 중 Plank 등(2009)과 Schneider 등(2011)은 타 평가도구와의 상관성 연구를 통해 VRQOL이 음성관련 삶의 질을 평가하기에 적절한 도구임을 밝혔다.

국내의 경우 최근 노화에 따른 음성의 변화가 삶의 질에 미치는 영향을 살펴보기 위한 연구가 이루어짐에 따라 VRQOL을 통해 살펴본 연구들이 있었다. 이 중 장·노년층의 음성관련 삶의 질을 연령 및 성별에 따라 살펴본 연구(도현수, 2012)에서는 연령이 증가하거나 성별이 다르다는 점이 음성과 관련된 삶의 질 저하로 이어지지 않는다는 결과를 확인하였다. 그러나 임애리 등(2013)은 문헌 분석을 통해 노화에 따른 음성의 특징과 삶의 질 변화를 살펴본 결과 노화로 인한 음성의 변화는 노년층의 삶의 질을 저하시킴을 확인하였다.

또한 교사나 성악가와 같은 음성 직업 사용자들의 VRQOL 정도를 살펴본 연구(홍주혜, 2012)도 이루어진 바 있다.

2) PVRQOL(Pediatric Voice Related Quality of Life)

PVRQOL은 소아의 음성관련 삶의 질을 측정하기 위해 10개의 항목으로 이루어져 있으며 이러한 항목들은 사회-정서적, 신체-기능적인 측면을 반영한다. PVRQOL은 아동의 음성과 관련된 삶의 질적인 측면을 부모가 대신 평가하는 도구인데, 이러한 형태의 평가도구 사용은 부모가 아동의 문제를 이해하는 데 도움을 준다고 하여 특히 중요하게 생각되고 있다(Boseley et al., 2006). 〈표 15-6〉에 PVRQOL 양식을 제시하였다.

표 15-6 PVRQOL

소아의 음성관련 삶의 질

지난 2주 동안 당신 아이의 음성 상태에 대한 질문에 답해 주십시오. 아이의 음성이 얼마나 심각한지, 그 심각성이 얼마나 자주 나타나는지 고려해 주십시오. 아래의 등급에 따라 각 항목에 대해 점수를 기입해 주십시오.

1 = 전혀 그렇지 않다
2 = 약간 그렇다
3 = 보통이다
4 = 많이 그렇다
5 = 심각하다
6 = 매우 심각하다

		1	2	3	4	5	6
1	우리 아이는 시끄러운 상황에서 크게 말하거나 듣기 어려워한다.						
2	우리 아이는 말할 때 숨이 부족하여 호흡을 자주 한다.						
3	우리 아이는 가끔 말하기 시작할 때 무슨 말이 나올지 모른다.						
4	우리 아이는 때때로 목소리 때문에 걱정하거나 좌절한다.						
5	우리 아이는 목소리 때문에 우울해한다.						
6	우리 아이는 친구와 전화하거나 대화할 때 어려움이 있다.						
7	우리 아이는 목소리 때문에 일이나 수업에 어려움이 있다.						
8	우리 아이는 목소리 때문에 사회 활동을 피한다.						
9	우리 아이는 다른 사람의 이해를 위해 스스로 반복해야만 한다.						
10	우리 아이는 목소리 때문에 덜 주목 받는다.						

① PVRQOL의 국내외 연구 동향

PVRQOL은 Boseley 등(2006)이 음성에 영향을 주는 다양한 장애 진단을 받은 소아들을 대상으로 PVRQOL을 통해 종속적인 연구를 실시한 결과 소아의 음성 상태를 평가하기에 타당한 도구임을 검증받았다. PVRQOL 관련 국내 연구는 거의 이루어지지 않았으나 국외의 경우에 Merati 등(2008)이 정상아동, 성대마비, 성대결절, 기이성 성대장애(Paradoxical Vocal Fold Disorder, PVFD)를 대상으로 PVRQOL을 실시하여 이들의 음성관련 삶의 질 정도를 파악하였으며, 이 연구는 아동을 대상으로 한 PVRQOL 표준자료의 초기 보고라는 점에서 의의가 있다.

4. 맺음말

지금까지 음성에 어려움이 있는 대상자를 위한 음성장애지수 및 삶의 질을 측정하기 위한 다양한 설문 평가도구를 살펴보았다. 사실 환자의 입장에서 자신의 음성을 평가할 때 개개인의 상황, 예컨대 직업, 사회 활동 등에 따라 음성 문제의 정도를 인식하는 수준이 상당히 다를 수 있다. 또한 최근 들어 환자 자신이 주관적으로 느끼는 자신의 음성 문제의 정도를 파악한 후 이를 치료 계획에 반영하고자 하는 노력이 증가하는 추세에 따라 다양한 설문지를 적용하여 좀 더 환자의 입장에서 환자의 음성 상태를 살펴보고자 하는 노력이 증가하고 있다. 이 장에서 소개한 설문지뿐만 아니라 그 외의 다양한 설문지를 적극 적용하여 환자의 음성 개선에 도움이 되길 바란다.

참고문헌

김재옥, 임성은, 박선영, 최성희, 최재남, 최홍식(2007). 한국어판 음성장애지수와 음성관련 삶의 질의 타당도 및 신뢰도 연구. 음성과학, 14(3), 111-125.

송경화(2013). 유아의 음성문제와 음성관련 행동특성에 대한 부모 및 담임교사의 인식. 강남대학교 대학원 석사학위논문.

이소희(2010). 음성과 관련된 청각장애 학생의 삶의 질에 관한 연구. 대구대학교 대학원 석사학위논문.

유재연, 황영진, 한지연, 이옥분(2014). 음성과 음성치료. 서울: 시그마프레스.

윤영선(2007). 한국어판 음성장애지수(Korean-Voice Handicap Index): 번안본 검증 및 새 지수 개발. 연세대학교 대학원 박사학위논문.

Boseley, M. E., Cunningham, M, J., Volk, M. S., & Hartnick, C. J. (2006) Validation of the pediatric voice-related quality of life survey. *Archives of Otolaryngology-Head & Neck Surgery, 132*(7), 717-720

Jacobson, B. H., Johnson, A., Grywalski, C., Silbergleit, A., Jacobson, G., & Benninger, M. S. (1997). The Voice Handicap Index(VHI): development and validation. *Am J Speech Lang Pathol*, 66-70.

Lee, A. R., & Sim, H. S. (2013). The Korean Version of the Singing Voice Handicap Index, *Commun Science & Disorder, 18*(2), 194-202.

Rosen, C. A., Lee, A. S., Osborne, J., Zullo, T., & Murry, T. (2004). Development and validation of the Voice Handicap Index-10. *Laryngoscope, 114*(9), 1549-56.

Zur, K. B., Cotton, S., Kelchner L., Baker, S., Weinrich B., Lee, L. (2007). Pediatric Voice Handicap Index (pVHI): A new tool for evaluating pediatric dysphonia. *International Journal of Pediatric Otorhinolaryngology, 71*(1), 77-82.

16

Videofluoroscopic Swallow Study (VFSS)의 실시 및 해석

이현정

대림대학교 언어재활과

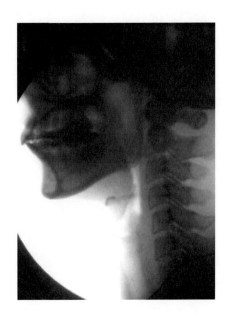

1. 서론

비디오투시조영검사(Videofluoroscopic Swallow Study, VFSS)는 1895년 Wilhelm Roentgen이 역동적 fluoroscopic image를 선보인 이후로 여러 단계를 거쳐 개발된 방법이다. 엑스레이를 이용하여 투시되는 영상을 기록하는 방법이며, cookie swallow 또는 modified barium swallow(MBS)라고도 불린다. 비디오투시조영검사는 삼킴의 구강준비 단계, 구강 단계, 인두 단계 그리고 식도 단계에서 구조와 생리를 파악하기 위해 실시되며, 현재까지 삼킴장애의 확인 및 평가에서 gold standard로 불리고 있다.

비디오투시조영검사는 음식덩이의 통과시간, 관련 기관의 운동성(motility), 흡인된 양 및 원인 파악 등에 유용하다. 또한 방사선을 이용함에도 불구하고 다음과 같은 몇 가지 장점이 있다.

- 비교적 적은 양의 방사선 노출로 검사가 가능하다.
- 비디오 녹화장치를 fluoroscopy에 장착하기 쉽다.
- 검사 시 음성의 동시 녹음이 가능하다.
- 비디오테이프 및 DVD에 녹화하여 재생장치가 있는 곳이면 어디서든 검사 직후 바로 재생하여 볼 수 있다.
- video counter timer를 통해 속도 조절이나 frame by frame 분석이 가능하다.
- 흡인의 여부 및 정도, 잔여물 정도 등을 포함하여 삼킴의 전 과정을 실시간으로 확인할 수 있다.

2. 평가

비디오투시조영검사는 흡인이 의심되거나 주로 인두 단계에서 삼킴 문제가 두드러진다고 생각되는 경우에 의뢰된다. 이때 필요한 장비 및 절차는 다음과 같다.

1) 장비

- fluoroscopy machine
- 조영제(barium, 바륨)가 포함된 검사식
  (일회용기 및 식기, syringe 포함)

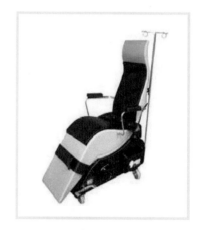

그림 16-1 VESS chair
(www.vesschairs.com)

- 녹화장비(비디오 또는 DVD recorder, 저장매체[테이프, dvd 등], microphone 등)
- 검사용 의자(가능한 경우 VESS chair)
- thyroid collar, apron

2) 절차

VFSS는 대개는 환자를 몸을 바로 세운 채 앉은 자세로 검사를 진행한다. 환자에게는 바륨이 섞인 다양한 농도와 양의 검사식을 제공한 뒤, 각 단계에서의 구조들 각각의 기능이나 협응 정도, 기관 내 음식물의 잔여 정도(residue), 흡인 여부(penetration/aspiration) 등을 평가한다. 평가 시에는 방사선 노출의 양을 최소화하기 위하여 환자는 적어도 총 10분 이내에 검사를 마치고 이때 방사선 노출은 5분 이내가 되도록 하며, 검사자는 납 성분의 thyroid collar, apron, glove 등을 착용하도록 한다. 정기적으로 검사를 진행하는 경우에는 TLD(Thermo Luminescent Dosimeter, 열형광선량계)로 방사선 노출의 양을 점검하도록 한다.

일반적으로 측면 영상(lateral view)에서 시작하여 필요에 따라 앞-뒤 영상(anterior posterior view, A-P view)을 본다([그림 16-2] 참조). 측면 영상을 보기 위해서는 fluoroscopy tube와 테이블 사이에 환자를 위치시킨 상태에서 검사를 진행한다(C-arm의 경우 C자 모양의 image amplifier와 detector device 사이에 환자를 위치시킨다). 측면 영상에서는 환자의 입술(앞), 인두벽(pharyngeal wall)(뒤), 경구개(hard palate)(위), 후두(larynx)와 상부식도(upper esophagus)(아래)가 포함되도록 영상을 설정한다. 이를 통해 구강 및 인두 단계에서의 입술, 하악, 인두, 후두, 상부식도의 움직임을 파악할 수 있으며, 음식덩이의 이동 경로나 속도, 구강 및 인두내의 잔여물과 침습 및 흡인의 양과 양상을 평가할 수 있다.

앞-뒤 영상의 평가 시에는 환자가 테이블을 등지고 fluoroscopy tube를 바라보도록 위치를 변경시킨다. 이때에는 영상 안에 최소한 좌우로 구강과 경구개(위), 그리고 성대(아래)가 포함되도록 한다. 앞-뒤 영상에서는 구강이나 인두강에서 residue가 남는 위치(valleculae, pyriform sinuses)와 정도(양)의 대칭성을 파악한다. 구강과 인두에서는 대칭으로 구조가 형성되어 있지만 위장은 왼쪽으로 치우쳐 있기 때문에 음식덩이가 식도를 따라 왼쪽으로 휘어져 내려가는 것이 정상이다.

앞-뒤 영상에서는 환자가 음식물을 삼키거나 혹은 짧게 '아, 아, 아' 소리를 내게 하여서 삼킴이나 발성 시 성대의 움직임을 평가할 수 있다. 이때에 이상동에 잔여물이 있는지, 대칭적인지 여부를 확인한다.

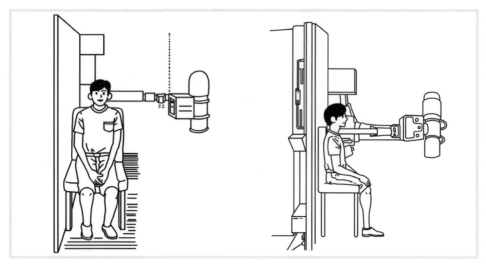

(a) 측면촬영검사를 할 때의 자세   (b) 앞-뒷면촬영검사를 할 때의 자세

그림 16-2 촬영 자세에 따른 검사방법

3) 평가 내용

VFSS는 대부분 측면 영상을 통해서 음식덩이의 이동과 흡인 여부를 평가하게 되는데, 삼킴의 단계에 따라 중점을 두어 평가하는 내용은 다음과 같다.

구강준비 단계(oral preparatory stage)와 구강 단계(oral stage)에서는 입술 다물기(lip sealing), 혀의 전후상하 움직임, 하악(mandible)의 움직임, 음식덩이(bolus) 조절, 음식덩이 이동(bolus transit), 구강 내 잔여물(residue), 구강 내 이동시간(oral transit time) 등을 평가한다.

인두 단계(pharyngeal stage)에서는 인두통과시간(pharyngeal transit time), 침습/흡인(penetration/aspiration) 여부, 흡인의 원인 및 시기와 양, 삼킴 반응의 즉각성 여부, 후두덮개계곡(valleculae)의 잔여물 정도, 이상동(pyriform sinuses)의 잔여물 정도, 설골(hyoid bone) 및 후두(larynx)의 상승(elevation) 범위 등을 평가한다.

이때 구강통과시간(oral transit time)은 음식덩이가 저작되고 조절된 후에 자발적으로 삼키기 위해 혀가 움직이기 시작하는 순간(혀를 올려 음식물을 뒤쪽으로 보내 삼키고자 하는 반응이 나타나는 순간)부터 음식덩이의 머리 부분이 혀의 기저부(tongue base)와 아래턱의 아래 경계(lower edge, ramus of mandible)가 교차하는 지점에 닿는 순간까지를 측정하며 대략 1~1.5초 미만을 정상으로 간주한다(Logemann, 1998).

또한 인두통과시간(pharyngeal transit time)은 인두 삼킴이 유발된 순간부터 음식덩이가 식도를 향해 내려가 반지인두이음부(cricopharyngeal juncture)를 통과하는 순간까지 걸리는 시간으로 정의되며, 보통 1초 미만이 정상이다(Logemann, 1998).

침습/흡인은 음식물의 위치에 따라 판별된다.

침습(penetration)은 음식물이 기도로 흘러 들어가지만 성대를 통과하지 않은 상태로 성대 윗부분까지 들어간 경우 supralaryngeal penetration, vocal cords까지 닿아 있는 상태는 laryngeal penetration으로 분류한다.

흡인(aspiration)은 음식물이 기도로 흘러 들어간 뒤 성대를 통과하여 기관으로 들어간 경우를 의미한다. 삼킴과정 중 인두에서의 삼킴 반응 시기를 기준으로 흡인이 일어난 시기에 따라 삼킴 전 (before) 흡인, 삼킴 중(during) 흡인, 삼킴 후(after) 흡인으로 분류한다.

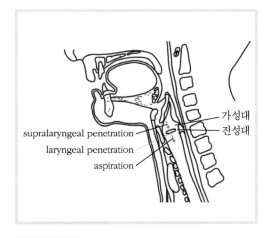

그림 16-3 음식물의 위치에 따른 침습과 흡인의 구분

침습과 흡인은 대개 Rosenbek 등(1996)이 제시한 penetration/aspiration scale(PAS)로 평가한다 (〈표 16-1〉 참조). PAS는 음식물의 기도 침범 여부와 기침 등의 침습/흡인 증후에 따라 분류된다.

표 16-1 침습-흡인 척도(Penetration/Aspiration Scale: PAS)

척도	내용
1	음식물이 기도로 들어가지 않았음
2	음식물이 기도로 들어갔지만 성대 위에 위치하며 기도 밖으로 배출이 가능함
3	음식물이 기도로 들어가서 성대 위에 위치하였지만 기도 밖으로 배출하지 못함
4	음식물이 기도로 들어가서 성대에 닿았지만 기도 밖으로 배출이 가능함
5	음식물이 기도로 들어가서 성대에 닿았지만 기도 밖으로 배출하지 못함
6	음식물이 기도로 들어가서 성대를 통과하여 아래로 내려갔지만 후두나 기도 밖으로 배출이 가능함
7	음식물이 기도로 들어가서 성대를 통과하여 아래로 내려갔지만 노력에도 불구하고 기도 밖으로 배출하지 못함
8	음식물이 기도로 들어가서 성대를 통과하여 아래로 내려갔지만 배출하려는 어떠한 노력도 나타나지 않음

PAS에서 1은 정상 삼킴을 의미하며, 2~5는 침습 그리고 6~8은 흡인을 의미한다.
* 2: symptomatic supralaryngeal penetration 증상적 상후두 침습
  3: silent supralaryngeal penetration 무증상 상후두 침습
  4: symptomatic laryngeal penetration 증상적 후두 침습
  5: silent laryngeal penetration 무증상 후두 침습
  6: symptomatic aspiration 증상적 흡인
  7: symptomatic aspiration(weak cough) 증상적 흡인(약한 기침)
  8: silent aspiration 무증상 흡인

방사선이 투과된 구강-인두의 구조는 [그림 16-4]와 같다. 검사 시작 전 방사선 투시 영상에서 환자의 삼킴과 관련된 구강-인두-후두의 기본적인 위치와 형태를 파악하는 것이 필요하다.

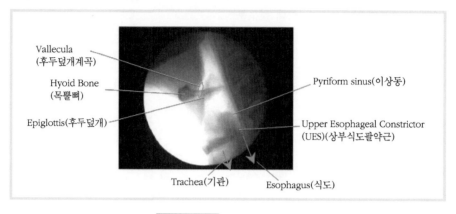

그림 16-4 | 방사선 투시 영상

4) 검사식

검사에 사용되는 검사식에는 조영제(barium)가 포함되는데, 검사식의 농도와 양은 필요에 따라 조정·보완한다. 기본적으로 묽은 액체(thin liquid), 진한 액체(thick liquid) 또는 반고형식(semisolid or soft solid), 고형식(solid)의 세 가지 종류의 농도를 삼키게 한다. 검사 시에 대개는 각 농도별로 1～10ml 사이의 정해진 양의 검사식을 제공하며, 각각에서 해당 농도와 양을 안전하게(침습 및 흡인 없이) 삼킬 수 있는지 판별한다. 외국에서 사용되는 음식의 농도는 한국 음식의 농도와는 다소 다른데, 한국 실정에 맞게 수정한 검사 프로토콜 예는〈표 16-2〉와 같다.

검사식의 제공 시, 농도가 높은 음식은 잔여물(residue)이 남을 가능성이 높아지지만, 비교적 삼키기가 쉽고 반대로 농도가 낮은 음식(예: thin liquid)은 흡인(aspiration)의 위험이 높아지지만 기도를 막을 위험성은 상대적으로 적다. 그리고 삼킴의 기능을 평가하는 데에 가장 효과적이기 때문에 삼킴검사는 소량의 묽은 액체(thin liquid)부터 시작하고 점차 농도를 높여 가며 흡인이 나타날 때까지 진행한다. 묽은 액체는 바늘이 없는 빈 주사기로 양을 측정하여 제공하며 대상자의 입술 사이에 주사기를 위치시키고 구강으로 부드럽게 밀어 넣도록 하며 급하게 쏘는 형태로 짜 넣지 않도록 주의한다. 각 검사식은 삼키라는 지시가 있을 때 까지 입 안에 담고 있도록 하며 환자가 구두 지시를 따르지 못할 때에는 제스처를 통해서 의사소통하도록 한다. 그 외의 농도에서는 숟가락으로 검사식을 떠서 입 안에 넣어 주도록 한다. 특정 농도의 음식에서 제공된 음식덩이의 약 10% 이상이 흡인되면 그 농도의 음식은 구강 섭취를 제한하도록 한다.

표 16-2 비디오투시조영검사 프로토콜 예

농도	제공 양	예
thin liquid(묽은 액체)	3cc, 6cc, 9cc, 컵으로 마시기	물, 맑은 주스 등
thick liquid(진한 액체)	3cc, 6cc, 9cc, 9+9cc (연속 두 숟가락)	액체 바륨, 요플레, 토마토 주스 등
semi-solid(반고형식)	1/2숟가락, 1숟가락	죽
solid(고형식)	1/2숟가락, 1숟가락	밥 또는 과자와 같이 씹기를 요하는 음식
mixed(혼합) – 쿠키+thin liquid	1숟가락	국물과 씹는 건더기가 함께 있는 음식 (실생활에서는 물로 약을 삼키는 것도 혼합 농도에 포함됨)

* 국외: thin liquid, puree, nectar, honey, pudding 등 사용
* 보통 식당에서 사용하는 성인용 숟가락에 가득 담아 편평하게 깎은 정도가 약 10cc가 된다.

검사 도중 환자가 흡인을 보이는 경우에는 그 양과 양상에 따라 해당 농도에서의 검사를 중지하고 다음의 여러 가지 조치를 취한다. ① 농도를 변경하거나(thicker consistency), ② 같은 농도에서 자세 변경(postural modification)을 시도하여 안전한 방법을 찾는다. 검사 중 흡인된 양이 많아 의료적 후속 조치가 필요한 경우에는 담당 의료진에게 알리고 suction 및 지속적인 모니터링이 이루어지도록 한다.

일차적으로 환자가 흡인을 보이는 경우 외에도 호흡 상태가 악화되거나 맥박산소측정기상에서 산소포화도(O_2Sat)가 90% 이하로 저하될 때, 그리고 장시간 검사에 반응하지 않거나 삼킴 반응이 나타나지 않을 때 등 더 이상의 검사의 진행이 어려운 상황에서 검사를 시행하는 사람의 전문적 판단에 의해 검사를 중단하도록 한다.

5) 평가 결과의 해석

다음에서는 검사식 제공 시 환자의 반응에 따른 임상적 판단의 예를 제시하였다(○표시는 안전하게 삼킨 경우, \는 삼킴에 실패한 경우(흡인)를 의미한다).

묽은 액체(thin liquid)는 제공하지 않는다. 이때 진한 액체(thick liquid)를 제공하여 점도증강제(thickener)를 사용하여 섭취할 수 있는지, 혹은 진한 액체 농도의 액체를 섭취할 수 있는지 확인한다. 진한 액체에서는 6cc까지 섭취 가능하였으나 9cc에서는 흡인을 나타내었으므로 역시 해당 농도에서의 검사를 중

예시 ①
• thin liquid: ③, 6, 9cc, cup
• thick liquid: ③, ⑥, 9, 9+9cc,
• semi-solid: 1/2 spoon, 1spoon
• solid: 1/2 spoon, 1spoon
• mixed: 1spoon

단한다. 현재 1/2숟가락(약 5~6cc)가량의 진한 액체 섭취가 가능한 것으로 나타났으므로 반고형식 (semi-solid)과 고형식(solid)을 1/2숟가락까지 검사하였고 묽은 액체에서 6cc는 실패하였으므로 mixed consistency는 검사하지 않았다.

이러한 경우 묽은 액체는 제한하거나 점도증강제(thickener)를 첨가하여 진한 액체 농도로 수분을 섭취할 수 있다. 이때 한 입(bite)당 6cc(약 1/2숟가락)가량 제공 가능하다. 식사는 죽(semi-solid) 또는 밥 (solid)으로 반 숟가락씩 제공 가능하며 mixed consistency는 제한하도록 한다. 그러므로 국이나 물김치의 경우 건더기와 국물은 반드시 따로 섭취하도록 하며(밥과 국물도 반드시 따로 섭취하도록 함) 국물의 섭취 시에는 묽은 액체에 준하여 제한하거나 점도증강제를 첨가하여 반 숟가락씩 섭취하도록 한다.

예시 ②

- thin liquid: ③, ⑥, 9cc, cup
- thick liquid: ③, ⑥, ⑨, 9+9cc,
- semi-solid: 1/2 spoon, 1spoon
- solid: 1/2 spoon, 1spoon
- mixed: 1spoon

모든 농도의 음식을 섭취 가능하다. 그러나 묽은 액체의 cup drinking을 실패하였으므로 한 번에 많은 양의 묽은 액체를 섭취하는 것은 제한하도록 한다. 모든 농도의 음식을 1숟가락 분량으로 제공하는 것을 권한다.

예시 ③

- thin liquid: 3, 6, 9cc, cup
- thick liquid: ③, 6, 9, 9+9cc,
- semi-solid: 1/2 spoon, 1spoon
- solid: 1/2 spoon, 1spoon
- mixed: 1spoon

3cc의 묽은 액체에서 흡인을 나타내서 순수한 액체의 구강 섭취가 어려운 것으로 나타났다. 이어 실시한 3cc의 진한 액체에서는 안전한 삼킴을 나타냈으나 6cc에서 또다시 흡인을 나타내어 검사를 중단하였다. 이 경우 점도증강제를 첨가한다고 하더라도 반 숟가락도 되지 않는 양으로(약 1/3숟가락) 수분 섭취를 해야 하므로 죽이나 밥 등의 농도가 더 높은 음식을 제공하는 것은 의미가 없다고 판단하였으며, 수분 또한 구강으로 섭취하기에는 무리가 있다고 판단하였다. 이에 구강 식이는 제한할 것을 권하며, 1/3숟가락 이하의 진한 액체(예: 요플레)를 활용한 삼킴훈련은 가능할 것으로 사료된다.

VFSS상에서 관찰되는 증상들과 그에 따른 원인을 정리해 보면 〈표 16-3〉과 같다.

표 16-3 검사 시 문제점 및 원인

문제점	원인
음식덩이를 입에 물고 있지 못하고 바로 흘리거나 씹는 도중 밖으로 흘러내리는 경우	입술 기능의 저하로 입술을 꼭 다물거나 유지하는 기능 감소, 혀의 협응 능력 감소
음식덩이의 형성(bolus formation)이 어려운 경우	혀의 운동 기능과 협응 능력 감소
음식이 전/외측 고랑에 끼는 경우	입술/볼 근육의 근긴장도 감소, 근력 감소
음식덩이가 입 안에 넓게 퍼지는 경우, 입 안에서 비정상적인 위치에 음식이 놓인 경우	혀의 조절 및 협응 감소, 혀 밀어내기 반응, 구강감각 저하
음식물이 혀의 중간선에 남거나 고랑 안에 떨어지는 경우(씹기의 어려움)	혀 좌우 운동성 저하(음식물을 옆으로 보내지 못함)
입 안에서 삼킴 반응의 시작이 지연되는 경우	삼킴 실행증, 음식을 인식하는 입 안 감각기능 저하
삼키기 위한 혀의 미세한 움직임은 여러 차례 관찰되지만 음식덩이의 움직임은 없는 경우	혀의 운동장애(예: 파킨슨씨병)
삼키려고 할 때 혀를 앞으로 내밀거나 입 밖으로 음식이 밀려나오는 경우	혀 밀어내기 반사
구강, 혀 위와 단단한 입천장에 음식 잔여물이 남는 경우	혀의 모양 형성과 협응 능력 감소, 혀의 운동 기능과 근력 감소
씹는 동안의 비정상적인 하악의 움직임을 보이는 경우	하악의 측면으로의 움직임 이상
구강통과시간이 1초 이상으로 늦는 경우	주로 혀의 기능과 관계되는 구강 단계에서의 운동성 문제
음식덩이를 조절하지 못하여 준비되지 않은 상태에서 인두로 넘어가는 미성숙 유출이 발생하는 경우(premature spillage)	혀 조절 기능 감소, 혀와 연구개 밀폐 기능 감소, 삼킴 반사 지연
응집력 있는 음식덩이를 조금씩 나누어서 삼키는 경우	삼킬 때 흡인에 대한 두려움
음식물이 입에 붙음. 먹는 속도가 느리고 단단한 음식에서 더 심한 경우(구강통과시간이 느림)	혀의 상승 감소, 혀의 앞쪽에서 뒤쪽으로의 움직임 저하
삼킴 전 기침 또는 막힘. 음식물이 입에 붙는 경우	음식덩이를 물고 있는 혀의 협응 기능 감소
음식물이 혀의 기저부, 목의 윗부분에 붙어 있는 경우	인두삼킴의 지연(목뿔뼈와 방패연골의 상승 지연)
삼킬 때 코로 역류되는 경우(nasal regurgitation)	연구개의 상승이 늦거나 그 정도가 충분하지 않음(구개인두의 폐쇄 기능 저하)
깨끗하게 음식이 삼켜지지 않고 인두벽에 조영제를 포함한 잔여물이 코팅(pharyngeal wall coating)되거나 남은 물질의 밀도가 높은 경우	잔여물이 남은 쪽의 인두벽 약화, 인두 수축(pharyngeal constriction) 감소, 인두연동작용(pharyngeal peristalsis) 저하. 인두 전체에 많은 잔여물이 남았다면 전반적으로 인두의 압력생성 기능 감소
양쪽의 이상동에 많은 잔여물이 남는 경우	후두의 앞쪽 운동 감소, 인두 수축력의 감소, 혀 기저부의 수축력 감소, 반지인두근의 기능장애(cricopharyngeal dysfunction), 식도 입구 부분의 협착, 한쪽의 이상동에 잔여물이 있다면 한쪽 인두 기능 감소

삼킴 후 후두계곡에 잔여물이 남는 경우	혀 기저부의 뒤쪽으로의 움직임 감소
인두벽 함몰 부위에 잔여물이 남는 경우	인두에 흉터나 인두주머니가 생김
기도에 잔여물이 남는 경우	후두의 상승과 앞쪽으로의 움직임 감소
삼킴 후 후두침습과 흡인이 나타나는 경우	기도 입구의 폐쇄 기능 감소
삼킴 도중 흡인이 나타나는 경우	후두 폐쇄 기능 감소
식도에서 인두로 역류되는 경우	하부식도괄약근의 이완장애, 종양, 협착 등 식도의 이상
식도로 들어간 음식이 기관으로 역류되는 경우	기관과 식도 사이 벽에 구멍(fistula)이 생김
젠커의 곁주머니에 남는 경우	반지인두근이나 상부식도괄약근 부근에 구멍이 생김
인두와 이상동에 대부분의 음식이 남아 있는 경우	반지인두근이나 상부식도괄약근의 이완 기능에 문제가 있음.

출처: Logemann(1998); 송영진 외(2007)에서 발췌.

비디오투시조영검사는 실시간으로 진행되는 과정이기에 지면에서 증상을 설명하기에는 다소 어려움이 있다. 그럼에도 실제로 관찰되는 몇몇 증상을 살펴보면 다음과 같다.

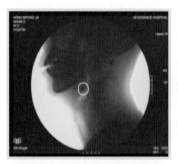

그림 16-5 후두덮개계곡의 잔여물(valleular residue)

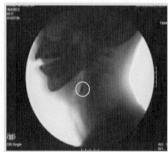

그림 16-6 이상동 잔여물 (pyriform sinus residue)

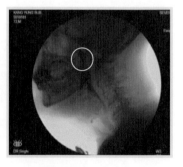

그림 16-7 비강 역류 (nasal regurgitation)

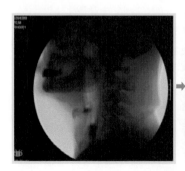
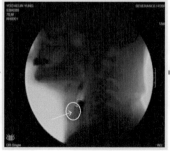
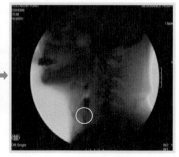

그림 16-8 이상동 잔여물의 넘침(넘친 후 흡인)

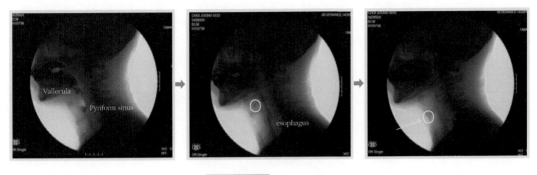

그림 16-9 삼킴 중 흡인

이상의 평가과정을 통하여 최종적으로 환자의 식사방법과 치료 여부를 결정하도록 한다. 식사방법 은 구강 섭취가 가능한지 여부와 구강식이 시 제공될 음식의 농도와 한 번에 섭취 가능한 양(bolus size), 그리고 식사 시에 적절한 자세를 포함한다. 치료가 필요한 경우에는 어떠한 치료를 어떠한 근거 로 어느 기간 동안에 실시할 것인지를 고려하도록 한다.

삼킴장애의 중증도를 나타내기 위하여 국내외 연구자들은 몇 가지 척도를 제시하였다. 다음에서 각 척도별로 내용을 간단히 살펴보았다.

(1) 임상삼킴척도-수정본(Clinical Dysphagia Scale-revised, CDS; Chun et al., 2011)

임상삼킴척도는 뇌졸중 환자의 삼킴장애 선별을 목적으로 1998년에 개발(Han et al., 2001)되어, 흡인 의 위험을 높이는 임상적 여러 변인과 비디오투시조영검사상 흡인 여부와의 관련성을 살펴 삼킴장애의 중증도를 파악하도록 100점 만점으로 만든 척도이며, 2011년에 수정·보완되었다(Chun et al., 2011).

항목	기준	점수
location(병변)	non-stem lesion(뇌간 외 병변)	0
	stem lesion(뇌간 병변)	5
	non-stroke etiology(뇌졸중 외 병인)	5
T-cannula(기관절개관)	no(없음)	0
	yes(있음)	25
aspiration(흡인)	no(없음)	0
	yes(있음)	10
	have not tried oral feeding (구강식이가 시도되지 않음)	10

lip sealing(입술 폐쇄)	intact(충분)	0
	inadequate(불충분)	2
	none(안 됨)	4
chewing and mastication(씹기)	intact(충분)	0
	inadequate(불충분)	4
	none(안 됨)	8
tongue protrusion(혀 내밀기)	intact(충분)	0
	inadequate(불충분)	4
	none(안 됨)	8
laryngeal elevation(후두 상승)	intact(충분)	0
	inadequate(불충분)	5
	none(안됨)	10
reflex coughing(기침 반사)	no(없음)	0
	yes(있음)	30
total(전체)		100

(2) 기능적 연하곤란 척도(Functional Dysphagia Scale, FDS; Han et al., 2001)

기능적 연하곤란 척도는 비디오투시조영검사 과정에서 관찰되는 구강 및 인두단계의 기능과 흡인 여부, 잔여물 등의 여러 가지 척도를 점수화하였으며, 항목별로 흡인 여부와의 관련성에 따라 가중치를 부여하여 100점 만점으로 삼킴장애 중증도를 산정할 수 있도록 한 척도이다.

항목	기준	점수
lip closure(입술의 폐쇄)	intact(충분)	0
	inadequate(불충분)	5
	none(안 됨)	10
bolus formation(음식덩이 형성)	intact(충분)	0
	inadequate(불충분)	3
	none(안 됨)	6

residue in oral cavity(구강 잔여물)	none(없음)	0
	≦10%	2
	10~50%	4
	≧50%	6
oral transit time(구강통과시간)	≦1.5sec	0
	>1.5sec	6
triggering of pharyngeal swallow (인두 삼킴 자극)	normal(정상)	0
	delayed(지연)	10
laryngeal elevation and epiglottic closure (후두상승과 후두덮개의 닫힘)	normal(정상)	0
	reduced(감소)	12
nasal penetration(비강 침습)	none(없음)	0
	≦10%	4
	10~50%	8
	≧50%	12
residue in pyriform sinuses (이상동의 잔여물)	none(없음)	0
	≦10%	4
	10~50%	8
	≧50%	12
coating of pharyngeal wall after swallow (삼킴 후 인두벽의 코팅)	no(없음)	0
	yes(있음)	10
pharyngeal transit time(인두통과시간)	≦1.0sec	0
	>1.0 sec	4
total(총점)		100

(3) 새로운 비디오투시조영검사 척도(new videofluoroscopic swallowing study(VFSS) scale, NEW VFSS; 정세희 외, 2005)

새로운 비디오투시조영검사 척도는 CDS와 FDS에 비하여 더 많은 항목으로 점수화하여 민감도를 높인 척도로, 비디오투시조영검사에서의 기능적인 부분에 더 초점을 맞추어 흡인 여부와의 관련 정도에 가중치를 부여한 척도이다.

항목	기준	점수
lip closure(입술의 폐쇄)	intact(충분)	0
	inadequate(불충분)	2
	none(안 됨)	4
bolus formation(음식덩이 형성)	intact(충분)	0
	inadequate(불충분)	3
	none(안 됨)	6
mastication(씹기)	intact(충분)	0
	inadequate(불충분)	4
	none(안 됨)	8
apraxia(실행증)	none(없음)	0
	mild(경도)	1.5
	moderate(중도)	3
	severe(심도)	4.5
tongue to palate contact(입천장에 혀 접촉)	intact(충분)	0
	inadequate(불충분)	5
	none(안 됨)	10
premature bolus loss (음식덩이 미성숙 유출)	none(안 됨)	0
	≤10%	1.5
	10~15%	3
	≧50%	4.5
oral transit time(구강통과시간)	≤1.0sec	0
	≧1.0sec	3
residue in the valleulae (후두덮개계곡의 잔여물)	none(없음)	0
	≤10%	2
	10~50%	4
	≧50%	6
reduced laryngeal elevation and epiglottic closure(후두 상승 및 후두덮개계곡 폐쇄의 감소)	no(없음)	0
	yes(있음)	9

	none(없음)	0
residue in pyriform sinuses (이상동의 잔여물)	≦10%	4.5
	10~50%	9
	≧50%	13.5
coating of pharyngeal wall after swallow (삼킴 후 인두벽의 코팅)	no(없음)	0
	yes(있음)	9
pharyngeal delay time(인두지연시간)	≦0.5sec	0
	≧0.5sec	3
pharyngeal transit time(인두통과시간)	≦1.0sec	0
	≧1.0sec	6
aspiration(흡인)	none(없음)	0
	supraglottic penetration(상후두 침습)	6
	subglottic aspiration(하후두 흡인)	12
total(총점)		100

(4) 삼킴기능점수(Swallow Function Scoring System, SFSS; Freed et al., 2001)

삼킴기능점수는 흡인 없이 안전하게 삼킬 수 있는 액체의 형태에 따라서 점수를 획득한다. 각 식이를 10회 실시하여 2회 이상 흡인이 없으면 성공한 것으로 간주한다.

삼킴기능점수	안전하게 삼킨 농도	식이 적용	손상 수준
0	안전하지 못함(침도 흡인이 있음)	액체나 고형 모두 안전하지 못함	심도(profound)
1	침은 가능	액체나 고형 모두 안전하지 못함 (PEG 추천)	심도(profound)
2	푸딩, 얼음슬러시	-	중도(substantial)
3	꿀 정도의 농도(점도증강제를 섞은 액체나 여러 가지 같은 농도의 액체)	-	중등도(moderate)
4	넥타 수준의 농도(퓨레, 복숭아, 배 같은 과일주스)	-	경도(mild)
5	묽은 액체(오렌지 주스, 탄산음료 등)	커피, 차 같은 묽은 액체나 물은 안 됨	최경도(minimal)
6	물	모든 액체가 안전함	정상(normal)

(5) 기능적 구강섭취 척도(Functional Oral Intake Scale, FOIS; Crary et al., 2005)

Crary 등(2005)이 개발한 뇌졸중 환자의 구강섭취기능 척도로 '입으로 전혀 먹을 수 없다'에서 '제한 없이 모든 음식을 구강 섭취할 수 있다.' 까지 7등급으로 나누었다.

● **경관식이의 경우(Tube dependent)**

Level 1. 입으로 음식물을 전혀 먹을 수 없다.

Level 2. 경관식이 중이며, 최소한의 구강섭취 또는 비일관적인 구강섭취가 가능하다.

Level 3. 지속적으로 구강식이를 제공하되 경관식이로 보충한다.

● **구강식이의 경우(Total oral intake)**

Level 4. 한 가지 농도로 전적으로 구강식이 중이다.

Level 5. 특수하게 준비된 다양한 농도의 음식으로 구강식이 중이다.

Level 6. 특별한 준비 없이 구강식이가 가능하지만 특정 음식이나 액체류는 피해야 한다.

Level 7. 제한 없이 모든 음식을 구강 섭취할 수 있다.

---

(6) Parramatta hospitals dysphagia assessment form: the Royal Adelaide Prognostic Index for Dysphagia Stroke, RAPIDS; Broadley et al., 2005)

이 척도는 뇌졸중 환자의 삼킴장애를 예측하기 위해 개발된 것으로 최소 20점부터 100점까지 삼킴 기능을 점수화하였다. 80점 이상 득점하는 경우에는 정상적인 삼킴 기능을 보일 가능성이 높고, 흡인 위험성은 낮은 것으로 간주된다.

Patient Details   Date of Assessment _____

First Name _____   UR number _____

Surname _____   DOB _____

Alertness	⊙ 2 No response to speech	⊙ 5 difficult to rouse	⊙ 8 drowsy but attends	⊙ 10 alert	
Respiration	⊙ 2 Trach tube/ freq suction	⊙ 4 basal creps/ chest physio	⊙ 6 fine creps/ immobile	⊙ 8 occasional secretions	⊙ 10 chest clear
Comprehension	⊙ 1 no/minimal response	⊙ 2 follows conversation	⊙ 3 single commands	⊙ 4 functional	⊙ 5 normal
Expression	⊙ 1 none/minimal sounds	⊙ 2 few words/ unintelligible	⊙ 3 sentences/inappropriate	⊙ 4 dysarthria	⊙ 5 normal
Motor — Lip	⊙ 1 no movement	⊙ 2 very asym/ poor lip seal	⊙ 3 sig asym/ impaired	⊙ 4 slight asym/ occ leakage	⊙ 5 normal
Motor — Tongue	⊙ 2 No movement	⊙ 4 very restricted ROM	⊙ 6 moderate impairment	⊙ 8 mild impairment	⊙ 10 normal
Motor — Palate	⊙ 1 no movement	⊙ 2 severe asymmetry	⊙ 3 moderate asymmetry	⊙ 4 mild asymmetry	⊙ 5 normal
Gag reflex	⊙ 1 unable to assess	⊙ 2 absent gag unilaterally	⊙ 3 reduced gag	⊙ 4 asymmetric gag	⊙ 5 gag present
Phonation	⊙ 1 no/minimal sounds	⊙ 2 gurgly	⊙ 3 breathy	⊙ 4 mild hoarseness	⊙ 5 normal
Cough	⊙ 2 no cough	⊙ 4 weak reflex cough	⊙ 6 weak voluntary cough	⊙ 8 frequent coughing	⊙ 10 normal
Preparation	⊙ 1 no/minimal preparation	⊙ 2 minimal chew	⊙ 3 forms bolus fatigues	⊙ 4 some residue	⊙ 5 normal
Oral	⊙ 2 no movement	⊙ 4 severely disorganized	⊙ 6 delayed transit ($>$5s)	⊙ 8 slow transit (1-5s)	⊙ 10 normal
Pharynx	⊙ 2 no movement	⊙ 4 severe delay($>$5s)	⊙ 6 moderate delay	⊙ 8 mild delay (1-2s)	⊙ 10 normal
Tolerance	⊙ 1 no tolerance	⊙ 2 supervised puree +/- NET	⊙ 3 puree +/- NET and fluids	⊙ 4 soft food and fluids	⊙ 5 all consistency

total: _____

(7) American Speech Hearing Association, ASHA NOMS

미국언어청각학회에서 발표한 척도인 ASHA NOMS는 환자의 식이 형태 및 식사 가능 범위 등에 따라 Ⅰ~Ⅶ 단계로 구성된 것으로, 침입-흡인 척도와는 달리 'Ⅰ 단계'가 가장 심한 상태이고, 'Ⅶ 단계'는 가장 경한 상태를 의미한다.

단계	내용
Ⅰ	입으로 어떤 음식도 안전하게 삼킬 수 없다. 모든 영양과 수분은 비구강 수단(경관식이)을 통해서 공급받는다(예: NG tube, PEG)
Ⅱ	영양이나 수분 공급을 위해서는 입으로 안전하게 삼킬 수 있는 상태는 아니지만 어떤 농도에 대해서는 치료 시에만 최대한의 단서 지시를 받아 섭취할 수 있다. 대안적 식이방법이 요구된다.
Ⅲ	구강으로 영양 및 수분을 공급받는 비율이 50% 미만이며 대안적인 식이방법이 요구된다. 그리고/또는 보상적 전략을 사용해서 중도의 단서 지시를 동반하여 안전하게 삼킬 수 있다. 그리고/또는 최대한의 식이 제한이 필요하다.
Ⅳ	삼킴은 안전하지만 대개 보상적인 전략을 사용하기 위해서 중도의 단서 지시가 필요하다. 그리고/또는 중도의 식이 제한이 필요하고/또는 아직까지 식이 튜브 또는 구강 보충물을 필요로 한다.
Ⅴ	최소한의 식이 제한을 하여도 삼킴이 안전하다. 그리고/또는 때때로 보상적 전략을 사용하기 위하여 최소한의 단서 지시가 필요한데 아마도 자기 스스로의 단서면 충분할 것이다. 모든 영양과 수분은 식사시간에 입으로 제공된다.
Ⅵ	삼킴은 안전한 상태이며, 이따금씩 드물게 최소한의 단서가 필요한 경우를 제외하고는 스스로 독립적으로 먹고 마실 수 있다. 대개 어려움이 발생할 때에는 스스로 자신에게 단서 지시를 줌으로써 해결한다. 그리고 삼킴장애 때문에 특정한 음식(예: 팝콘이나 땅콩)을 피하거나 좀 더 시간이 필요할지도 모른다.
Ⅶ	독립적으로 먹을 수 있는 능력은 삼킴 기능에 의해서는 제약을 받지 않는다. 삼킴은 모든 농도에 대해서 안전하고 효율적인 상태이다. 보상적 전략들은 필요할 때에 효과적으로 사용될 수 있다.

(8) MD Anderson Dysphagia Inventory, MDADI(Chen et al., 2001)

MDADI는 Chen 등(2001)이 개발한 척도로 두경부암 환자들의 삼킴관련 삶의 질을 측정하기 위하여 고안된 설문지 형태의 척도이다. 총 20문항으로 구성되어 있으며 5점 척도에 따른 환자들의 자가 보고에 의해 100점 만점으로 측정한다. 국내에서는 2013년에 한국어 버전(Kwon et al., 2013)으로 번안되어 표준화를 거쳤다. 아래에는 영문판과 국문판을 모두 소개하였다.

MD Anderson Dysphagia Inventory Questionnaire

> This Questionnaire asks for your views about your swallowing ability. This information will help us understand how you feel about swallowing.
>
> The following statements have been made by people who have problems with their swallowing. Some of the statements may apply to you.
>
> Please read each statement and circle the response which best reflects your experience in the past week.

My swallowing ability limits my day to day activities.

| Strongly Agree | Agree | No opinion | Disagree | Strongly Disagree |

E2. I am embarrassed by my eating habits.

| Strongly Agree | Agree | No opinion | Disagree | Strongly Disagree |

F1. People have difficulty cooking for me.

| Strongly Agree | Agree | No opinion | Disagree | Strongly Disagree |

P2. Swallowing is more difficult at the end the day.

| Strongly Agree | Agree | No opinion | Disagree | Strongly Disagree |

E7. I do not feel self-conscious when I eat.

| Strongly Agree | Agree | No opinion | Disagree | Strongly Disagree |

E4. I am upset by my swallowing problem.

| Strongly Agree | Agree | No opinion | Disagree | Strongly Disagree |

P6. Swallowing takes great effort.

| Strongly Agree | Agree | No opinion | Disagree | Strongly Disagree |

E5. I do not go out because of my swallowing problem.

| Strongly Agree | Agree | No opinion | Disagree | Strongly Disagree |

F5. My swallowing difficulty has caused me to lose income.

| Strongly Agree | Agree | No opinion | Disagree | Strongly Disagree |

P7. It takes me longer to eat because of my swallowing problem.

| Strongly Agree | Agree | No opinion | Disagree | Strongly Disagree |

P3. People ask me, "Why can't you eat that?"

| Strongly Agree | Agree | No opinion | Disagree | Strongly Disagree |

E3. Other people are irritated by my eating problem.

| Strongly Agree | Agree | No opinion | Disagree | Strongly Disagree |

P8. I cough when I try to drink liquids.

| Strongly Agree | Agree | No opinion | Disagree | Strongly Disagree |

F3. My swallowing problems limit my social and personal life.

| Strongly Agree | Agree | No opinion | Disagree | Strongly Disagree |

F2. I feel free to go out to eat with my friends, neighbors, and relatives.

| Strongly Agree | Agree | No opinion | Disagree | Strongly Disagree |

P5. I limit my food intake because of my swallowing difficulty.

| Strongly Agree | Agree | No opinion | Disagree | Strongly Disagree |

P1. I cannot maintain my weight because of my swallowing problem.

| Strongly Agree | Agree | No opinion | Disagree | Strongly Disagree |

E6. I have low self-esteem because of my swallowing problem.

| Strongly Agree | Agree | No opinion | Disagree | Strongly Disagree |

P4. I feel that I am swallowing a huge amount of food.

| Strongly Agree | Agree | No opinion | Disagree | Strongly Disagree |

F4. I feel exclude because of my eating habits.

| Strongly Agree | Agree | No opinion | Disagree | Strongly Disagree |

MD Anderson Inventory 설문지 한국어판

이 설문지는 삼키는 문제에 대한 건강 관련 삶의 질을 측정하기 위한 것입니다.
이어지는 문장을 읽으신 후 질문에 대한 귀하의 의견과 가장 일치한다고 생각되는 보기를 선택해 주십시오.

* 다음 질문을 읽고 귀하의 의견과 가장 부합하는 보기에 체크해 주십시오.

1. 삼키는 능력 때문에 나의 일상생활이 제한된다.

| 매우 그렇다. | 그렇다. | 모르겠다. | 그렇지 않다. | 매우 그렇지 않다. |

2. 나는 내가 음식을 먹는 방법 때문에 당혹스러울 때가 있다.

| 매우 그렇다. | 그렇다. | 모르겠다. | 그렇지 않다. | 매우 그렇지 않다. |

3. 사람들은 나를 위한 음식을 만들 때 어려움을 겪는다.

| 매우 그렇다. | 그렇다. | 모르겠다. | 그렇지 않다. | 매우 그렇지 않다. |

4. 저녁 때가 되면 삼키는 것이 더 힘들다.

| 매우 그렇다. | 그렇다. | 모르겠다. | 그렇지 않다. | 매우 그렇지 않다. |

5. 음식을 먹을 때, 나는 다른 사람들의 시선을 의식하지 않는다.

| 매우 그렇다. | 그렇다. | 모르겠다. | 그렇지 않다. | 매우 그렇지 않다. |

6. 나는 삼키는 문제 때문에 화가 난다.

| 매우 그렇다. | 그렇다. | 모르겠다. | 그렇지 않다. | 매우 그렇지 않다. |

7. 나는 삼키는 데 많은 노력이 필요하다.

| 매우 그렇다. | 그렇다. | 모르겠다. | 그렇지 않다. | 매우 그렇지 않다. |

8. 나는 삼키는 문제 때문에 외출하지 않는다.

| 매우 그렇다. | 그렇다. | 모르겠다. | 그렇지 않다. | 매우 그렇지 않다. |

9. 나는 삼키는 문제로 인하여 수입이 감소했다.

| 매우 그렇다. | 그렇다. | 모르겠다. | 그렇지 않다. | 매우 그렇지 않다. |

10. 삼키는 문제 때문에 먹는 데 시간이 더 오래 걸린다.

| 매우 그렇다. | 그렇다. | 모르겠다. | 그렇지 않다. | 매우 그렇지 않다. |

11. 사람들이 "당신은 왜 그걸 못 먹습니까?"라고 물어본다.

| 매우 그렇다. | 그렇다. | 모르겠다. | 그렇지 않다. | 매우 그렇지 않다. |

12. 내가 잘 삼키지 못하는 것 때문에 다른 사람들이 짜증을 낸다.

| 매우 그렇다. | 그렇다. | 모르겠다. | 그렇지 않다. | 매우 그렇지 않다. |

13. 나는 음료수를 마실 때 기침을 하기 때문에 마시는 것이 어렵다.

| 매우 그렇다. | 그렇다. | 모르겠다. | 그렇지 않다. | 매우 그렇지 않다. |

14. 삼키는 문제로 인해 나의 사회적, 개인적인 삶이 제한된다.

| 매우 그렇다. | 그렇다. | 모르겠다. | 그렇지 않다. | 매우 그렇지 않다. |

15. 나는 나의 친구, 이웃, 친척들과 부담없이 외식하러 간다.

| 매우 그렇다. | 그렇다. | 모르겠다. | 그렇지 않다. | 매우 그렇지 않다. |

16. 삼키는 문제 때문에, 나는 적게 먹는다.

| 매우 그렇다. | 그렇다. | 모르겠다. | 그렇지 않다. | 매우 그렇지 않다. |

17. 삼키는 문제로, 내가 원하는 체중을 유지하기 힘들다.

| 매우 그렇다. | 그렇다. | 모르겠다. | 그렇지 않다. | 매우 그렇지 않다. |

18. 삼키는 문제로 인해, 나의 자존감이 낮아졌다.

| 매우 그렇다. | 그렇다. | 모르겠다. | 그렇지 않다. | 매우 그렇지 않다. |

19. 삼킬 때 한 번에 아주 많은 양을 넘기는 것처럼 느껴진다.

| 매우 그렇다. | 그렇다. | 모르겠다. | 그렇지 않다. | 매우 그렇지 않다. |

20. 나는 내가 먹는 모습 때문에 소외된다고 느낀다.

| 매우 그렇다. | 그렇다. | 모르겠다. | 그렇지 않다. | 매우 그렇지 않다. |

감사합니다.

6) 평가서 작성

평가서를 작성하는 기본적인 양식이나 표현(기술) 방식은 소속된 기관에 따라 차이가 있을 수 있다. 그러나 반드시 포함되어야 하는 내용을 중심으로 작성된 평가서 예시는 다음과 같다.

| 등록번호: 12345   Case#: 744 |
| 성   명: 김꽃분   나이/성별: 76F |

MBS Study
결과보고서
Speech - Language & Swallowing Clinic

검사일: Oct. 4/2014   의뢰과/담당의: Med /홍길동 선생님   환자구분: 67w04   검사자: 심 청

Clinical Dx: Rt. pontine inf. (SAH Hx)
Onset(POT): Jan. 7/2014 (Apr./2008)
Reason for Consultation: Oral feeding 가능여부 evaluation
Current Feeding Mode: PEG feeding 중임.
MBS(VFS) study in past: none

제 1 차 MBS[VFS] study 결과:

1. 농도 및 양별 관찰점

1) **Thin liquid:** Inconsistent silent aspiration before the swallow with 6cc
2) **Thick liquid:** Trace silent supra laryngeal penetration during the swallow with 9cc
3) **Semi-solid:** 1/3spoon 제공하였으나 poor mastication(d/t dental loss)과 limited tongue movement로 인해 oral transport 어려움.

2. 삼킴 단계별 관찰점

1) **구강단계:** Overall poor oral function (esp. tongue mobility)
2) **인두단계:** Mild pharyngeal response delay
　　　　　　Mild valleculae residue
　　　　　　Mild epiglottic covering

SUMMARY & RECOMMENDATION:

　홍길동 선생님, 상기 환자는 thin liquid는 3cc까지, thick liquid는 6cc까지 penetration/ aspiration 없이 안전한 삼킴 관찰되었습니다. Thin liquid는 제한하여 주시고, thick liquid 농도에 대해 1bite 당 1/2spoon 가량 제공 가능합니다. Bolus control 및 transport 등 oral stage에서의 원활한 response 위해 oro-motor facilitation을 권합니다. 의뢰 감사합니다.

Sim chung

심청, M.S. SLP
언어치료실, 원내 ☎ 123

3. 삼킴장애 연구 동향

삼킴장애 관련 연구들은 원인 질환, 대상자 정보(연령, 증상 등), 평가 및 치료 등 세부 주제에 따라 여러 분야로 나누어질 수 있으며, 비디오투시조영검사는 환자들의 삼킴 현황 파악에 사용되는 검사기기이므로 대부분의 분야에서 다양한 방법으로 활용할 수 있다. 다음에서는 최근 국내에서 보고된 몇몇 연구를 중심으로 국내외의 비디오투시조영검사를 활용한 연구 분야를 소개하고자 한다.

1) 삼킴과정의 움직임의 정량화

국내외에서는 지난 수년간 삼킴과정의 움직임을 정량화하는 데에 관심을 가져왔다. 이는 삼킴과정에서 관련 구조들이 공간적·시간적으로 어떻게 움직이는지를 측정하는 것이다. 이러한 연구 분야는 비디오투시조영검사의 특성상 삼킴의 순간에서 관련 구조들이 어떻게 움직이는지를 확인할 수 있으며, 현대 분석기기의 발달로 인해 측정이 정교해졌기에 가능하다고 할 수 있다. 이와 관련된 몇몇의 연구를 살펴보면 다음과 같다.

공간적 측면에서의 움직임은 대부분 움직임의 범위를 측정한다.

정상 성인을 대상으로 설골의 움직임을 살펴본 Kim과 McCullogh(2008)의 연구에서는 연령이 증가할수록 설골의 위쪽 움직임은 크게 변화가 없는 반면에 앞쪽으로의 움직임 범위는 감소한다고 하였으며, 이 결과는 성별에 따라 차이가 없는 것으로 나타났다. Ishda 등(2002)도 정상 성인을 대상으로 연구하였는데, 음식물의 농도에 따라 설골의 움직임 정도가 달라져서, 고형식이 묽은 액체에 비하여 앞쪽과 위쪽 설골이 더 많은 움직임을 보였다. Dodds 등(1988)은 음식물의 양이 증가하면 설골이 더 많이 움직이는 것을 보고하였다. 그리고 Kendall과 Leonard(2001)은 삼킴장애 환자를 대상으로 연구하였는데 연령이 증가함에 따라 많은 양의 음식물에서 설골 상승이 감소되는 경향이 있음을 밝혀, 설골의 움직임 정도는 삼킴장애 여부에 따라 달라짐을 알 수 있게 하였다.

시간적 측면에서는 예전부터 구강통과시간이나 인두통과시간(Logemann, 1998), 그리고 단계통과시간(Robbins et al., 1992) 등을 측정하였으며, 설골이 상승운동을 시작하는 시간(Kendall et al., 2000), 상부식도괄약근의 열림 지속시간(duration)(Kendall & Leonard, 2002)을 측정하기도 하였다. Logemann 등(2000)은 정상인의 인두벽의 수축시간과 상부식도괄약근의 열림시간을 측정하여 인두벽의 수축이 상부식도괄약근의 열림보다 좀 더 먼저 일어남을 밝혔고, 연령이 증가함에 따라 인두삼킴 반응시간이 점차로 지연됨을 밝혔다. 또한 Kim과 McCullogh(2007)는 정상인과 삼킴장애 환자들을 비교하여 상부식도괄약근이 열리는 순간의 시간적 순서는 별로 차이가 나지 않지만, 삼킴장애 환자군의 상부식도괄약근이 열려 있는 시간이 정상군에 비해 좀 더 긴 것을 밝혔다. 마지막으로, 이현정(2010)은 음식물의 농도와 연령에 따른 인두삼킴 반응시간(stage transition duration)을 측정하였는데, 청년층은 농도가 높을수록 짧은 인두삼킴 반응시간을 나타내었지만, 노년층은 농도가 높을 수록 긴 인두삼킴 반응시간을 나타내었다.

2) 흡인 관련 지표

삼킴장애 환자의 판별의 정확도 및 민감도를 높이기 위하여 국내외 연구자들은 다양한 측면에서 흡인에 영향을 주는 요인들을 밝히고자 노력해 왔다. 이는 문헌 연구를 통해 뇌졸중 환자들의 삼킴장애의 임상적 변인을 밝히고자 하였던 이현정과 김향희(2007)의 연구를 통해 살펴볼 수 있다. 그러나 과거의 연구들은 제각각 연구 변인에 대한 조작적 정의들이 확실하지 않았고, 연구들마다 공통의 변인을 포함하고 있지 않았으며, 서로 다른 척도법으로 측정되어 결과를 비교하기가 쉽지 않다는 문제들을 가지고 있었다. 이러한 이유로 각 변인에 대하여 여러 연구에서 다른 결과들을 보고하고 있기에 흡인 관련 지표들은 지속적으로 논란이 되고 있고 현재까지도 다양한 방법으로 연구가 시도되고 있다.

최근의 몇몇 국내 연구에서는 앞서 언급된 삼킴과정의 정량화를 통해 흡인과 관련된 지표를 확인하고자 하였다. Hwang 등(2011)은 설골의 움직임 범위가 작을수록 흡인이 일어날 확률이 높음을 보였고, 이때 흡인을 예측하기 위해서는 설골의 최대 전방-상승 이동 범위를 측정하는 것이 보다 적절함을 제안하였다. 그리고 뇌졸중 후 흡인자와 비흡인자의 비교를 시도한 두 연구에서 이현정(2012)은 흡인자와 비흡인자 그리고 정상군 간에 인두통과시간과 인두삼킴 반응시간에서 차이는 나타나지 않았지만 인두삼킴 반응시간에서의 흡인자와 비흡인자 간에 차이가 관찰되어 향후 유의미한 차이의 가능성을 보인 반면, Park 등(2013)은 흡인자와 비흡인자의 구강통과시간과 인두통과시간을 비교하였을 때에 인두통과시간이 길어지는 경우에 흡인의 가능성이 높음을 보고하여 인두통과시간에 대해서는 서로 다른 결과를 나타내었다. Trent 등(2014)은 묽은 액체에 흡인을 보이는 환자라 할지라도 진한 액체나 퓨레로 대체하여 액체나 음식을 안전하게 삼킬 수 있음을 보여 농도 변화에 따라 흡인의 위험성이 차이가 나는 것을 확인하였다.

4. 맺음말

삼킴장애는 전 생애에 걸쳐 누구나 겪을 수 있고, 생명의 유지 여부 및 삶의 질과 밀접한 관련이 있다. 따라서 이를 정확하게 진단하고 적절하게 중재하는 것이 필요하다. 비디오투시조영검사는 이러한 삼킴장애를 진단하고 평가하기 위해 개발되고 활용되어, 현재까지도 주요한 역할을 담당하고 있다. 비디오투시조영검사를 활용한 진단·평가에서는 무엇보다도 검사과정에서 환자에게 나타날 수 있는 위험을 최소화하고, 검사 결과의 판독에 주의를 기울이는 것이 중요하다. 검사의 정확도를 높이기 위해서는 검사자에게 많은 훈련이 요구되며, 검사 시 빠른 판단과 순발력이 요구된다. 또한 관련 분야의 여러 전문가와 긴밀한 관계를 유지하고 의사소통하며 협력하는 것이 필요하다 하겠다.

비디오투시조영검사는 삼킴장애를 진단·평가하는 방법의 하나로 삼킴장애 분야에서 다양한 영역에 활용될 수 있다. 비디오투시조영검사의 활용을 통해 국내 삼킴장애 분야의 연구가 다원화되고 활성화되기를 기대해 본다.

참고문헌

송영진, 이한석, 정원미, 박성종, 박은정, 양경희, 윤인진, 장기연, 조무신, 홍재란(2007). 삼킴장애. 서울: 계축문화사.

이현정(2010). 정상 성인의 인두삼킴반응시간. 특수교육, 9, 211-221.

이현정(2012). 뇌졸중 환자의 흡인지표 개발을 위한 기초 연구: STD와 PTT를 중심으로. 재활복지, 16, 249-259.

이현정, 김향희(2007). 뇌줄중에 기인한 삼킴장애의 임상적 변인에 관한 문헌연구. 언어치료연구, 16, 75-89.

정세희, 이건재, 홍준범, 한태륜(2005). 비디오 투시 연하 검사에 근거한 연하 곤란 임상 척도의 타당도 평가. 대한재활의학회지, 29(4), 343-350.

Broadley S., Cheek A., Salonikis S., Whitham E., Chong V., Cardone D., Alexander B., Taylor J., & Thompson P.(2005). Predicting prolonged dysphagia in acute stroke: the royal adelaide prognostic index for dysphagia stroke(RAPIDS). *Dysphagia, 20,* 303-310.

Chen AY., Frankowski R., Bishop-Leone J., Hebert T., Leyk S., Lewin J., & Goepfert H.(2001). The development and validation of a dysphagia-specific quality-of-life questionnaire for patients with head and neck cancer: the M. D. Anderson dysphagia inventory. *Archives of Otolaryngology, Head & Neck Surgery, 127,* 870-876.

Chun SW., Lee SA., Jung IY., Beom J., Han TR., & Oh BM.(2011). Inter-rater agreement for the Clinical Dysphagia Scale. *Annals of Rehabilitation Medicine, 35,* 470-476.

Crary MA., Carnaby Mann GD., & Groher ME.(2005). Initial psychometric assessment of a functional oral intake scale for dysphagia in stroke patients. *Archives of Physical Medicine Rehabilitation, 86,* 1516-1520.

Dodds WJ., Man KM., Cook IJ., Kahrilas PJ., Stewart ET., & Kern MK.(1988). Influence of bolus volume on swallow induced hyoid movement in normal subjects. *American Journal of Roentgenology, 150,* 1307-1309.

Freed ML., Freed L., Chatburn RL., & Christian M.(2001). Electrical stimulation for swallowing disorders caused by stroke. *Respiratory Care, 46,* 466-474.

Han TR., Paik NJ., & Park JW.(2001). Quantifying swallowing function after stroke: A functional dysphagia scale based on videofluoroscopic studies. *Archives of Physical Medicine Rehabilitation, 82,* 677-682.

Hwang W., Ha S., & Hwang S.(2011). Displacement of the hyoid bone among normal, aspirated, and penetrated swallows in post-stroke patients with dysphagia. *Communication Sciences & Disorders, 16,* 372-387.

Ishida R., Palmer JB., & Hiiemae KM. (2002). Hyoid motion during swallowing: Factors affecting forward and upward displacement. *Dysphagia, 17,* 262-272.

Kendall KA., & Leonard RJ.(2001). Hyoid movement during swallowing in older patients with dysphagia. *Archives of Otophayngology, Head and Neck Surgery, 127,* 1224-1229.

Kendall KA., & Leonard RJ.(2002). Videofluoroscopic upper esophageal sphincter function in elderly dysphagia patients. *Laryngoscope, 112,* 332-337.

Kendall KA., McKenzie S., Leonard RJ., Goncalves MI., & Walker A.(2000). Timing of events in normal swallowing: A videofluoroscopic study. *Dysphagia, 15,* 74-83.

Kim Y., & McCullough G.(2008). Maximum hyoid displacement in normal swallowing. *Dysphagia, 23,* 274-279.

Kim Y., & McCullough G.(2007). Stage transition duration. *Dysphagia, 22,* 299-305.

Kwon CH., Kim YH., Park JH., Oh BM., & Han TR.(2013). Validity and reliability of the Korean version of the MD Anderson Dysphagia Inventory for head and neck cancer patients. *Annals of Rehabilitation Medicine, 37*(4), 479-487.

Logemann JA.(1998). *Evaluation and treatment of swallowing disorders*(2nd ed.). Austin, TX: Pro-ed.

Logemann JA., Pauloski BR., Rademaker AW., Colangelo LA., Kahrilas PJ., & Smith CH. (2000). Temporal and biomechanical characteristics of oropharyngeal swallow in younger and older men. *Journal of Speech Language Hearing Research, 43,* 264-1274.

Park T., Kim Y., & McCullough G.(2013). Oropharyngeal transition of the bolus in post-stroke patients. *American Journal of Physical Medicine & Rehabilitation, 92,* 320?326.

Robbins J., Hamilton J., Lof G., & Kempster G.(1992). Oropharyngeal swallowing in normal adults of different ages. *Gastroenterology, 103,* 823-829.

Trent A., Park T., Oommen E., & Kim Y.(2013). The effects of bolus consistencies on the swallowing safety in poststroke patients. *Communication Sciences & Disorders, 19,* 249-255.

17
청각학적 평가와 순음청력도 해석

허승덕

대구대학교 언어치료학과

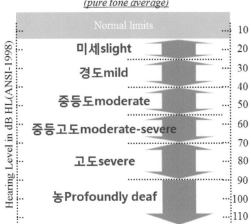

청각학적 평가는 여러 가지 장비와 도구를 이용하여 진행하지만 청각 전문가의 전문적 식견으로 완성된다. 청각학적 평가는 매우 다양한 방법이 있으며, 이들 평가는 서로 교차 검증하는 것이 문제를 정확하게 분석하는 데 중요하다.

이들 평가도구는 피검자의 협조가 필수적인가 그렇지 않은가에 따라서는 주관적 평가(subjective assessment)와 객관적 평가(objective assessment)로, 역치를 찾는 것인가 그렇지 않고 역치보다 큰 소리를 주고 청각의 특정 상태를 평가하는가에 따라서는 역치 평가(threshold evaluation)와 역치상 평가(suprathreshold evaluation)로 구분한다. 아울러 청력손실의 유무만을 평가하고자 하는지 또는 정밀한 평가를 진행하는지에 따라서 선별 평가와 정밀 평가로 나눈다.

주관적 평가에는 순음청력검사(pure tone audiometry), 어음청력검사(speech audiometry) 등이, 객관적 평가에는 중이 이미턴스검사(immittance audiometry), 이음향방사(otoacoustic emission), 청성뇌간유발반응(auditory brainstem responses) 등이 있다. 객관적 평가는 청각전달로 각 부위에 대한 생리적 기능을 평가하여 신경과학적 정보를 획득할 수 있으며 하나의 평가도구만을 이용하기보다 여러 가지 평가를 시행하여 교차 분석하는 것이 중요하다. 아울러 객관적 평가일지라도 피검자의 협조에 전혀 영향을 받지 않는 것은 아니며, 중이 기능이 비정상이면 대부분 평가가 결과에 좋지 않은 영향을 미친다. 역치 평가에는 순음청력검사, 어음청취역치(speech reception threshold) 등이, 역치상 평가에는 순음소실(tone decay), 소증폭인지도(short increment sensitivity index), 어음이해도(speech discrimination score) 등이 있다.

청각학적 평가에서 가장 기본이면서 가장 중요한 도구는 순음청력검사이다. 순음청력검사는 피검자의 성실한 협조에 의존하여 역치를 정밀하게 평가하며, 그 결과는 청각 전문가, 언어병리 전문가, 산업의학, 소아과학, 예방의학, 이비인후과 의사 등 다양한 관련 분야 전문가들이 공유한다.

이 장에서는 순음청력검사에 대한 장치와 평가 및 해석을 중심으로 기술하고자 한다.

1. 순음청력검사기

순음청력검사기(pure tone audiometer)는 진동발생기(발진기, oscillator), 주파수 전환 장치(frequency selector), 소리 강도 조절장치(intensity controller), 소리 단속 장치(interrupt switch), 음향전달 장치(transducer), 반응 확인 장치(response button) 등으로 구성된다.

발진기는 순음(pure tone)과 백색잡음(white noise), 광대역잡음(broad band noise), 협대역잡음(narrow band noise), 어음잡음(speech noise) 등을 발생시킨다. 순음은 125, 250, 500Hz, 1, 2, 4,

8kHz의 음계와 750Hz, 1.5, 3, 6, 12kHz의 중간 음계를 발생하며, 주파수 전환 장치로 선택할 수 있다. 외부 음원 입력장치는 녹음기나 CD 재생장치 등이 있다.

소리 강도 조절장치는 기도 수화기의 경우 -10dB HL(hearing level indB)부터 최대 125dB HL까지, 골도 수화기의 경우 -10dB HL부터 최대 80dB HL까지 1, 2, 2.5 또는 5dB 단위로 출력을 조절할 수 있다. 최저 출력 강도는 모든 장비가 -10dB HL부터 출력할 수 있지만 최대 출력 강도는 장비의 사용 목적과 기도수화기의 종류에 따라 달라진다. 최대 출력 강도는 기도수화기의 경우 헤드폰이나 삽입형 수화기가 약 110~130dB HL 사이, 스피커가 약 90dB HL 전후, 그리고 골도수화기의 경우 약 60~75dB HL 사이로 출력할 수 있다.

증폭기는 순음청력검사기가 낼 수 있는 최대 강도까지 출력하고, 감쇄기는 눈금에 표시된 강도의 소리가 출력될 수 있도록 조절한다. 단속기는 단추를 조작할 때만 또는 연속적으로 소리를 자극하는 것을 결정하여 선택할 수 있다.

채널 선택기는 오른쪽만, 왼쪽만, 한쪽은 순음 및 반대쪽은 잡음, 양쪽 모두 순음, 양쪽 모두 잡음 등과 같이 검사 목적에 따라 두 개의 채널에 어떤 식으로 소리를 전달할 것인가를 결정한다.

음향 전달 장치는 크게 기도수화기와 골도수화기로 나눌 수 있는데, 기도수화기는 차음헤드폰('auradome' 또는 'audiocup'), 헤드폰, 삽입형 수화기, 스피커 등이 있다. 골도수화기는 골도 진동자를 말한다.

수화기는 장치가 발생한 순음을 올바르게 출력시키는 것은 물론 여러 가지 음향 조절에도 불구하고 방음실에 진입한 소음을 차단하는 효과도 있어야 한다(〈표 17-1〉, 〈표 17-2〉). 차음헤드폰과 헤드폰 그리고 삽입형 수화기는 외부 소음을 어느 정도 감쇄시킬 수 있으나 그 효과는 실이 계측(real ear measurement)으로 확인할 수 있다. 다만 골도수화기와 스피커는 외이도를 개방하고 검사하기 때문에 수화기에 의한 방음 효과를 기대할 수 없다. 따라서 정밀 평가를 위해서는 건물 내부에서 소음으로부터 가장 안전한 공간을 확보하고, 충분한 방음 효과가 있는 방음 설비를 갖추는 것이 무엇보다 중요하다.

피검자의 반응 확인 장치는 버튼 스위치가 기본이지만 손을 들게 하거나 대답하게 하기도 한다. 어음청력검사의 경우 따라 말하게 하거나 받아쓰는 방법 또는 보기 중에서 선택하기 등 다양하다.

표 17-1 주파수별 0dB HL 기준음압(ANSI-1989)

| Frequency in Hz | Air Conduction | | | | | | | Bone Conduction[‡] |
| | headphone [*] | | insert phone[§] | loud speaker[†] | | | | |
	TDH39	TDH 49/50		Bin 0°	Mon 0°	Mon 45°	Mon 90°	
125	45.0	47.5	26.0	22.0	24.0	23.5	23.0	–
250	25.5	26.5	14.0	11.0	13.0	12.0	11.0	67.0
500	11.5	13.5	5.5	4.0	6.0	3.0	1.5	58.0
750	8.0	8.5	2.0	2.0	4.0	0.5	−1.0	48.5
1000	7.0	7.5	0.0	2.0	4.0	0.0	−1.5	42.5
1500	6.5	7.5	2.0	0.5	2.5	−1.0	−2.5	36.5
2000	9.0	11.0	3.0	−1.5	0.5	−2.5	−1.5	31.0
3000	10.0	9.5	3.5	−6.0	−4.0	−9.0	−6.5	30.0
4000	9.5	10.5	5.5	−6.5	−4.5	−8.5	−4.0	35.5
6000	15.5	13.5	2.0	2.5	4.5	−3.0	−5.0	40.0
8000	13.0	13.0	0.0	11.5	13.5	8.0	5.5	–
speech	19.5	20.0	12.5	14.5	16.5	12.5	11.0	55.0

[*] ; indB re 20 μPa using NBS 9A coupler specified in ANSI S3.7-1995.

[§] ; indB re 20 μPa for Etymotic ER-3A or EARtone 3A using HA-2 coupler with rigid tube specified in ANSI S3.7-1995.

[†] ; indB re 20 μPa at least 1 m from loudspeaker at measurement reference point.

[‡] ; indB re 1 μN, mastoid placement of Radioear B-71 using a mechanical coupler specified in ANSI S3.13-1987(R 1993)

표 17-2 0dB HL을 구하기 위한 청각학적 평가 공간의 음계별 허용 소음 수준 단위: dB(A)

	125Hz	250Hz	500Hz	1kHz	2kHz	4kHz	8kHz
정밀 평가(ANSI S3.1)	47.5	33.5	19.5	26.5	28.0	34.5	43.5
선별검사(OSHA)	–	–	40.0	40.0	47.0	57.0	62.0

* ANSI: American National Standards Institute, OSHA: Occupational Safety and Health Administration

2. 순음청력검사 방법

순음청력검사는 기도검사(air conduction test)와 골도검사(bone conduction test)가 있으나 순음청력검사는 이 두 검사를 모두 시행한 것을 말한다. 기도검사는 기도수화기를 사용하여 외이도로부터 중이, 내이, 청신경 계통을 지나 뇌에 이르는 청각전달로 모든 과정을 통해 듣는 능력을 본다. 골도검사는 진동하는 수화기를 두개골에 대고 진동이 두개골을 지나 내이, 청신경 계통 그리고 뇌에 이르는 경로를 통해 듣는 능력을 본다.

골도 전도는 두개골의 진동을 내이로 전달하는데, 이 과정에서 그 경로에 따라 압축 골도 (compressional bone conduction), 관성 골도(inertial bone conduction), 골고실 전도(osseotympanic bone conduction)로 구분한다. 두개골의 진동은 압축(compression)과 신장(expansion)을 반복하며 내이에서도 동일하다. 전정계(scala vestibuli)와 고실계(scala tympani)는 림프액 양의 차이로 서로 다른 기저막의 움직임을 유발하며 이를 압축 골도라 한다. 관성 골도는 두개골 진동 시 고막과 난원창 그리고 골벽에 부착된 이소골의 관성운동이 내이로 전달되는 것을 말하며, 골고실 전도는 외이도로 누설된 두개골 진동 에너지가 기도 전달 경로를 통해 내이로 전달되는 것을 말한다. 통상 골도 전도라 하면 압축 골도로 이해한다.

기도 및 골도 검사를 통해 확인하는 듣는 능력은 '가청역치(hearing threshold level)'라 한다. 가청역치는 기도 및 골도 각각을 구하여 난청 원인이 되는 해부학적 부위에 대한 정보를 획득하며, 일상적 대화 능력 등은 통상 상대방의 말소리를 듣는 경로인 기도 가청역치로 판단한다.

검사는 잘 들리는 귀 기도검사를 먼저 시작하며, 기도검사를 마친 후 골도 검사를 시행한다. 잘 들리는 귀를 먼저 시행하는 것은 청각적 자극에 노출되어 있어서 자극에 친숙하고 신경생리학적으로도 유리하기 때문이다. 아울러 차폐(masking) 결정을 신속하게 할 수 있다. 두 귀의 중이 기능이 정상인 경우, 가청역치가 모든 검사 주파수에서 정상 범위에 있으면 골도검사를 생략할 수 있다. 마찬가지로 두 귀의 중이가 정상이면서 두 귀의 가청역치가 모든 주파수에서 같은 감각신경성 난청의 경우 골도 검사는 어느 한 귀만 차폐를 하지 않고 시행하여 구한다(최량 골도, best bone conduction). 이렇게 구한 골도 가청역치가 전체 검사 주파수에서 기도 가청역치와 같으면 반대쪽 귀의 골도검사는 시행하지 않아도 좋다.

순음청력검사 방법은 순음청력검사기 조절기 조작 순서에 설명하기로 한다.

첫째, 기도 또는 골도 검사를 위한 수화기를 선택한다. 기도수화기는 헤프폰 수화기의 경우 수화기 박막의 정중부가 외이도 입구 정중앙과 일치되도록 육안으로 확인하면서 청각 전문가가 직접 착용시켜야 한다. 삽입형 수화기는 발포 고무(foam) 소재의 귀꽂이를 외이도에 꼽더라도 도음관 입구가 외이도 벽에 막히지 않도록 삽입 깊이와 각도를 조절하여야 한다. 스피커의 경우 스피커로부터 피검자 외이도 입구까지 거리를 보정 기준에 정확하게 따라야 하고, 피검자와 방음실벽, 스피커와 방음실벽의 거리가 스피커와 피검자 사이 거리의 두 배 정도를 유지하여야 한다. 골도검사는 골도수화기로 두개골을 진동시켜 내이로 감음하는 능력을 평가하여 난청의 성질을 평가한다. 따라서 골도수화기의 착대는 매우 중요하다. 골도수화기는 외이도 입구 바로 뒤 유양돌기 부위에 착대하며, 이개가 닿거나 머리카락이 진동면과 두피 사이에 끼이지 않아야 하고, 검사를 진행하는 동안 진동면이 움직이지 않아야 한다. 유양동삭개술(mastoidectomy)이나 피부병변 등 다양한 원인으로 유양돌기 부위에 대기가 어려운 경우에는 전두부에 대어 검사하기도 한다. 기도 및 골도 수화기는 모두 400~600 그램 정도의 압력이 가해질 수 있도록 헤드밴드의 탄력을 유지하여야 한다.

둘째, 검사하려는 귀의 방향을 선택한다.

셋째, 검사 주파수를 선택한다. 청력검사는 가청주파수(20Hz~20kHz) 범위 중에서 의사소통에 사용하는 말-언어의 음소, 크기, 억양, 강세 등의 정보 분석에 필요한 125~8,000Hz 범위에 있는 음계(octave) 및 중간 음계(mid-octave)의 주파수의 순음을 사용한다. 이들 순음은 125, 250, 500, 1,000, 2,000, 4,000, 8,000Hz의 음계와 750, 1,500, 3,000, 6,000Hz의 중간 음계 소리들이다.

1,000Hz 순음은 인간의 청각에 있어서 중요하며 중심이 되는 주파수로 가장 먼저 시행하며, 이 주파수 순음은 반복 검사를 통해 순음청력검사의 신뢰도를 평가한다. 또 125Hz 순음은 검사 간 재현성과 청각학, 언어병리학 및 의학적 활용 가치가 낮아 검사하지 않는다. 중간 음계는 인접한 음계 사이의 가청역치가 20dB 이상 차이가 나면 시행한다. 그러나 최근 사회환경적 요인에 의하여 증가하고 있는 소음 및 이독성 난청의 조기 발견과 마찰음 등의 음향학적 특성을 고려한 청각언어재활을 위하여 3,000과 6,000Hz 중간 음계 순음을 반드시 시행하는 경우가 많다.

가장 먼저 시행하는 1,000Hz 순음의 가청역치를 구한 후에는 2,000, 3,000, 4,000, 6,000, 8,000, 1,000(반복 검사), 500, 250Hz의 순서로 검사한다. 만약 인접한 두 음계 가청역치가 20dB이상 차이가 나타나면 중간 음계를 먼저 검사하고, 다음 음계로 진행한다. 예를 들어 1,000Hz가청역치가 20dBHL(hearing level)이었으나 2,000Hz 가청역치가 50dB HL로 나타났다면 다음 검사 주파수인 3,000Hz 순음을 검사하지 않고, 1,500Hz 순음을 먼저 검사하여야 한다.

골도검사의 경우 기도와 마찬가지로 1,000Hz 순음의 가청역치를 구한 후에는 2,000, 3,000, 4,000Hz까지만 검사하고 1,000(반복 검사), 500, 250Hz의 순서로 검사한다. 6,000, 8,000Hz의 순음은 골도 수화기로 출력할 수 있는 강도가 30dB HL 이하로 매우 약하고, 중이 공명 주파수 범위를 고려하면 전음성 난청 진단에 도움이 되지 않아서 검사하지 않는다. 다만 고막으로 향하는 소리(입사파)나 고막에 반사된 소리(반사파)가 외이도 길이에 영향을 받아 발생할 수 있는 정재파(standing wave)가 의심되는 경우 골도 출력의 한계에도 불구하고 검사하는 것이 좋다.

넷째, 소리 자극 강도(intensity)를 결정한다. 소리 자극 강도는 가청역치를 구하는 과정으로 매우 중요한 과정이다. 순음청력검사는 대부분 난청이 있는 피검자를 대상으로 하기 때문에 충분히 높은 강도부터 시작하는 것이 좋을 것으로 생각할 수 있으나 그렇지 않다. 누가현상(recruitment phenomenon)이 있는 감각성 난청(sensory/cochlear hearing loss)이나 청각민감증(hyperacusis) 또는 소리공포증(phonophobia) 등은 가청 범위(dynamic range)를 좁게 하여 가청역치보다 약간만 크게 하여도 피검자가 통증을 느낄 수 있기 때문이다. 따라서 소리의 강도는 0dB HL을 시작으로 20dB 단위로 소리를 올려주면서 최초 반응을 확인한 후, 최초 반응을 확인한 강도 범위에서 여러 가지 방법으로 조절한다.

소리의 강도를 조절하는 방법은 상승법, 하강법, 혼합법 등이 있다. 상승법은 0dB HL부터 소리를 들려주어 첫 반응을 확인한 후, 충분히 듣지 못하는 강도부터 5dB 단위로 올려주면서 최초 반응을 확인한다. 하강법은 마찬가지로 0dB HL부터 소리를 들려주어 첫 반응을 확인한 후, 충분히 들을 수 있는 강도부터 5dB 단위로 내려주면서 반응의 소실을 확인한다. 혼합법은 이 두 가지 방법을 절충한 방법으로 0dB HL부터 20dB 단위로 높이면서 최초 반응을 확인하고, 최초 반응이 나타난 소리 강도부터는 피검자의 반응이 있으면 10dB을 내리고, 반응이 나타나지 않으면 5dB을 올리면서 가장 낮은 반응 강도를 확인한다.

가청역치는 같은 검사 주파수에서 소리 강도를 보통 5회 정도 반복하여 결정하는데, 반응 비율이 50% 이상이면서 가장 낮은 소리의 강도를 가청역치로 본다. 이것은 순음청력검사를 1dB 단위로 검사하지 않고 5dB 단위로 검사하기 때문이다([그림 17-1]). 만약 5회 반복 검사한 결과가 10dB HL에서 40%, 15dB HL에서 100%로 나타났다면 50%에 가까운 10dB HL을 가청역치로 보는 것이 아니라 50%를 넘어선 15dB HL을 가청역치로 결정한다.

[그림 17-1]의 경우 0dB HL부터 시작하여 확인한 최초 반응을 근거로 10dB HL부터 5dB 단위로 소리 강도를 올려주면서 모두 5회 검사한 결과이다. 첫 번째 검사(맨 왼쪽)는 10부터 20dB HL에서 반응이 나타나지 않았고, 25dB HL에서 반응이 나타나 35dB HL까지 반응이 있는 것을 확인하였다. 두 번째 검사(왼쪽에서 두 번째)는 10부터 25dB HL에서 반응이 나타나지 않았고, 30, 35, 40dB HL에서 반응을 각각 확인하였고, 세 번째는 20dB HL부터, 네 번째는 25dB HL 그리고 마지막 다섯 번째는 30dB HL부터 각각 반응이 나타났다. 소리 강도마다의 반응 비율은 10과 15dB HL에서 0%, 20dB HL에서 20%, 25dB HL에서 60% 그리고 30dB HL 이상에서 모두 반응하여 100%로 나타났다. 따라서 가청역치는 50% 이상의 반응을 보인 가장 낮은 소리 강도인 25dB HL로 결정한다.

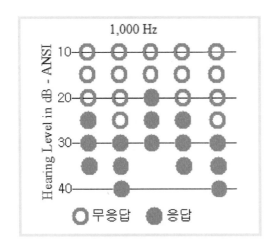
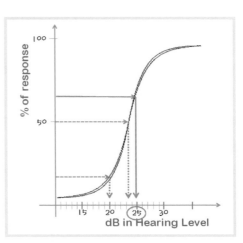

그림 17-1 상승법 음강도 조작에 대한 피검자의 반응과 가청역치 결정.

소리 강도 조절은 같은 피검자에게 서로 다른 방법을 적용하더라도 가청역치는 5dB 이내로 일치하는데 때로 상승법의 가청역치가 하강법의 가청역치보다 5~10dB 높게 나타나기도 한다. 만약 같은 주파수 반응역치가 5~10dB 이내의 차이를 보이면 허용 오차 범위로 인정하지만 이보다 큰 경우 피검자가 검사 방법을 숙지하지 못했거나 의도적으로 잘못 응답한 것으로 볼 수 있다([그림 17-2]). 소리 강도 조절은 모든 순음 검사 주파수에서 이와 같은 과정을 반복하여 가청역치를 구한다.

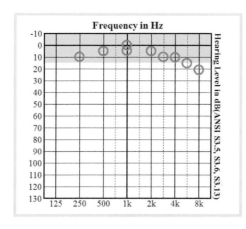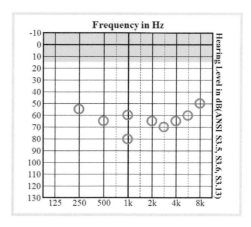

그림 17-2 1,000Hz 반복 검사를 통한 신뢰도 평가

왼쪽은 믿을 수 있는 결과이며, 오른쪽은 믿을 수 없는 결과로 피검자 교육과 일정한 기간을 두고 반복 검사를 시행하여야 한다.

다섯째, 두 귀의 가청역치가 같은 주파수에서 크게 차이가 나면 나쁜 쪽을 검사하기 위해 자극하는 소리를 좋은 쪽으로 들을 수 있다. 이때 좋은 귀로 넘어오는 소리를 막아야 하며 이를 차폐라 한다.

기도 또는 골도 수화기는 모두 음원이고 여기서 발생한 소리를 전달시키는 두개골은 매질에 해당한다. 소리전달에 있어서 매질의 저항은 소리전달에 영향을 미친다. 헤드폰 또는 삽입형 기도수화기는 공기 중으로 소리를 전달한다. 만약 검사하려는 귀의 청력손실이 심하여 소리를 키우면 외이도의 공기 중으로 전달한 소리는 외이도벽, 조직, 두개골 등을 매질 삼아 반대편 귀로 전달될 수 있다. 이 과정에서 매질이 달라 반대편 귀로 전달하는 과정에서 손실된 소리 에너지량을 이간감약(interaural attenuation)이라 한다([그림 17-3]). 따라서 두 귀의 가청역치의 차이가 동일 주파수에서 이간감약보다 크면 차폐가 필요한 것으로 보아야 한다. 청각 전문가나 관련 분야 전문가들은 순음청력도에서 두 귀 가청역치의 차이가 이간감약보다 크게 나타나는데도 차폐한 가청역치가 기록되지 않았다면 그 결과는 믿지 않는 것이 좋다.

순음청력검사에서 차폐는 협대역 잡음(narrow band noise)를 사용하며, 잡음은 강도를 올려도 가청역치가 변하지 않고 수평을 이룰 때 적정 차폐 범위로 본다.

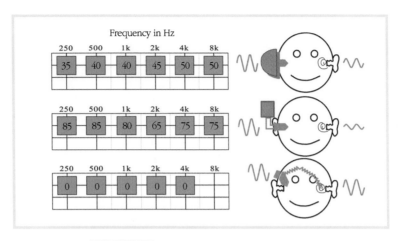

그림 17-3 이간감약(interaural attenuation)
위로부터 헤드폰, 삽입형 수화기, 골도수화기.

여섯째, 가청역치는 국제적으로 통용되는 정해진 규격의 순음청력도(pure tone audiogram)에 좌, 우, 기도 및 골도 검사 가청역치를 정해진 기호(symbol)를 사용하여 기록한다.

순음청력도와 기호에 대해서는 곧이어 설명하기로 한다([그림 17-4], [그림 17-5], [그림 17-6]).

일곱째, 보고서 작성은 기도 및 골도 검사를 통해 확인한 가청역치를 정해진 기호를 사용하여 순음청력도를 완성하고, 청각 전문가가 검사 과정에서 발견한 특이 사항, 신뢰도 평가 그리고 결과의 해석과 이용에 관한 추가 의견을 첨언(comments) 칸에 기록하여 관련 분야 전문가들이 올바르게 이용할 수 있도록 하는 과정이다.

3. 순음청력도

순음청력도는 순음청력검사 결과를 표시하기 위한 표를 말하며, 가로축은 125부터 12,000Hz 까지의 음계와 중간 음계의 주파수를, 세로축은 −10부터 130dB HL까지 10dB 단위의 눈금이 있는 강도를 표시한다([그림 17-4]). 순음청력도는 가로축의 인접한 두 음계 사이 길이와 세로축의 20dB HL 사이의 길이가 같은 정사각형을 이루어야 한다.

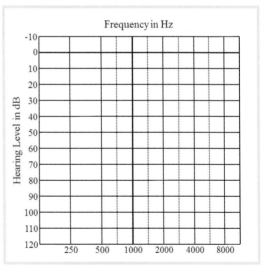

그림 17-4 순음청력도

가로축은 125부터 12,000Hz까지의 음계와 중간 음계의 주파수를, 세로축은 −10부터 130dB HL까지 10dB 단위의 눈금이 있는 강도를 표시.

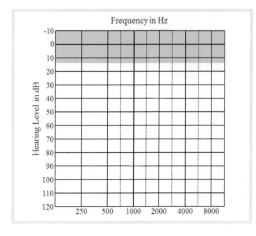
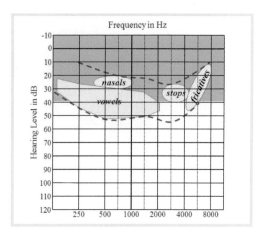
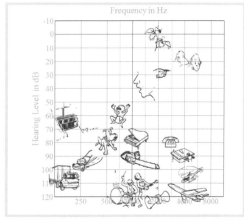
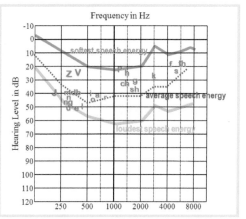

그림 17-5 순음청력도의 다양한 활용

위 왼쪽 그림부터 시계 방향으로 언어습득기 아동의 신호대 잡음비(signal-to-noise ratio)를 고려하여 정한 정상 범위를 표시한 순음청력도, 성인이 조용한 곳에서 마주보며 대화할 때 들을 수 있는 한계 범위(serviceable range)와 조음방법별 음소 분포를 표시한 순음청력도, 보통 말소리의 음소별 주파수와 강도와 말소리 영역(long term average speech spectrum[LTASS], speech banana)을 표시한 순음청력도, 그리고 다양한 환경 소리의 주파수와 강도를 표시한 순음청력도.

순음청력도에는 양 귀의 기도 및 골도 가청역치 등을 한눈에 볼 수 있도록 표시할 수 있으며, 이를 통해 청력의 정도와 청력손실의 성질 등을 알 수 있다. 그러나 순음청력도는 무엇보다 주파수마다의 가청역치(기도 가청역치)를 통하여 피검자가 소리를 들을 수 있는 능력과 다양한 환경에서 의사소통을 하면서 느낄 수 있는 불편 등을 예측하여 청력손실 보상 및 청각언어 재활 계획 등을 수립하는 데 결정적 역할을 하며, 피검자와 그 가족 및 보호자를 대상으로 한 상담에서도 이해를 도울 수 있다([그림 17-5]).

순음청력도에 사용하는 기호는 검사 귀의 방향과 다양한 수화기 및 보조기를 사용하여 획득한 가청역치를 모두 담을 수 있어야 한다. 검사 귀 방향은 오른쪽을 빨강, 왼쪽을 파랑으로 표시하며, 보조기 등을 사용하여 두 귀 모두를 검사한 경우 검정으로 표시한다.

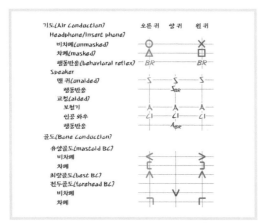

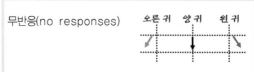

무반응(no responses)

그림 17-6 순음청력도 기호

기도검사 결과는 오른쪽을 'O', 왼쪽을 '×' 기호를 사용하며, 해당 주파수의 종축선과 소리 강도의 횡축선이 만나는 점 바로 위에 기록한다. 차폐를 한 경우는 오른쪽을 '△', 왼쪽을 '□'로 동일한 위치에 기록하며, 이들 기호 사이는 실선으로 연결한다. 만약 차폐하지 않은 결과와 차폐한 결과가 모두 있다면 차폐하지 않는 기호는 점선으로, 차폐한 결과는 실선으로 연결한다. 수화기 종류에 대해서는 청력도 하단에 별도로 선택하는 칸을 만들거나 첨언 칸에 기록할 수 있다([그림 17-6]).

골도검사 결과는 오른쪽을 '<', 왼쪽을 '>' 기호를 사용하며, 차폐한 경우 오른쪽을 'ㄷ', 왼쪽을 'ㄱ' 기호를 사용한다. 이들 기호 위치는 해당 주파수 종축선을 기준으로 우측 결과를 9시 방향으로, 좌측 결과를 3시 방향으로 기록한다. 이것은 피검자와 마주보고 있다고 생각하면 쉽게 이해할 수 있을 것이다. 최량 골도는 '∧' 기호를 12 방향에 기록하는데, 골도 수화기를 좌측 유양돌기부에 대었으면 파

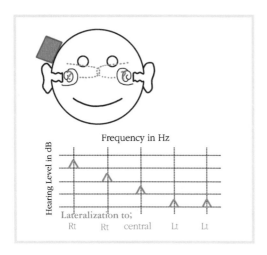

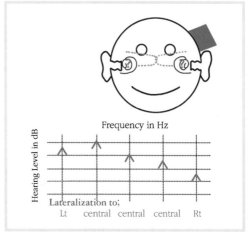

그림 17-7 오른쪽 및 왼쪽 최량 골도(best bone conduction) 기호

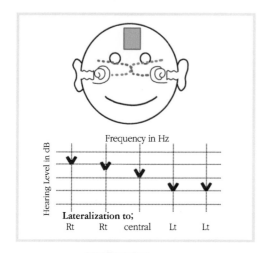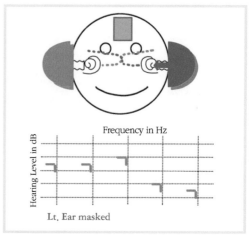

그림 17-8　비차폐 및 차폐 전두골도(forehead bone conduction) 기호

좌측 그림은 차폐하지 않은 전두골도, 우측 그림은 왼쪽 귀에 잡음을 준 우측 차폐 전두골도.

랑색으로, 우측에 대었으면 빨강색으로 기록한다. 골도 가청역치를 표시하는 기호들 사이는 연결하지 않는다([그림 17-6], [그림 17-7]).

음장검사는 맨 귀를 'S', 보청기 착용을 'A', 인공와우 착용은 "CI" 등의 기호를 사용하여 해당 주파수 종축선과 가청역치가 만나는 점 바로 위에 기록한다. 또 FM 보청기 등 보조 청각 장치를 사용하였다면 'FM' 등의 적절한 기호를 사용하고 기호의 의미를 별도로 기록하면 된다([그림 17-6]).

가청역치는 피검자가 정확하게 반응할 수도 있으나 유아 등의 경우 반응을 행동으로만 관찰할 수도 있다. 이러한 경우는 '행동 반응(behavioral reflex)'이라는 의미로 'BR'로 기록할 수 있는데 사용했던 수화기도 함께 기록하여야 한다. 만약 스피커를 이용하여 행동 반응만 관찰한 결과라면 'SBR'처럼 표기한다([그림 17-6]).

여러 가지 이유로 골도수화기를 전두골 부위에 대었다면(전두골도) 'V' 기호를 검사 주파수에 해당하는 종축선과 가청역치에 해당하는 횡축선이 만나는 점의 12시 방향으로 기록하며, 이들 기호 사이는 연결하지 않는다. 전두골도 검사를 차폐한 경우 오른쪽(왼쪽에 잡음을 준 경우)은 'ㄱ' 기호를 꼭짓점이 9시 방향에 위치하도록, 반대로 왼쪽(오른쪽에 잡음을 준 경우)은 'ㄷ' 기호를 꼭짓점이 3시 방향에 위치하도록 기록한다([그림 17-6], [그림 17-8]).

청력검사기가 출력할 수 있는 최대 강도에도 반응하지 않았으면(scale out) 기도 또는 골도 검사 기호와 화살표를 함께 사용하는데, 우측은 좌하방(↙)으로, 좌측은 우하방(↘)으로 기록하고, 음장검사는 직하방(↓)으로 각각 기록한다([그림 17-6]).

4. 순음청력도 기본 해석

순음청력도 해석은 가장 먼저 신뢰도를 평가하는 것이다. 순음청력도의 신뢰도는 일차적으로 청각학적 평가를 수행한 청각사가 검사과정에서 관찰한 응답 태도 등을 고려하여 합리적이고 타당한 판단을 하는 것이다. 이러한 판단은 순음청력도에 표시하지만 그렇지 않은 경우는 청력검사법 네 번째 항목([그림 17-2])에서 언급한 것처럼 반복 검사한 1,000Hz 반응 역치의 일치 정도를 기준으로 판단한다.

모든 피검자가 순음 자극에 대하여 정확하게 반응하는 것은 아니다. 때로는 유·소아 피검자들이 반응에 서툴기도 하고, 때로는 성인 피검자들이 사회경제적 이득을 목적으로 의도적으로 나쁘게 반응하기도 한다. 이러한 경우 5회 정도 반복한 검사에서 반응 재현성은 서로 다르게 나타날 수 있다. 유·소아 피검자들은 자극에 대하여 정확하게 반응하려 하지만 집중 정도나 환경에 대한 두려움 등에 의해 얼마간 오차가 나타난다. 이때는 두 반응역치 사이를 '〈〉'와 같이 표시하며, 가청역치를 두 반응역치 범위로 예상하고 신뢰도는 양호한 것으로 평가한다. 사회경제적 이득이 필요한 성인 피검자들은 작은 소리부터 점차로 크게 한 상승법 반응역치(↓)와 반대로 큰소리부터 점차로 작게 한 하강법 반응역치(↑)가 생리학적 및 법의학적 오차 기준인 5~10dB보다 크게 나타난다. 이때는 신뢰도가 없는 것으로 평가한다. 이들 두 예의 반응 재현성은 다르게 기록할 수 있다([그림 17-9]).

청각학적 평가에서 역치를 평가하는 방법은 순음청력검사 이외에도 어음청취역치, 청성뇌간유발반응 등이 있으며, 순음청력검사와 함께 이들 검사를 시행하였다면 이들 역치와 비교하는 것도 신뢰도를 평가하는 좋은 방법이다.

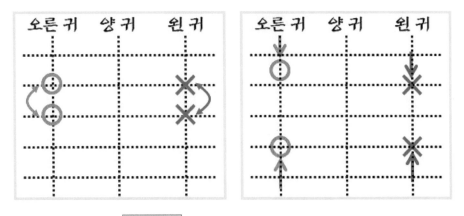

그림 17-9 반응 재현성을 이용한 신뢰도 평가

왼쪽은 반응 역치가 10dB의 차이가 있지만 두 반응역치 사이를 '〈〉'로 표시하여 피검자의 미숙에 의한 것으로 가청역치는 두 반응역치 사이로 예측할 수 있음을 의미하고, 오른쪽은 상승법(↓)과 하강법(↑)에 의한 반응역치가 10dB 이상으로 현저한 차이를 보이고 있어서 결과를 신뢰할 수 없음을 의미한다.

순음청력도에 대한 신뢰도가 양호한 것으로 판단하였다면 기호로 표시된 결과를 통해 청력손실의 유무와 청력손실이 있을 경우 그 정도를 분석하는 것이 가장 첫 번째 과정이다. 물론, 기도와 골도, 오른쪽 및 왼쪽의 각 주파수마다의 가청역치를 모두 나열하는 방법도 있지만 전문가들과의 의사소통 과정에서는 불필요한 반복보다는 간결하고 정확한 정보만을 교환하는 것이 중요하다. 따라서 결과를 간결하게 표현하는 규칙을 이해하는 것부터 시작하여야 한다.

정상 청력은 모든 검사 주파수에서 가청역치가 15dB HL 이내에 있는 것을 말하며, 어느 한 주파수만이라도 정상 범위를 벗어난다면 청력손실이 있는 것이다. 그러나 이 기준은 청각생리학적 특성과 언어 발달기 청각처리 능력 등을 고려하여 매우 엄격한 기준이며, 언어를 습득한 성인기 이후에는 26dB HL까지를 정상 범위로 보기도 한다.

청력의 정도는 모든 주파수 가청역치를 이용하는 대신 핵심 주파수인 1,000Hz를 중심으로 어음역 또는 소음성 난청의 경우 3,000 또는 4,000Hz를 추가로 포함하여 평균으로 표현한다. 이때 평균 산출에 사용한 주파수 수를 고려하여 3, 4, 6분법 순음청력손실평균(3, 4, 6 frequency pure tone average: 3, 4, 6 PTAs)이라 표현한다. 순음청력손실평균은 다양하게 산출할 수 있다.

3분법 순음청력손실평균(3 frequency pure tone average; 3 PTAs)은 다음과 같다.

$$3PTA_S = \frac{500\text{Hz} + 1{,}000\text{Hz} + 2{,}000\text{Hz}}{3} \text{(분자는 해당 주파수의 가청 역치를 의미)}$$

4분법 순음청력손실평균(4 frequency pure tone average: 4 PTAs)은 다음과 같으며, 핵심 주파수인 1,000Hz의 가청역치를 가중 계산한다.

$$4PTA_S = \frac{500\text{Hz} + 2(1{,}000\text{Hz}) + 2{,}000\text{Hz}}{4}$$

6분법 순음청력손실평균(6 frequency pure tone average: 6 PTAs)은 다음과 같으며, 소음에 손상 받기 쉬운 주파수인 3,000 또는 4,000 Hz 가청역치를 평균 계산에 포함한다.

$$6PTA_S = \frac{500\text{Hz} + 2(1{,}000\text{Hz}) + 2(2{,}000\text{Hz}) + 3{,}000\text{Hz}}{6}$$

$$6PTA_S = \frac{500\text{Hz} + 2(1{,}000\text{Hz}) + 2(2{,}000\text{Hz}) + 4{,}000\text{Hz}}{6}$$

청력손실은 3분법 또는 4, 6 분법 등으로 구한 순음청력손실평균이 정상 범위를 벗어나는 경우를 말한다. 정상을 벗어난 경우 청력손실은 미세(slight, 15~25dB HL 범위) 난청, 경도(mild, 26~40dB HL 범위), 중등도(41~55dB HL 범위) 난청, 중등고도(56~70dB HL 범위) 난청, 고도(71~90dB HL 범위) 난청 그리고 전농(91dB HL 이상) 등으로 표현할 수 있다. 순음청력손실평균의 표현은 일상적인 의사소통이

기도 청력으로 이루어지므로 기도 청력만을 표현하며, 만약 기도와 골도 청력이 다른 경우 각각을 표현하기도 한다([그림 17-10]).

청력손실을 평균으로 표현하면 가청역치가 일부 주파수에서 정상이거나 평균보다 훨씬 좋거나 나쁜 경우가 있을 수 있다. 이러한 경우 주파수마다 가청역치 추이를 고려하여 순음청력손실평균과 함께 표현할 수 있으며, 이렇게 주파수마다의 가청역치 관계를 설명하는 것을 청력도 양상(pattern of audiogram)이라 한다. 청력도 양상은 수평형(flat pattern), 상승형(ascending pattern), 하강형(descending

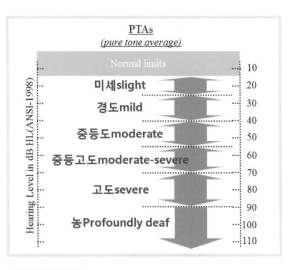

그림 17-10 순음청력손실평균을 이용한 청력손실 정도

pattern, gently slop), 급추형(abrupt pattern, sharply slop), 계곡형(dip pattern) 등이 있으며, 이들 양상이 뒤이어 설명할 난청 성질(type of hearing loss)을 결정하는 것은 아니다.

수평형 순음청력도는 모든 검사 주파수의 가청역치가 20dB 이내에서 일치한다.

상승형 순음청력도는 저음역에서 고음역으로 진행하면서 인접 주파수 사이 가청역치들이 15dB 이내의 차이로 점차 좋아진다. 대체로 전음성 난청에서 기도 청력이나 내림프수종(endolymphatic hydrops), 메니에르씨병(Meniere's disease) 등과 같이 내이 림프 압력 증가에 따른 감각신경성 난청에서 관찰할 수 있다.

하강형 순음청력도는 상승형과 반대로 고음역으로 진행하면서 인접 주파수 사이 가청역치들이 15dB 이내 차이로 점차로 나빠진다. 일반적인 감각신경성 난청에서 흔히 관찰할 수 있으며, 헤드폰 착대로 외이도가 막혀 생기는(collapsed canal) 고음역 전음성 난청에서도 관찰할 수 있다.

급추형 순음청력도는 가청역치들이 수평 또는 하강 상태를 유지하다가 특정 주파수부터 15~20dB 이상 급격하게 나빠진다. 5~10년 이상 장기 진행한 소음성 난청이나 진행한 노인성 난청 등에서 관찰할 수 있다.

계곡형 순음청력도는 전체 검사 주파수 중에서 유독 하나의 주파수 가청역치만 인접 주파수 가청역치보다 15~20dB 이상 크게 낮게 나타난다. 대표적으로 'C5 dip'이 있다. 여기서 C5는 순음청력검사의 검사 주파수를 'C음계(C-scale octave)'로 설명하는 것으로, 128부터 256, 512, 1,024, 2,048, 4,096, 8,192 Hz까지 정규 음계들을 차례로 'C0' 'C1' 'C2' 'C3' 'C4' 'C5' 그리고 'C6'로 각각 표현한다. 'C5' 음계의 가청역치가 특별히 나쁜 것은 3,000부터 6,000Hz 사이 주파수를 수용하는 외유모세포들이 소음이나 이독성 약물에 민감하기 때문이다. 계곡형 순음청력도는 정재파 현상에 의해서도 나타날 수 있으나 이 경우 가장 나쁜 가청역치를 보이는 주파수는 다양하다.

기도와 골도 가청역치를 기록한 순음청력도는 청력손실이 청각기관 어느 부위의 손상에 의한 것인지를 예측할 수 있으며, 두 가청역치의 관계를 통해 청력손실의 원인 부위를 설명하는 것을 난청 성질(type of hearing loss)이라 한다. 난청의 성질에 따라서는 전음성 난청(conductive hearing loss), 감각성 난청(sensory hearing loss), 신경성 난청(neural hearing loss), 혼합성 난청(mixed hearing loss), 중추성 난청(central hearing loss) 그리고 비기질적 난청(nonorganic hearing loss) 등이 있다.

순음청력검사에서 기도 전도는 외이부터 중이, 내이를 지나 청신경으로 전달되는 과정을 말하며, 골도 전도는 외이와 중이를 배제하고 곧바로 내이를 지나 청신경으로 전달되는 과정을 말한다. 이러한 전달 경로는 기도와 골도 청력이 같을 경우 외이나 중이에는 문제가 없는 것을, 기도 청력이 골도 청력보다 나쁠 경우 외이나 중이에 문제가 있는 것을 추정할 수 있다. 순음청력검사를 통한 난청의 성질은 이렇게 기도 청력과 골도 청력의 관계를 통해 판단할 수 있으나 내이 이후 청신경 및 중추(대뇌) 등의 원인 부위 감별은 할 수 없다. 따라서 전음성, 감각신경성, 혼합성 난청으로만 구별할 수 있다([그림 17-11]).

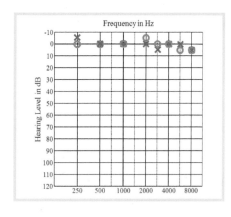
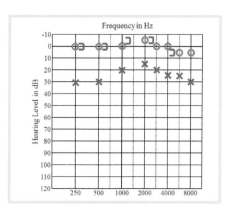
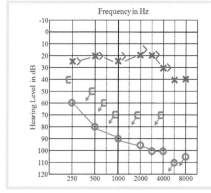
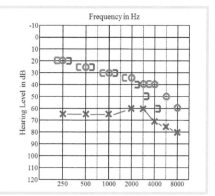

그림 17-11 순음청력도를 이용한 난청 성질 분류

위 왼쪽부터 시계 방향으로 양측 정상, 우측 정상 및 좌측 전음성 난청, 우측 감각신경성 난청 및 좌측 혼합성 난청, 양측 감각신경성 난청.

전음성 난청은 골도 가청역치가 모든 검사 주파수에서 15dB HL 이내로 정상 범위에 있으나 기도 가청역치가 골도 가청역치와 10dB 이상 차이를 보이는 난청을 말한다. 이 때 기도 가청역치는 성인의 경우 대부분 정상 범위를 벗어나지만 유·소아의 경우 정상 범위에서 나타날 수 있다. 만약 유·소아에서 기도 가청역치가 정상 범위에 있더라도 골도와 10dB 이상 차이가 난다면 전음성 난청에 해당하는 의학적 치료 및 청각언어병리학적 재활 대책을 수립하여야 한다. 이것은 0dB HL이 성인에서 구한 것이고, 유·소아의 두개골 크기 등 신체생리적 특성이 성인과 다르기 때문이다. 전음성 난청의 대부분은 의학 및 수술적 치료를 가장 먼저 고려하여야 한다. 특히 유·소아 및 청소년기 전음성 난청은 이관 기능과 관련하여 재발이 잦아서 언어발달 지연이 나타날 수 있으므로 의학적 처치는 물론 청각언어병리학적 관찰 및 재활이 무엇보다 중요하다. 전음성 난청은 뒤이어 설명할 혼합성 난청과 마찬가지로 기도와 골도 가청역치는 차이가 나타나는데, 기도 가청역치는 일상적 의사소통 능력을, 골도 가청역치는 치료 후 이상적으로 회복 가능한 청각 능력을 의미한다([그림 17-11]).

감각신경성 난청은 기도 및 골도 가청역치가 모두 정상 범위인 15dB HL보다 나쁘고 두 가청역치가 차이를 보이지 않는 난청을 말한다. 이들 가청역치 차이는 두피 두께나 헤드밴드가 가하는 압력, 피검자 반응 등 다양한 요인으로 중이 질환이 없더라도 10~15dB 정도까지 차이가 있을 수 있다. 또 골도 가청역치가 청력검사기 최대 출력 한계인 60~70dB HL을 초과하고 기도 가청역치가 이보다 나쁜 경우 특별한 중이 증상이 없는 한 두 가청역치 사이에 차이가 있음에도 불구하고 감각신경성 난청으로 분류한다. 감각신경성 난청은 의학 및 수술적 치료 대상이 많지 않아서 의학적 평가를 마치면 청각언어병리학적 재활이 가장 중요한 난청이다([그림 17-11]).

혼합성 난청은 내이 이후 감각신경계의 손상에 의한 감각신경성 난청과 외이 및 중이 손상에 의한 전음성 난청이 모두 있는 것이다. 이 난청은 순음청력도상에서 기도와 골도 가청역치가 모두 정상 범위를 벗어나지만 감각신경성 난청과 달리 10~15dB 이상 차이가 나타난다. 혼합성 난청은 의학 및 수술적 처치가 필요한 경우가 많고, 가장 이상적인 의학적 치료와 청력 개선이 이루어졌다 하더라도 골도 가청역치 정도의 청력손실이 남기 때문에 감각신경성 난청과 마찬가지로 청각언어병리학적 재활을 적극적으로 고려하여야 한다([그림 17-11]).

5. 순음청력도 응용 해석

순음청력도는 난청자나 그 가족 및 주 양육자의 시각에서 질문하고 이에 답하는 요령이 필요하다. 따라서 청각 전문가나 관련 분야 전문가들은 순음청력도를 본 순간 스스로에게 가능한 모든 질문을 다양하게 하는 습관을 가질 필요가 있다([그림 17-12]).

질문의 내용은 청력손실의 인지나 학교 또는 직장에서 동료들과의 관계, 듣는 것과 관련된 불편함 등을 포함한 사전 상담(history taking) 자료부터 검사 결과, 다른 관련 분야 전문가들로부터 도움을 받고 있을 경우 구체적 내용이나 해당 전문가의 의견 등을 고려하여 질문하는 습관을 갖는 것이 중요하다.

[그림 17-12]를 예로 든다면 다음과 같은 질문들을 해 볼 수 있다.

- 기도 및 골도 검사는 추가로 시행하여야 할 필요가 있는가?
- 유 · 소아인 경우 청력손실을 자각할 수 있는가?
- 유 · 소아인 경우 가족이나 주 양육자가 청력손실을 인지할 수 있는가? 있다면 어느 정도 보호자들이 인지할 수 있는가?
- 유 · 소아인 경우 어떤 문제들이 흔히 나타날 수 있고, 흔하지 않지만 나타날 가능성이 있는 문제들은 무엇인가?
- 청소년 학령기인 경우 흔히 나타날 수 있는 문제들은 무엇인가?
- 언어 습득 이후 후천성 난청 성인인 경우 나타날 수 있는 문제들은 무엇인가?

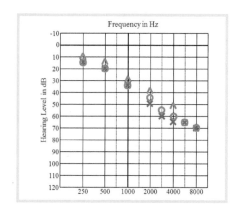
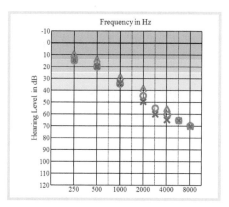
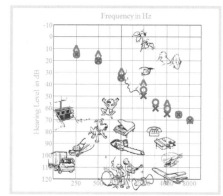
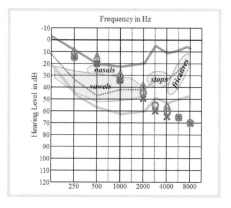

그림 17-12 순음 청력도 응용 해석 요령 1

- 순음청력도는 사전 상담에서 나타난 불편이나 문제점들과 일치하는가?
- 큰 소리에 불편해하는 등 지나치게 예민하지는 않는가?
- 방향성 손실(directional loss)은 나타날 수 있는가?
- 경쟁 잡음이 없는 곳에서의 어음이해도와 잡음 환경에서 어음이해도는 어떤 경향을 보일 수 있는가?
- 추가로 필요한 청각학적 평가가 있는가? 있다면 어떤 평가들이 있는가?
- 추가 시행한 청각학적 평가가 예상한 답변과 일치하는가? 일치하지 않을 경우 어떤 가능성들을 예측할 수 있는가?
- 의학적 처치는 필요한가?
- 현재 청각언어병리학적 중재를 하고 있다면 그 방법은 합리적이고 효과적으로 진행하고 있는가?
- 청각언어병리학적 재활은 필요한가? 만약 필요하다면 어떤 것들이 있는가?
- 청각언어병리학적 재활은 어느 정도 주기와 기간이 필요할 것이며, 그 예후는 어떻게 판단하는가?

이러한 질문들은 상담을 통해 확인한 정보와 관련 분야 전문가 의견 그리고 [그림 17-12]와 같이 다양한 소리 및 음소 정보가 담긴 순음청력도를 활용하여 그 답을 찾아내고, 그림과 함께 난청자 및 보호자와 의견을 교환하는 것이 중요하다.

피검자의 협력 수준을 고려한 결과에 대한 해석도 중요한 의미가 있다. 유·소아 난청의 청각언어 재활 계획 수립을 위한 초기 청각학적 평가 결과는 정확도가 다소 낮더라도 청력손실 정도와 난청 성질을 예측할 수 있는 단서만으로도 충분하다([그림 17-13]).

[그림 17-13]의 증례는 기도 가청역치는 오른쪽 ≒70dB HL, 왼쪽 ≒100dB HL에서, 골도 가청역치는 1kHz에서 ≒10dB까지 반응하였다. 청력손실 보상을 위하여 양측 귀걸이형(behind ear type: BET) 보청기를 사용하고 있으며, 두 귀 동시 착용 상태에서 구한 교정 청력은 ≒50dB HL에서 반응하였다. 비록 미숙한 반응이었지만 맨 귀 청력손실 정도와 교정 청력, 난청 성질 등 청각학적 정보는 충분히 획득하였다.

청력손실 정도는 이 증례의 경우 반응한 역치보다 10~20dB 정도까지 좋게 예측할 수 있다. 순음을 듣고 반응할 수 있는 유·소아들의 반응 역치와 실지 가청역치의 차이는 연령, 사회성 등에 따라 오차 정도의 차이가 있으나 10~20dB

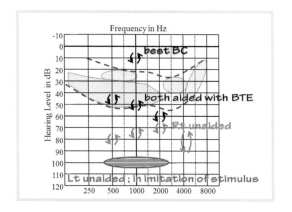

그림 17-13 순음청력도 응용 해석 요령 2(검사에 미숙한 유·소아 결과 예측)

범위를 벗어나지 않는다.

　난청 성질은 기도와 골도 가청역치 관계를 토대로 전음성 난청으로 분류할 수 있다. 외이는 공명을 통해 음향을 증폭하며(허승덕, 2012a; 허승덕 외, 2010), 중이는 음향 전달과정에서 고막과 난원창 면적, 추골과 침골의 길이 비율, 추골의 고막 지지가 주는 고막 복원력 등의 임피던스 정합(impedance matching)을 통해 생리학적 증폭이 생긴다. 전음성 난청은 외이와 중이의 해부학적 구조물의 손상으로 음향전달이 이루어지지 않아서 생기며, 이때 생기는 음향전달 손실은 공명과 임피던스 정합을 고려하면 최대 50~60dB을 초과하지 않는다. 따라서 전음성 난청은 물론 혼합성 난청에서도 기도와 골도의 가청역치 차이는 이보다 크지 않다. 이 증례는 반응역치의 오차가 있을 수 있고, 골도 반응 또한 두 귀 각각의 결과가 아닌 최량 청력에 의한 것이라는 한계는 있지만 일반적인 전음성 난청으로 설명하기 어려운 증례이다.

　이 증례는 와우 전음성 난청(cochlear conductive hearing loss, 전정-구형낭 청력[vestibulosacular hearing]; 허승덕, 2012b)으로 추정할 수 있다. 와우 전음성 난청은 전정 도수관 확장증과 같은 내이 기형에 의하여 나타날 수 있다. 확실한 판단을 위해서는 측두골 전산화 단층촬영 영상 등을 통하여 내이 기형을 확인할 필요가 있다. 와우 전음성 난청으로 최종 확인되면 머리에 충격이 전해지지 않도록 주의해야 한다.

　교정 청력은 두 귀 모두 착용한 상태에서 구한 최량 청력(best hearing)으로, 보청기를 두 귀 따로따로 착용하여 구할 필요가 있다. 그러나 무엇보다 교정 청력은 두 귀 중 청력이 좋은 오른쪽 맨 귀 가청역치에 비하여 충분하게 청력손실이 보상된 것으로 볼 수 없다. 따라서 피검자와의 친밀감을 형성하고 보다 정확한 가청역치를 구하기 위해 반복 평가를 진행하면서 보청기를 재조절하는 것이 필요하다. 와우 전음성 난청은 청력 변동(fluctuating hearing)이 나타날 경우 청력이 회복되었다가 나빠지기를 반복하다가 점차로 악화되는 경향이 있다. 따라서 보청기는 음향특성 조절 범위가 큰 기종을 선택하는 것이 좋고, 청력은 골도 가청역치까지 영향을 받으므로 인공와우 이식도 심각하게 고려하여야 한다.

　순음청력검사는 피검자의 성실한 협조를 통해서 가청역치를 구할 수 있는 검사이다. 따라서 청각기관의 다양한 상태와 청각언어 재활 등을 계획하고 검증하는 과정에서 신뢰도는 매우 중요하다.

　[그림 17-14]의 청력도는 피검자가

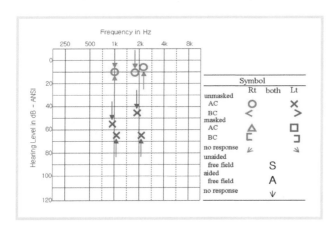

그림 17-14 순음청력도 응용 해석 요령 3(피검자 신뢰도 해석)

사회경제적 이득을 목적으로 성실히 협조하지 않아 생길 수 있다. 오른쪽의 경우 1kHz 반응역치가 상승법과 하강법 모두 10dB HL, 2kHz 반응역치 또한 상승법에서 10dB HL, 하강법에서 5dB HL로 각각 나타나 결과를 신뢰할 수 있다. 그러나 왼쪽의 경우 1kHz 반응역치가 상승법에서 55dB HL, 하강법에서 65dB HL, 2kHz 반응역치가 상승법에서 45dB HL, 하강법에서 65dB HL로 각각 관찰되었다. 상승법과 하강법에 의한 반응역치는 일치하거나 하강법의 역치가 5dB 정도 좋게 나타나는 생리학적 특성(허승덕, 구태우 외, 2008) 대신 하강법 반응역치가 10~20dB 좋게 관찰되고 있다. 따라서 오른쪽은 그 결과를 신뢰할 수 있으나 왼쪽은 과대난청(exaggerated hearing loss) 또는 사청(詐聽, 위난청[僞難聽], malingering, pseudohypoacusis)으로 판단할 수 있다. 이러한 사청은 반응 양상에 따라 다소 차이가 있고, 다양한 평가를 시행하여 교차 분석하는 것이 감별에 유리하다(허승덕, 황찬호 외, 2004). 그렇지만 피검자들이 대체로 편안한 강도(most comfortable loudness) 범위인 30~40dB SL(sensation level)에서 반응하는 경향이 있다(허승덕, 이재명 외, 2008). 따라서 실지 가청역치는 상승법과 하강법 반응역치 중 반응이 좋은 상승법 가청역치보다 30~40dB 낮게 추정할 수 있다.

6. 순음청력도 증례

1) 정상 순음청력도

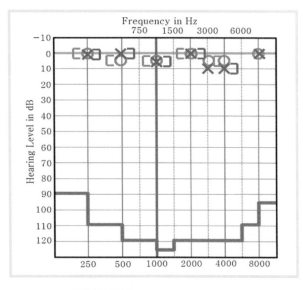

Speech Audiogram

	SRT	SDS
Rt Ear	8 dB HL	100% @ 40dB SL
Lt Ear	8 dB HL	100% @ 40dB SL

* SRT: speech reception threshold
 SDS: speech discrimination score

그림 17-15 정상 순음청력도 증례

15세 여학생은 3일 전부터 어지러움, 구토, 두통, 상복부 통증, 회전성 어지러움, 양측 귀 먹먹함, 왼쪽 이명과 주관적 청력 감소 등을 느낀 것으로 보고하였다. 어지러움은 1시간 정도 지속하다 휴식을 취하면 호전되었고, 이명은 일어날 때, 고개를 뒤로 젖힐 때 30초 정도 지속하는 것으로 보고하였다.

이학적, 신경학적, 어지러움증 검사에서 이상은 관찰되지 않았다. 증상은 메니에르병과 일치하지만 림프 압력 증가에 의한 저음역 청력손실은 평가에서 확인되지 않았다. 청각학적 평가는 증상이 있을 때 추가 확인이 필요하며, 정밀한 진단을 위하여 전기생리학적 평가가 필요할 수 있다.

메니에르병으로 밝혀지면 의학적 치료와 함께 저염식 등 식이요법, 안정, 충분한 수면 등 생활 습관의 개선도 중요하다.

모든 이과학적, 청각학적 문제들이 반드시 난청을 동반하는 것은 아니다. 따라서 청력이 정상이면서 다른 문제가 있는 경우에 대해서도 고민할 필요가 있다. 예를 들어 평가 목적이 정상 청력임에도 불구하고 말뜻을 이해하는 데 어려움을 느낀다면 쾌적한 음향 조건과 경쟁 잡음 조건에서의 언어청력검사는 물론 청각처리에 대한 평가가 필요하며, 심리 전문가가 포함된 관련 분야 전문가들의 자문을 받는 것도 중요하다.

2) 전음성 난청 순음청력도

6개월 이상 지속된 중이염으로 방문한 8세 학령기 아동이다. 왼쪽은 삼출성 중이염으로 지금까지 세 차례에 환기관 삽입술을 받은 경험이 있는 것으로 보고하였다. 이학적 검사상 오른쪽 고막은 정상이었

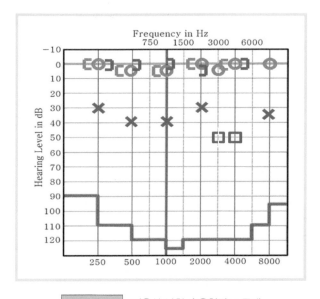

Speech Audiogram

	SRT	SDS
Rt Ear	8 dB HL	100% @ 40dB SL
Lt Ear	40 dB HL	100% @ 40dB SL

* SRT: speech reception threshold
SDS: speech discrimination score

그림 17-16   전음성 난청 순음청력도 증례

으나 왼쪽 고막은 함몰되고 물방울이 차 있는 것이 관찰되었다. 순음청력검사상 500, 1,000, 2,000Hz를 이용한 4 PTAs가 오른쪽은 3.3dB HL로 정상이었고, 왼쪽은 기도 36.3, 골도 1.7dB HL로 경도 전음성 난청을 보였다. 어음청취역치는 오른 쪽 8dB HL, 왼쪽 40dB HL이었으며, 40dB SL 어음 강도에서 시행한 어음이해도는 양 귀 모두 100%로 나타났다.

왼쪽 귀 재발성 중이염에 대한 의학적 처치와 지속적인 감시가 필요하며, 병의 치료 경과 중은 물론 치료 종료 후에도 신체 성장과 관련하여 재발 가능성이 있으므로 지속적이고 정기적인 청각학적, 언어병리학적 평가가 필요하다.

오른쪽 가청역치와 두 귀 어음이해도가 정상 범위에 있었을지라도 이 검사가 경쟁 잡음이 없는 환경에서 얻어진 결과이니만큼 경쟁 잡음 환경에서 어음이해도와 언어평가 그리고 실생활에서 불편 정도 등에 대해 평가할 필요가 있다. 상담에서 '가끔 말을 못 알아들을 때가 있다'는 보호자의 보고는 이에 대한 평가가 필요함을 시사한다. 이것은 비록 난청이 편측에 국한한 경도이지만 전음성 난청 특성상 청력손실이 있는 왼쪽으로 스스로의 목소리가 더 크게 들려 말소리가 작아지고 모든 일에 소극적인 것처럼 보였을 수 있으며, 두 귀 듣는 청감 불균형에도 불편을 느꼈을 수 있다. 양이 백분율(%) 청력손실 정도는 6.7%이다. 이를 고려하면 청력손실 정도가 경미하지만 신호대잡음비(signal-to-noise ratio)가 낮아 경쟁 잡음 환경에서 어음 이해에 어려움을 겪었을 학령전기 및 학령기를 거치면서 언어발달 지체가 나타나지 않았는지, 이로 인하여 정서적 불안을 겪지는 않았을지 등에 대한 평가와 배려가 필요하다.

증례의 아동은 중이염 재발 과거력이 있고 여전히 중이염 재발 가능성이 있는 학령기, 신체 성장기에 있다. 따라서 지속된 재발과 미래 재발 가능성은 청력손실이 전반적 언어 발달과 또래 아동들과의 관계 형성, 학업성취도, 정서적 측면과도 연관될 수 있으므로 주기적이고 지속적인 평가와 자존감 형성을 위한 격려를 포함한 상담 등을 고려하는 것이 좋다.

3) 감각신경성 난청 순음청력도 1

52세 여자 고객으로 방문 6개월 이전부터 청력손실을 자각하였고, 점차로 청력손실이 심해지는 것을 느낀 것으로 보고하였다. 청력손실은 어지러움을 동반하였고, 어지러움을 드물고 불규칙하게 느낀 것으로 보고하였다. 이학적 검사상 고막은 정상이었고 특이 소견은 없었다. 순음청력검사상 500, 1,000, 2,000Hz를 이용한 4PTAs가 오른쪽 43.8dB HL, 왼쪽 51.3dB HL이었고, 두 귀 모두 하강형 청력손실이었다. 어음청취역치는 오른쪽 45dB HL, 왼쪽 50dB HL이었으며, 40dB SL 어음 강도에서 시행한 어음이해도는 오른쪽 84%, 왼쪽 72%로 나타났다.

순음청력검사와 함께 시행한 어음청력검사에서 어음청취역치가 일상적 의사소통에 지장을 느낄 수 있는 수준이며, 어음이해도도 의사소통에서 되묻기가 많을 수 있는 정도이다. 어음 이해 정도는 감각신

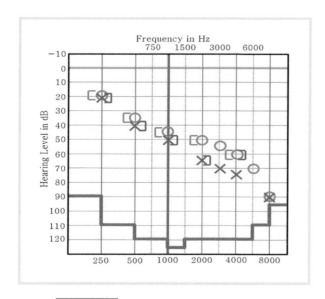

Speech Audiogram

	SRT	SDS
Rt Ear	45 dB HL	84% @ 40dB SL
Lt Ear	50 dB HL	72% @ 40dB SL

* SRT: speech reception threshold
　SDS: speech discrimination score

그림 17-17 │ 감각신경성 난청 순음청력도 증례

경성 난청 특성상 낮고(최아현, 허승덕, 2014) 경쟁 잡음이 있는 곳이라면 더 낮아질 가능성이 높다(김민정 외, 2013; 소원섭 외, 2013). 보다 구체적인 의사소통 능력을 확인하기 위해서 언어평가가 필요하다. 언어평가 결과가 순음청력도와 어음청력도를 뒷받침하는 결과를 보인다면 이를 근거로 한 청각언어 재활 계획을 수립하고 재활 치료를 제공하여야 한다. 아울러 주기적으로 청각학적 및 언어병리학적 평가를 시행할 필요가 있으며, 추가로 해부학적 구조물의 손상, 사회환경적 요인, 노화의 진행 또는 유전적 요인 등에 대한 평가가 필요할 수 있다.

'6개월 이전부터 청력손실을 자각하였고 계속 나빠지고 있다'는 피검자의 호소는 청력손실의 정도가 serviceable range 경계선을 벗어나면서 청력손실을 자각하기 시작하고 불편이 많아진 때문일 수 있다. 이 경우 주기적인 청각학적 평가가 필요하고, 의학적 처치가 필요하지 않는 경우 보청기 사용이 필요하다.

보청기는 고객이 난청을 자각하기 시작하였고, 저음역(250Hz) 가청역치가 정상 경계선 범위에 있지만 나머지 주파수 가청역치가 serviceable range를 벗어나 중등도에 이르고 있어서 사용하는 것이 좋다. 보청기 선택은 양측성 난청이므로 두 귀 사용이 원칙이다(허승덕 외, 2005). 그러나 청력손실 정도가 낮고, 보청기에 대한 경험이 없으며, 초기 증폭음에 대한 인상 등을 고려하여 한쪽을 먼저 선택하고 단계적으로 반대쪽을 하는 것도 좋다. 청력손실 자각이 늦은 원인이 누가 현상(recruitment phenomenon)일 가능성이 있으므로 고주파 약음 강조(trouble increment at low level) 등을 포함한 가청범위 압축(dynamic range compression)이 좋다(허승덕, 강명구 외, 2004; 허승덕, 김리석 외, 2004). 보청기 장착은 청력손실이 두 귀에 있으므로 두 귀 모두를 결정하는 것이 이상적이나 사용 경험이 없고, 최근에 청력손실을 자각하기 시작한 점을 고려하여 한쪽을 먼저 시도하는 것도 좋다. 이 경우 우선 착용 귀는 평가 결과가 대체로 비슷하므로 대뇌 반구 편재화(lateralization)나 주로 사용하는 손의 방향 등으로 결정하기도 하지만 난청자가 불편을 크게 느끼거나 선호하는 귀를 선택하기도 한다.

보청기 사용 예후는 난청 자각과 순음 청력 그리고 비교적 양호한 어음이해도를 근거로 증폭음향에 대한 거부감보다는 기대 이상으로 만족할 가능성이 높다. 다만 말-언어를 통한 의사소통으로 친숙한 가족 구성원들과 반복되는 일상적 표현만 주고받거나 혹은 사색과 명상으로 산책을 즐긴다면 난청자의 보청기 사용 욕구는 낮을 수 있다. 만약 보청기를 사용하지 않는 경우에는 자기 음성 감시를 통해 발화 음성 강도가 매우 커지고, 텔레비전 음량을 지나치게 높이는 등의 문제로 난청자와 가족 구성원들 사이에 문제가 생길 수 있다. 보청기를 사용하거나 또는 사용하지 않더라도 의사를 정확하게 받아들이지 못하는 경우가 있을 수 있다. 이러한 상황에는 상대방의 말을 추측하는 대신 청력손실이 있어서 말 뜻을 정확하게 이해하지 못했다는 설명과 함께 되묻거나 천천히 말할 것을 요구하는 것이 좋다(박정인 외, 2013). 대화는 보청기를 사용하더라도 쉽게 개선되지 않을 수 있고(김태균 외, 2013; 박정인 외, 2014), 경쟁 잡음이 있으면 더욱 나빠진다(김민정 외, 2013). 따라서 가급적 경쟁 잡음이 적고 밝은 곳에서 얼굴을 마주보고 말속도는 또박또박 느리게 하는 것이 의사소통 단서 획득에 유리하다. 청력손실 정도와 올바른 대화 요령 등에 대해서는 난청자 본인은 물론 가족 구성원들이나 자주 만나는 친지들에게도 교육 및 상담하는 것이 좋다.

청각언어재활은 정기적인 평가를 통해 음소의 탈락이나 대치 등 청력손실에 의한 오류 특성이 관찰되면 적절한 중재를 하는 것이 좋고, 청력손실로 자신감을 잃고 있다면 이에 대해서도 적절한 중재와 상담을 제공하는 것이 좋다.

4) 감각신경성 난청 순음청력도 2

만 1세 11개월의 남자이다. 옹알이는 생후 2~3개월경 이후부터 지속적으로 있었으나 낱말은 13개월경 첫 낱말인 '엄마'를 산출한 이후 새로운 낱말을 발화하지 않고 있다. 소리에 대한 반응은 나타나지 않고, 행동은 눈치를 살피며 모방하는 수준이다.

청력은 시각강화청력검사(Visual Reinforcement Audiometry, VRA)로 확인하였고, 4PTAs는 오른쪽은 97.5dB HL, 왼쪽은 98.8dB HL로 나타났다. 청성뇌간유발반응검사(Auditory Brainstem Response, ABR)는 최대 자극강도인 105dB nHL의 자극에도 반응이 나타나지 않았다.

보청기 착용 상태에서 시행한 언어평가 결과에서 CAP(Categories of Auditory Performance) 점수는 0/7, MAIS(The Meaningful Auditory Integration Scale) 점수는 0/40, 그리고 SELSI(Sequenced Language Scale for Infants) 언어검사에서 수용 및 표현 언어 모두 2개월 수준으로 나타났다.

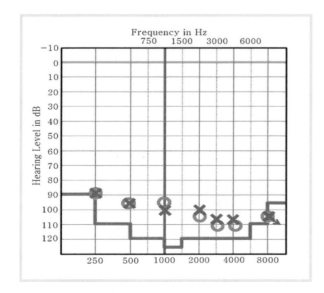

Speech Audiogram

	SRT	SDS	
Rt Ear	dB HL	%	@ dB SL
Lt Ear	dB HL	%	@ dB SL

* SRT: speech reception threshold
 SDS: speech discrimination score

그림 17-18 감각신경성 난청 순음청력도 증례

병력과 청각학적 평가 결과는 인공와우 이식이 가능하다. 다만 내이 상태 등을 확인하기 위하여 영상의학적 검사가 필요하고, 인공와우 전반에 대한 정보와 기대치 등에 대한 상담이 필요하다. 정상 언어발달 및 인지발달을 따르기 위해서는 인공와우 이식 수술 후에 매핑, 언어재활, 청능재활 등이 필요하며, 가정 내에서 발성을 위한 놀이, 입술 및 혀의 운동 등 성실한 지도가 무엇보다 중요함을 이해하여야 한다. 와우 이식 수술에 앞서 수술 비용과 연간 장치 유지 비용, 정기적인 어음처리기 조절 및 지속적인 언어치료의 필요성 등에 대한 충분한 가족상담이 필요하다.

5) 혼합성 난청 순음청력도

74세 남성으로 나무에서 떨어지면서 우측 측두골 골절이 발생하였다. 이후 점차 심해지는 청력손실과 회전성 어지러움을 호소하고 있다.

이학적 검사상 양측 고막은 정상 소견이나 오른쪽 귀에 출혈 흔적이 있었다.

순음청력검사에서 500, 1,000, 2,000Hz를 이용한 4PTAs가 오른쪽은 기도 76.2dB HL, 골도 48.7dB HL, 왼쪽은 기도 58.7dB HL, 골도 52.5dB HL로 두 귀 모두 중등고도 이상의 혼합성 난청을 보였다. 어음청취역치는 오른쪽 78dB HL, 왼쪽 64dB HL이었으며, 40dB SL 어음 강도에서 시행한 어음이해도는 오른쪽 68%, 왼쪽 64%로 나타났다.

청각학적 평가는 외상에 의한 부기가 여전히 남아 있는 상태에서 시행한 것으로 회복 후 재평가가 필요하다.

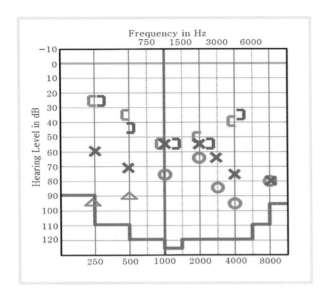

Speech Audiogram

	SRT	SDS
Rt Ear	78 dB HL	68% @ 40dB SL
Lt Ear	64 dB HL	64% @ 40dB SL

* SRT: speech reception threshold
  SDS: speech discrimination score

그림 17-19 혼합성 난청 순음청력도 증례

측두골 골절 등을 포함한 의학 및 외과적 처치를 마치고 시행한 평가에서 청력손실이 현재와 같다면 보청기 사용이 필요하다. 보청기는 양측 모두 사용하는 것이 좋다. 그러나 난청자 선택을 포함한 여러 가지 사정으로 한 귀를 원할 경우 'ANSI(American National Standards Institute)-70dB rule'이나 어음이 해도 등을 고려하여 오른쪽을 결정할 수 있고, 기도-골도 가청역치의 차이나 현저히 낮은 저음역 가청 역치를 고려하여 왼쪽을 결정할 수 있다. 따라서 두 귀 각각을 착용하여 난청자가 비교 선택하게 하는 것도 좋은 방법이다.

어음이해도 성적은 보청기를 사용하더라도 청각언어재활이 필요함을 시사한다. 단어 인지, 문장 인지, 문장 이해, 이야기 이해 등을 포함한 말지각 검사 등을 시행하여 재활 방향과 목표, 구체적 재활 계획을 수립하고 체계적인 치료를 제공하는 것이 필요하다.

7. 맺음말

이미 언급한 것처럼 순음청력검사는 청각학적 평가에서 가장 기본이며, 핵심적 평가도구이다. 평가 결과는 피검자의 적극적이며 성실한 협조가 있을 때만 신뢰할 수 있고, 관련 분야 전문가들이 청각기관 상태 전반에 대한 정보를 공유할 수 있다.

이 장은 청각학을 전공하지 않는 관련 학문 전문가들이 이상의 절차를 통해 완성한 순음청력도를 해석하고 응용하는 데 초점을 두고 기술하였다. 이를 위해서는 청각학에 대한 기본 지식과 순음청력도 기호 등에 대한 약속(정의 및 규칙)을 충분히 인지하여야 한다. 아울러 결과를 해석하고 이를 올바르게 응용하는 안목을 기르는 것이 무엇보다 중요하다. 순음청력도에 담긴 중요한 정보들을 스스로 올바르게 해석할 수 있다는 것은 자신의 전공(또는 세부전공) 분야에서 문제의 핵심을 곧바로 찾아내고, 구체적이며 상세한 향후 재활 방향을 계획하는 데 결정적으로 기여한다. 이 일련의 과정은 이론 강의와 실습 그리고 반복 학습을 통해 터득하는 것이 좋다. '청각학적 평가와 순음청력도 해석'이란 주제로 짧게 서술한 이 글이 청각학적 평가 전반과 해석 능력을 순식간에 도약시키지는 않을 것이다. 다만 이 글과의 짧은 만남이 학문적 호기심을 자극하고, 지속적인 관심으로 이어져 통섭 학문 전문가로서 역량이 강화되는 데 도움이 되기를 바란다.

참고문헌

김민정, 소원섭, 박상희, 서영란, 허승덕(2013). 제3회 한국언어치료학회 · 한국언어청각임상학회 공동 학술대회 논문집, Poster 65, 483-488.

김태균, 허승덕, 권도하(2013). 보청기 사용 노인들에서 말속도가 어음이해에 미치는 영향. 재활과학연구, 31(1), 55-64.

박정인, 이지연, 허승덕(2014). 정상 청력 아동의 음절 간 쉼 간격에 어음이해도 변화. 재활복지공학회논문지, 8(2), 139-142.

박정인, 최광오, 형주리, 소원섭, 허승덕(2013). 무의미 낱말 음절 간 쉼 간격이 정상 청력 성인의 어음이해에 미치는 영향. 제3회 한국언어치료학회 · 한국언어청각임상학회 공동학술대회 논문집, Oral 8, 75-77.

소원섭, 김혜련, 서혜경, 허승덕, 목소라(2013). 난청 성질과 청력손실 정도에 따른 어음이해 및 음소 오류. 한국청각언어장애교육연구, 4(1), 37-53.

소원섭, 정가영, 박정인, 서성환, 허승덕(2012). 반복 검사가 어음이해도에 미치는 영향. 한국언어치료학회 18회 학술대회발표 논문집.

최아현, 허승덕(2014). 언어습득 이후 난청 성인 인공와우 이식자의 음소 지각과 오류. 재활복지공학회논문지, 8(3), 227-232.

허승덕(2012a). 순수 외이도 공명. 언어치료연구, 21(3), 163-471.

허승덕(2012b). 전정구형난 청력에 관한 연구. 말소리와 음성과학 4(3), 179-186.

허승덕, 강명구, 고도흥, 정동근(2004). 이명과 청각민감증을 동반한 편측 고음 급추형 감각신경성 난청의 청각 재활. 음성과학 11(3), 175-180

허승덕, 구태우, 안수용, 정성욱, 예병진, 최아현, 강명구(2008). 소음성 난청자의 반응 양상과 사청. 언어청각장애연구, 13(1), 122-133.

허승덕, 김리석, 정동근, 고도흥, 박병건(2004). 가청범위압축방식 보청기의 청각학적 이득에 관한 연구. 음성과학 11(2), 19-25.

허승덕, 김리석, 정동근, 최아현, 고도흥, 김현기(2005). 편측 인공와우 이식자의 보청기 사용. 음성과학, 12(4), 197-202.

허승덕, 이재명, 박지상, 최아현, 강명구(2008). 객관적 평가를 이용한 과대 난청 평가. 언어청각장애연구, 13(3), 513-523.

허승덕, 이제현, 전성민, 김인아(2010). 이개 크기에 따른 이개강 공명. 언어청각장애연구, 15(1), 120-126.

허승덕, 황찬호, 장윤석, 김리석, 정동근(2004). 순음청력검사를 이용한 사청 예측. 언어치료연구, 13(3), 161-170.

용어 해설

가성비유창성(other disfluencies): 정상적인 비유창성 유형. 삽입어/간투사, 미완성(불완전한 구), 수정, 다음절 낱말 전체반복, 구·절 반복이 포함됨. cf. 진성비유창성

가청역치(hearing threshold level, HTL): 주관적인 반응에 의존하는 경우 피검자가 순음 또는 어음 자극에 50% 이상 반응하는 최소 음 강도(dB HL)를 말함.

골도전도(bone conduction): 소리가 외이와 중이를 거치지 않고 두개골 진동을 통해 내이에 직접 도달한 후, 청신경을 지나 뇌에 도달하는 과정을 가리킴.

공명주파수(resonant frequency): 진동체가 갖고 있는 고유의 진동주기, 즉 고유주파수를 말함.

과다비성(hypernasality): 연인두폐쇄부전으로 인해 말을 하는 동안 기류가 비강으로 가 모음과 활음에 지나치게 비강공명이 지각되는 상태.

과소비성(hyponasality): 연인두 개방이 적절하게 이루어지지 않거나 비강 또는 연인두 부위에 구조적인 문제로 인해 비자음을 산출하는 동안 비강공명이 지각되지 않는 상태.

광대역 스펙트로그램(wide-band spectrogram): 스펙트로그램 분석설정에서 시간을 0.005초로 지정하여 분석. 혀나 턱의 움직임을 반영하는 측정값으로 성도의 모양을 추정할 수 있는 포먼트의 구조와 자음과 모음의 경계를 자세히 살펴볼 수 있음.

교대운동(diadochokinesis, DDK): Babinski가 명명한 말로 연속적 교호반복운동이라 부르며 연속교대운동속도(AMR)와 일련교대운동속도(SMR)로 구분함.

구강이동단계(oral transport phase): 삼킬 준비가 된 음식덩이를 이동시키는 단계로 음식덩이를 삼키려고 후방으로 이동하기 시작하는 순간부터 앞쪽구개활(anterior faucial arch)까지 닿는 순간을 의미함.

구강준비단계(oral preparatory phase): 구강에서 음식덩이를 씹거나 온도, 크기 등을 조작하는 자발적 움직임이 일어나는 단계.

구강통과시간(oral transition time): 음식덩이가 저작되고 조절된 후에 자발적으로 삼키기 위해 혀가 움직이기 시작하는 순간부터 음식덩이의 머리 부분이 혀의 기저부(tongue base)와 아래턱의 아래경계(lower edge, ramus of mandible)가 교차하는 지점에 닿는 순간까지의 시간.

구어잡음(verbal noise): 실제 말소리를 사용하여 만든 말소리 잡음으로 차폐 효과가 높음.

규칙성(regularity): 교대운동 시 발화 간격이 얼마나 규칙적인가를 측정하는 것으로 AMR은 반복된 음절들 간의 발화 간격을 의미(예: /pʌ/와 /pʌ/ 사이의 발화 간격)하고, SMR은 /pʌtʌkʌ/와 /pʌtʌkʌ/ 간의 발화 간격을 의미.

근전도(electromyography, EMG): 근육의 위나 안에 부착한 전극을 통해 기록한 전위.

근접효과(proximity effect): 마이크와 녹음하는 음원의 거리가 근접할 때 낮은 음역주파수 특성이 상승하는 현상.

근탄성공기역학적 이론(myoelastic aerodynamic theory): 19세기 중엽 Helmholz가 제기하고 1958년 van den Berg가 발전시킨 이론으로, 성대의 진동원리를 설명하는 이론 중 하나.

기도전도(air conduction): 소리가 매질인 공기 입자 움직임을 통해 외이도로 들어가 고막에 직접 부딪히고, 이어서 이소골 연쇄, 내이, 청신경 등의 경로를 통해 뇌에 도달하는 과정을 말한다.

기본주파수(fundamental frequency, F_0): 하나의 복합주기 곡선 중 가장 낮은 주파수의 구성 성분, 복합주기 곡선의 반복률. 즉, 가장 낮은 배음(the lowest harmonic)을 가리킴. 단위 Hz.

나이퀴스트 주파수(Nyquist Frequency): 컴퓨터에 소리를 기록할 때 표본속도의 반까지의 주파수 성분이 고스란히 기록됨. 사람이 들을 수 있는 20Hz에서 20000Hz까지의 모든 소리를 기록하려면 44100Hz로 설정.

난청(hearing loss): 어느 정도 잔존 청력은 가지고 있으나 25dB에서 75dB까지의 청각 손상.

누가현상(recruitment phenomenon): 미세한 음 강도 변화를 비정상적으로 크게 느끼는 현상.

누공(fistula): 치조열, 경구개, 연구개 부위에 생긴 구강과 비강이 연결되는 구멍. 1차 구개성형술 후 구개열 아동들에게서 빈번하게 관찰되는 구조적인 결함.

대역폭(bandwidth): 청각의 소음 자극과 같이 동시에 나타나는 수많은 주파수로 구성되어 있는 자극 가운데 가장 높은 주파수와 가장 낮은 주파수 간의 차이.

동시조음(coarticulation): 인접한 소리가 서로 영향을 주는 음향적 특징으로 일시적인 조음의 겹침현상.

동일 등간척도(equal-appearing interval scales, EAI): 등간 척도는 특정한 말 특징의 정도를 나타내는 연속적인 선상에 위치하고 동일한 간격으로 부여된 숫자 중에서 평가하는 말 자극의 정도를 대표하는 숫자를 선택함으로써 말 특징의 중증도를 평가하는 방법이며 5점, 7점 척도가 많이 사용됨.

라모닉(rahmonic): 스펙트럼의 배음 성분의 주기적인 특성이 켑스트럼에서 신호 주기 및 그 정수배 위치에 피크로 나타나는 것으로, 배음(harmonic)의 첫 세 철자를 뒤집어서 만든 용어.

마비말장애(dysarthria): 조음근육을 관장하는 신경 부위의 손상으로 인하여 근육의 마비, 약화 또는 불협응에서 초래되는 언어장애.

마이크 지향성(directionality): 마이크로 들어오는 음원의 입사 각도에 따른 감도의 차이를 말하는 것으로 단일지향성, 무지향, 양지향 등 마이크들이 가지고 있는 고유 지향성이 있으므로 지향을 고려하여 음원과 마이크를 위치시켜야 함.

말 명료도(speech intelligibility): 청자가 화자의 말소리를 어느 정도 이해할 수 있는가를 의미함.

매크로 프로그램(macro program): 반복되는 기능을 저장하여 한 번에 실행하는 기능. 따라서 이 기능에 익숙해지면 편리하면서도 신속하게 음향자료를 분석할 수 있음.

멜(mel): 소리의 높이에 대한 주관적(심리적) 단위로 1kHz, 40dB인 소리는 1,000mel로 함. 1,000mel의 1/2인 높이로 판단한 소리의 높이는 500mel임. 멜 수는 감각량인데, 일반적으로 진동수와는 일치하지 않음.

모음공간(vowel space): 'F1-F2 plot'과 같은 용어로, 가로축에는 F2, 세로축에는 F1을 플로팅한 차트를 말하며, 모음의 조음 시 혀의 앞뒤 위치와 높낮이를 컴퓨터 그래픽으로 나타낸 것.

모음공간면적(vowel working space): 모음 '이, 아, 우' 혹은 '이, 아, 애, 우'로 구성된 모음공간(모음 삼각도 혹은 모음 사각도)의 면적을 의미.

모음사각도(vowel quadrilateral): 모음에 따른 혀의 고저 및 전후를 나타내는 도식.

모음연장발성(sustained vowel): 음성 녹음 시 실시하는 대표 과제 중 하나로 모음을 길게 발성함.

모음조음지수(vowel articulatory index, VAI): FCR과 역수관계로 모음사각도의 불안정과 둔감함을 보안하기 위해 제안된 공식.

목쉰소리(hoarseness): 기식성과 거친 목소리를 모두 포함하고 있는 목소리. = 애성

무증상흡인(silent aspiration): 흡인이 일어났으나 기침 등의 자발적인 배출노력이 없고, 이물질의 침범에 대하여 반응이 나타나지 않는 상태.

미국국가표준연구소(American National Standards Institute, ANSI)-70dB rule: 두 귀 청력손실의 정도가 서로 다른 양측 비대칭성 난청에서 한 귀만으로 보청기 사용을 원하는 경우 착용 귀 선택 기준이다. 이 기준은 청력손실이 70dB HL에 가까운 귀를 선택함.

미세 난청(slight hearing loss): 난청 정도 분류 중 정상 범위에 포함하기도 하며, 청력손실이 가장 경미하다고 보는 정도(15~25dB HL)이다. 언어를 습득하고 청각적 요구가 특별하지 않는 성인들의 경우 정상 범위에 포함함.

발성개시시간(voice onset time, VOT): 파열음의 터트림의 방출부터 후행하는 모음까지 성대가 진동을 시작하는 데 걸리는 시간.

발성장애(dysphonia): 음성의 오남용 또는 선천적인 후두 기형, 변성기의 발성 등 광범위한 장애로 인한 발성상의 문제를 총칭함. = 부전실성증

발성지수(phonation quotient): 폐활량을 최대발성시간으로 나눈 값.

발화(utterance): 화자가 생각하는 바를 음성언어를 사용하여 표현한 것.

발화기본주파수(speaking fundamental frequency, SFF): 습관적 음도가 읽기나 대화과업에서 측정되었을 때의 수치를 말함.

배음(harmonics): 기본주파수(F0)의 정수배가 되는 주파수를 갖는 복합음의 푸리에 구성요소.

배음대소음비(harmonics-to-noise ratio, NHR): 음성에서의 배음 에너지에 대한 비율을 데시벨(dB)로 측정.

백분율(%) 청력손실: 두 귀 각각의 순음청력손실평균이 27dB HL까지 정상으로 본다. 이를 초과하는 1dB마다 1.5% 의 백분율 손실이 있는 것으로 계산한다(편측 백분율 청력손실).

백색잡음(white noise): 모든 주파수대의 소리 성분이 포함되어 있는 잡음.

베르누이 효과(Bernoulli' s effects): 1738년 스위스의 물리학자인 Daniel Bernoulli가 유체역학에서 주장한 것으로, 유체의 흐름이 빠른 곳의 압력은 유체의 흐름이 느린 곳의 압력보다 작아진다는 이론. 이를 이용하여 성대 진동원리를 설명할 수 있음.

비누출(nasal emission): 연인두폐쇄부전이나 누공으로 인해 구강자음을 산출할 때 기류가 구강보다는 비강으로 나오는 상태로 마찰성 소음을 동반하기도 함.

비음도(nasogram): 말하는 동안 비음치의 변화 양상을 실시간으로 제시하는 그래프. X축은 시간이고 Y축은 비음치를 나타냄.

비음치(nasalance score): 비강과 구강으로부터 나오는 음향학적 에너지가 독립적으로 수집되어 전체(구강+비강) 음향 에너지와 비교해 비강 음향 에너지가 차지하는 상대적인 비율.

비인강 폐쇄부전(velopharyngeal insufficiency, VPI): 발음 시 목젖의 기능이 저하되어 구강과 비강의 연접활동(nasal coupling)에 장애가 있을 경우를 가리킴.

비주기파(aperiodic wave): 불규칙적인 형태의 진동주기로 인하여 반복적인 형태를 가지고 있지 않은 파형으로 소음(noise)으로 지각됨. 비주기성 자음은 장해음(폐쇄음, 마찰음, 파찰음)을 가리킴.

빠른 푸리에 변환(fast Fourier transform, FFT): 불연속적인 신호를 연속적인 파형으로 빠르게 계산하는 방식을 일컬음.

산소포화도(O_2 saturation): 체내에서 적혈구 중 헤모글로빈의 산소결합능력 가운데 산소가 실제로 결합하고 있는 비율을 %로 표시한 것으로 90% 이하의 경우 외부적 산소공급이 요구됨.

상후두침습(supralaryngeal penetration): 침이나 음식덩이가 후두전정(laryngeal vestibule)까지 침범한 상태.

선형예측부호화 스펙트럼(LPC Spectrum): LPC 스펙트럼은 Linear Predictive Cording의 약어로, 파워스펙트럼과 마찬가지로 가로축에는 주파수가, 세로축에는 진폭이 나타나는 그래프인데, 파워스펙트럼보다 굴곡이 덜한 선형 곡선으로 표현된다. 조음훈련 시 사용하기에 좋고, 포먼트가 보다 명확히 드러나는 그래프.

선형예측상관계수(linear predicting coefficient, LPC): 푸리에 방식에 따라 스펙트로그래프 분석으로 지나간 시간 영역값으로 부터 음성신호를 예측하는 방식

섭동분석(perturbation analysis): 주기적인 신호와 같이 정형화된 특성을 벗어나는 변이 정도를 분석하는 방법.

성대개방비율(open quotient, OQ): 성대진동의 1주기 내에서, 성대가 열려 있는 시간을 비율로 나타낸 것.

성도(vocal tract): 성문(glottis)에서 입술(lips)까지의 거리를 말함. 성인 남성 VT는 대략 17cm이며, 여성의 VT는 남성의 6/5 정도로 약 14cm이며 아이들은 대략 성인 남성 VT의 1/2.

성문접촉비율(contact quotient, CQ): 성대진동의 1주기 내에서, 성대가 닫혀 있는 시간을 비율로 나타낸 것.

성문파(Lx wave): 전기성문파검사기(EGG)에서 생성된 파형으로 가로축은 시간, 세로축은 전압을 가리킴.

성문하압(subglottal pressure): 폐압력(lung pressure)으로 성문하부에 작용하는 압력. 성대의 주기적인 개폐운동으로 인하여 폐에서 나오는 공기의 흐름을 규칙적으로 차단하여 발생되는 성대음(glottalsound)은 기본주파수(Fo)와 배음(harmonic partials)을 갖게 되는데, 이때의 성대하부 압력을 지칭함.

성역(vocal range): 성종마다 낼 수 있는 최저음에서 최고음까지를 말함.

성종(voice classification; vocal type): 성악의 영역에서 개개인의 신체적인 조건과 부합되는 목소리를 구분하는 것.

소리 크기(loudness): 음향적인 특성은 고려하지 않고 청자가 느끼는 소리의 크기. 즉, 진폭(amplitude)의 상대 개념. 단위 sone(척도), phon(동일 크기의 음).

소리공포증(phonophobia): 청각기관의 손상이 없고 청력손실이 없음에도 불구하고 중등도 이상의 큰 소리에 심한 고통을 느끼는 것을 말한다. 모든 주파수 가청역치가 정상이지만 불쾌역치가 40 ~ 50dB 이내로 낮아진 것을 말함.

소아음성장애지수(pediatric voice handicap index, p-VHI): 성인을 대상으로 한 VHI를 아동에게 적용하기 위하여 부모나

타인이 대신 작성할 수 있도록 문항들을 변형하여 재구성한 것임.

소아의 음성관련 삶의 질(pediatric voice related quality of life, PVRQOL): 소아의 음성관련 삶의 질을 측정하기 위해 10개의 항목으로 이루어져 있으며 이러한 항목들은 사회-정서적, 신체-기능적인 측면을 반영함. 이는 아동의 음성과 관련된 삶의 질적인 측면을 부모가 대신 평가하는 도구임.

수정된 바륨검사(modified barium swallow, MBS): 수정된 바륨검사, 비디오투시조영검사와 같은 의미로 사용되고 있음.

순음청력손실평균(pure tone average, PTAs): 중심주파수인 1,000Hz를 포함하여 어음역주파수 범위에 있는 500, 2,000Hz의 가청역치 평균을 말한다. 때로는 언어병리학적 측면과 소음이나 이독성 약물 등에 의한 영향을 포함하기 위하여 3,000 또는 4,000Hz 가청역치를 포함하기도 한다. 청력손실의 정도는 순음청력손실평균을 기준으로 미세, 경도, 중등도, 중등고도, 고도, 전농 등으로 구분함.

쉼머(shimmer): 발성 동안 불규칙한 음성 강도를 측정하기 위해서 한 주기당 진폭의 변화를 dB SPL로 나타냄. = 진폭 변동률

스트로보스코피(stroboscopy): 광전관의 소사광을 광원으로 해서 간접후두경에 의해 성대의 진동상태를 관찰하는 장치.

스펙트럼(spectrum): 성분파의 종류와 양을 분석하기 위하여 압력파를 x축 주파수(frequency)와 y축 진폭(amplitude)으로 표시한 그래프. 스펙트럼은 복합파가 어떠한 단순파로 이루어지는가를 보여 줌.

스펙트로그램(Spectrogram): 주파수(frequency)와 진폭(amplitude) 또는 강도(intensity)가 시간(duration)에 따라 어떻게 달라지는가를 보여 주는 3차원적인 그림. 즉, x축은 시간, y축은 주파수, 그리고 z축은 강도(진하기의 정도로 표시)를 나타냄.

습관적 피치(habitual pitch): 개인의 일반적인 목소리의 높이를 가리키며 가장 낮은 피치에서 가장 높은 피치의 범주 안에서 변화함.

아배음(subharmonics): 정상배음(harmonics)의 형태를 취하나, 그에 비하면 그 크기가 매우 작아 완전한 정상 배음으로 분류할 수 없는 음.

애성(hoarse voice): 쉰 목소리의 통칭적인 표현(좀 더 세분화

하는 경우, 쉰 목소리 중에서도 불쾌감을 주지 않는 목소리를 지칭하기도 함).

역동범위(dynamic range): 순음검사 주파수마다에서 들을 수 있는 가장 낮은 크기(가청역치)부터 불편을 느낄 정도로 시끄러운 크기(불쾌역치)까지의 소리 범위를 가리킴.

연인두폐쇄(velopharyngeal closure): 인두를 거슬러서 연구개가 상승함에 따라 구강으로부터 비강통로를 막는 것.

위루관영양튜브(percutaneous endoscopic gastrostomy tube, PEG tube): 위루관영양(튜브), 수술적 처치를 통해 위에 관을 연결하여 위장으로 영양분을 직접 공급하는 것.

음성관련 삶의 질(voice related quality of life, V-RQOL): Hogikyan과 Sethuraman에 의해 개발된 도구로 음성장애와 관련된 삶의 질을 평가하는 데 유용하게 사용됨. 음성장애로 인한 장애에 대하여 환자의 인지를 측정하는 것으로, 질병과 관련한 삶의 질과 환자가 느끼는 치료의 호전도를 알아보기 위해 사용됨.

음성장애(voice disorders): 호흡, 발성 그리고 공명의 과정에서 성도(vocal tract)의 어느 한 곳이라도 구조적 또는 기능적 이상이 나타난 결과로서, 화자의 나이, 성별, 지리적 배경에 기준했을 때 강도(loudness), 음도(pitch), 음질(quality) 및 공명(resonance) 중 하나 또는 그 이상이 정상범주에서 벗어난 것을 말함.

음성장애지수(voice handicap index, VHI): 1997년에 Jacobson 등(1997)에 의해 고안된 척도로 환자 스스로가 설문지를 통해 음성장애 정도에 대한 자신의 지각과 일상생활 속에서 음성장애가 환자에게 미치는 영향을 평가하는 데 목적이 있음.

음성파형/음파(waveform): 압력파(pressure wave)를 x축 시간(duration)과 y축 진폭(amplitude)으로 표시한 그래프.

음압 레벨(sound pressure level, SPL): 음조의 데시벨 평정을 위해 사용된 참조압력이 청각에서 가장 민감한 주파수 범위에서의 역치 근처인 $2 \times 10 = Newton/m^2$에 설정되어 있음을 가리키는 데 쓰이는 명칭. = 소리압력 수준

이간감약(interaural attenuation, 또는 이간감쇄): 소리는 전파되면서 매질 저항에 의하여 약해진다. 마찬가지로 두 귀 중 한 귀로 들려준 소리는 외이, 중이, 두개골 진동을 통해 반대쪽으로 전달될 수 있다. 이 과정에서 서로

다른 매질 저항 때문에 처음 들려 준 소리는 반대쪽으로 전달되면서 약해진다. 이렇게 소리가 한 귀에서 반대 귀로 전달되면서 약해지는 정도를 가리킴.

이해가능도(comprehensibility): 의사소통 맥락에서 화자가 산출한 발화의 내용을 듣고 이해한 정도를 측정.

인두단계(pharyngeal phase): 음식덩이가 구강을 통과하여 식도(상부식도괄약근)로 들어가기 전까지 인두에 있는 단계.

인두통과시간(pharyngeal transit time): 인두삼킴이 유발된 순간부터 음식덩이가 식도를 향해 내려가 반지인두 이음부(cricopharyngeal juncture)를 통과하는 순간까지 걸리는 시간.

임피던스 정합(impedance matching): 청각기관은 소리가 서로 다른 매질을 지나는 동안 에너지 형태를 바꾸는 변환기관이며, 변환과정에서 생긴 손실을 보상하는 증폭기관임. 특히, 중이는 림프(액체)로 가득 찬 내이로 소리를 보내는 과정에서 합리적으로 증폭하여 매질 저항에 따른 손실을 줄여 주며, 이를 임피던스 정합이라 함. 여기에는 고깔 모양으로 된 고막, 고막과 난원창의 넓이 차이, 추골과 침골의 길이 비 등이 관여하고, 증폭의 정도는 약 60dB 정도.

전기성문파형검사(electroglottography, EGG): 물체를 통해 흐르는 전류는 전기저항에 반비례한다는 Ohm의 법칙을 후두에 적용하여, 성대가 열려 있을 때에는 양 성대 사이에 절연체 역할을 하는 공기가 있어 전기가 흐르지 않으므로 전기저항이 커지고 발성에 의해 성대가 닫히면 양측 성대를 통해 전류가 흐르게 되어 전기저항이 작아지게 되는 원리를 이용하여 양측 성대의 접촉률을 살펴볼 수 있는 검사도구.

전이(transition): 뒤따르는 음에 따라 생기는 포먼트의 변형.

전체말속도(overall speech rate): 발화에 산출된 쉼과 비유창성을 포함하여 말속도를 측정하는 방법. 화자의 습관적인 말의 빠르기를 나타내 주는 지표가 됨.

점도증강제(thickener): 액체에 첨가하여 용량에 따라 농도를 진하게 조절해 주는 제품. 여러 회사의 다양한 제품이 시판되고 있음.

정규화된 소음에너지(normalized noise energy, NNE): 발성 시 산출되는 소음에너지를 측정한 것으로서, 전체 음성에너지에서 배음(harmonics) 에너지를 뺀 나머지가 NNE임. NNE가 HNR보다 성대소음을 측정하는 데에 민감한 경향이 있어 병리적인 음성을 선별하는 데에

보다 효과적일 수 있음.

제2포먼트 비율(F2/i/F2/u/ ratio): 혀의 전후 움직임과 입술의 원순성에 관한 움직임에 대해 가장 민감하게 반응할 수 있는 모음인 F2/이/와 F2/우/의 비율로 만든 공식.

조음속도(articulation rate): 말을 산출하기 위해 조음기관들이 얼마나 민첩하게 움직이는지를 측정하는 방법.

주파수 변동률(jitter): 기본주파수의 주기(period)가 얼마나 변동적인지를 말함. 즉, 음파의 한 사이클에 소요된 시간이 그 앞 사이클이나 뒤 사이클에 소요된 시간과 얼마나 유사한가를 측정한 것. 좋은 음성일수록 각 사이클마다 소요된 시간이 비슷하므로, 음성의 주파수 변동률은 낮을수록 좋은 것임. 주파수 변동률을 음도 퍼터베이션(pitch perturbation)이라고도 함. cf. 지터

주파수 청각 피드백(frequency auditory feedback): 대상자의 음도를 위아래로 변화시켜 청각적 피드백을 변조하는 방법으로 말더듬인들의 비유창성을 감소시키는 데 주로 사용됨.

지연 청각 피드백(delay auditory feedback): 대상자의 말소리를 몇 밀리세컨드 뒤에 헤드폰을 통하여 소리가 들려지도록 하는 것으로 말더듬인들의 비유창성을 감소시키는 데 주로 사용됨.

직접 크기 평가(direct magnitude estimation, DME): 평가 기준치에 해당하는 음성 샘플을 듣고 이후에 평가하는 음성 샘플을 평가 기준치와 비교해서 직접 점수를 매기는 방식.

진성비유창성(stuttering-like disfluencies): 비정상적인 비유창성 유형. 핵심행동이라고도 함. 일음절 낱말 반복, 낱말 부분반복(다음절 낱말 일부 반복, 음절 반복, 말소리 반복), 불규칙한 발성(비운율적 발성: 막힘, 연장, 깨진 낱말)이 포함됨. cf. 가성비유창성

진폭변동률(shimmer): 음파의 진폭이 얼마나 변동적인지를 말하며, 진폭 퍼터베이션(amplitude perturbation)이라고도 함. cf. 쉼머

차폐(masking): 다른 소리를 듣는 능력을 감소시키는 소리(dB로 표시).

청각민감증(hyperacusis): 청각기관의 손상이 없고 청력손실이 없음에도 불구하고 큰 소리에 예민하게 반응하는 것. 모든 주파수 가청역치가 정상이지만 불쾌역치가 70~80dB 이내로 낮아진 것을 말함.

최대발성지속시간(maximum phonation time, MPT): 발성 능력을 공기역학적인 관점에서 간단하게 정량적으로 측정하

는 방법. 피검사자에게 깊게 숨을 들이마시게 한 다음 '아' 발성을 최대한 길게 연장 발성하게 하여 환자의 호흡조절, 발성양상, 발성지속능력을 평가함.

최량골도(best bone conduction): 골도수화기를 어느 한쪽에 대고 검사하더라도 착대 방향으로 듣는 것이 아니라 주파수마다 두 귀 중 잘 듣는 귀로 듣는 역치임을 의미.

침습(penetration): 침이나 음식덩이가 후두전정(laryngeal vestibule)으로 침범한 상태로 성대를 지나기 전까지를 의미함.

켑스트럼 정점 돋들림 평활화(cepstral peak prominence-smoothed, CPPS): 로그 켑스트럼을 시간 및 큐프렌시상에서 인접한 값들과 평균을 취해 평활화(smoothing)된 로그 켑스트럼으로부터 구한 CPP.

켑스트럼 정점 돋들림(cepstral peak prominence, CPP): 음성신호 주기에 해당하는 켑스트럼 피크의 두드러진 정도로서 음성신호의 주기성 정도 및 음성 스펙트럼의 배음 성분의 일관성을 나타냄. 켑스트럼 피크 강도와 캡스트럼 회귀선과의 차이로 표현됨.

켑스트럼(cepstrum): 로그 스펙트럼의 역 푸리에 변환 결과로 스펙트럼(spectrum)의 첫 네 철자를 뒤집어서 만든 용어.

큐프렌시(quefrency): 켑스트럼에서의 시간 축을 의미하며 주파수의 철자들을 변형해서 만든 용어.

파워 스펙트럼(power spectrum): 소리신호의 에너지가 주파수의 변화에 따라 어떻게 분포되어 있는지를 보여 주는 그래프로서 가로축은 주파수를 세로축은 진폭을 가리킴.

파장(wavelength): 주기적인 파동에서 골에서 골 또는 정점에서 정점까지의 거리.

파형(waveform): 음파에서 진폭을 시간으로 표시.

평균호기율(average air flow): 발성 중 이용된 총 공기량을 발성시간으로 나눈 값.

폐활량(vital capacity: VC): 흡기용량과 예비용적의 합을 말하며, 약 4.8L임

포먼트 궤적(formant trajectory): 모음과 같은 전체 분절에 통과하는 포먼트의 주파수 경로를 가리키며 포먼트 히스토리(forman history)라고도 함.

포먼트 전이(formant transition): 포먼트에 선행하는 주파수의 빠른 변화.

포먼트 주파수(formant frequency): 광대역 스펙트로그램에서 굵은 띠가 형성되는 곳의 주파수를 가리킴.

포먼트 중앙화 비율(formant centralization ratio, FCR): VAI와 역수관계로 모음 중앙화를 통해 조음의 정확성을 살펴보고자 고안된 공식.

포먼트 히스토리(formant history): cf. 포먼트 궤적

포먼트(formant): 성도(vocal tract) 안 공기의 공명주파수와 일치하는 상음(overtone)으로 특정 주파수 대역 안의 음향 에너지의 집중. 광대역 스펙트로그램에서 굵은 띠들로 관찰되며 모음은 제1포먼트(F1), 제2포먼트(F2), 제3포먼트(F3)에 의해서 그 자질이 결정된다. F1은 입 벌림이 클수록 높아지고, F2는 혀가 앞쪽으로 갈수록 높아지며, 입술을 둥글게 하면 F3이 낮아짐.

표본채취율(sampling rate): 음성 신호를 수집할 때 아날로그 신호를 디지털화하게 되는데 이 과정에서 1초 단위당 얼마나 많은 횟수로 수집할 것인지를 정하는 것. 즉, 22,000Hz로 표본 추출하였다는 말은 1초 동안 22,000번으로 세분하여 샘플링하였다는 것을 의미하며 표본채취율이 커질수록 원음과 가까운 음질을 가지고 그에 따른 저장 용량도 증가함.

푸리에 변환(Fourier transform): 시간의 함수인 신호를 주파수의 함수로 변환하는 과정. 그 역과정을 역 푸리에 변환이라 부름.

푸리에 분석(Fourier analysis): 19세기 초엽에 프랑스 수학자이며 물리학자였던 Fourier에 의해 개발된 분석방식. 즉, 복합반복파를 수학적으로 정현파요소들로 분석하는 것.

피치(pitch): 음향적인 특성은 고려하지 않고 청자가 느끼는 소리의 높이. 즉, 주파수(frequency)의 상대 개념. 단위 mel. 높낮이에 대한 청각적 인상을 피치가 높다 또는 낮다로 표현. 음향적으로는 1초에 성대가 몇 번 진동하는가를 나타내는 기본주파수로 측정됨.

하울링(howling): 어떤 장치의 출력이 입력장치로 들어가서 증폭되어 다시 출력되는 일이 반복되는 현상.

협대역 스펙트로그램(narrow-band spectrogram): 스펙트로그램 분석설정에서 시간을 0.029초로 지정하여 분석. 배음의 구조를 자세히 살펴볼 수 있고, 피치값의 정확성을 확인할 수 있음.

후두침습(laryngeal penetration): 침이나 음식덩이가 후두전정(laryngeal vestibule)을 침범하여 성대에 닿아 있는 상태.

저/자/소/개

▶ 대표저자 고도흥(Ko Do-Heung) 교수
University of Kansas(Ph.D.)
한림대학교 언어청각학부
dhko7@hallym.ac.kr

▶ 김현기(Kim Hyun-Ki) 교수
University of Strasbourg, France(Ph.D.)
전북대학교 언어치료학과
paul3196@naver.com

▶ 김형순(Kim Hyung Soon) 교수
한국과학기술원(Ph.D.)
부산대학교 전자공학과
kimhs@pusan.ac.kr

▶ 양병곤(Yang Byung gon) 교수
The University of Texas at Austin(Ph.D.)
부산대학교 영어교육과
bgyang@pusan.ac.kr

▶ 정 훈(Jung Hun) 교수
대구대학교 대학원(Ph.D.)
구미대학교 언어재활과
e-mail: jhuns2002@hanmail.net

▶ 유재연(Yoo Jae Yeon) 교수
대구대학교 대학원(Ph.D.)
호남대학교 언어치료학과
slpyoo@honam.ac.kr

▶ 황영진(Hwang Young jin) 교수
대구대학교 대학원(Ph.D.)
루터대학교 언어치료학과
yjhwang@ltu.ac.kr

▶ 허승덕(Heo Seung-Deok) 교수
동아대학교 대학원 의학과 생리학 전공(Ph.D.)
대구대학교 언어치료학과
audiolog@daegu.ac.kr

▶ 안종복(Ahn Jong-Bok) 교수
대구대학교 대학원(Ph.D.)
가야대학교 언어치료청각학과
antato@daum.net

▶ 이옥분(Lee Ok-Bun) 교수
대구대학교 대학원(Ph.D.)
대구사이버대학교 언어치료학과
oblee@dcu.ac.kr

▶ 하승희(Ha Seung Hee) 교수
University of Illinois at
Urbana-Champaign(Ph.D.)
한림대학교 언어청각학부
shha@hallym.ac.kr

▶ 이현정(Lee Hyun-Joung) 교수
연세대학교 대학원(Ph.D.)
대림대학교 언어재활과
neuroslp@hanmail.net

▶ 한지연(Han Ji-Yeon) 교수
중국 화동사범대학(華東師範大學)(Ph.D.)
대구사이버대학교 언어치료학과
han@dcu.ac.kr

▶ 전희정(Cheon Hee-Jung) 교수
University of Illinois at
Urbana-Champaign(Ph.D.)
조선대학교 언어치료학과
hchon@chosun.ac.kr

▶ 박희준(Park Hee Jun) 교수
부산대학교 대학원(Ph.D.)
춘해보건대학교 언어재활과
voice777@hanmail.net

▶ 박소형(Park So Hyung), SLP
한림대학교 보건과학대학원(MS)
아주대학교 이비인후과 음성검사실
voice-park@hanmail.net

▶ 장효령(Jang Hyo-Ryung), SLP
연세대학교 대학원(MS)
한림대학교 언어치료청각학과 박사과정
gyufd0601@hanmail.net

▶ 심희정(Shim Hee-Jeong), SLP
한림대학교 대학원(MS)
한림대학교 언어치료청각학과 박사과정
amy2020@hallym.ac.kr

▶ 신희백(Shin Hee-Baek), SLP
한림대학교 대학원(MS)
한림대학교 언어치료청각학과 박사과정
yj2000102@nate.com

언어치료사를 위한

음성언어의 측정, 분석 및 평가
Experimental Phonetics for Speech-Language Pathologists

2015년 2월 25일 1판 1쇄 발행
2021년 7월 20일 1판 2쇄 발행

대표저자 • 고도흥
펴 낸 이 • 김진환
펴 낸 곳 • (주) **학지사**
　　　　　　04031 서울특별시 마포구 양화로 15길 20 마인드월드빌딩
대표전화 • 02)330-5114　　팩스 • 02)324-2345
등록번호 • 제313-2006-000265호

홈페이지 • http://www.hakjisa.co.kr
페이스북 • https://www.facebook.com/hakjisa

ISBN 978-89-997-0628-8 93510

정가 28,000원

인터넷 학술논문 원문 서비스 **뉴논문** www.newnonmun.com

출판 · 교육 · 미디어기업 **학지사**
간호보건의학출판 **학지사메디컬** www.hakjisamd.co.kr
심리검사연구소 **인싸이트** www.inpsyt.co.kr
학술논문서비스 **뉴논문** www.newnonmun.com
원격교육연수원 **카운피아** www.counpia.com